JEROLD J. KREISMAN / HAL STRAUS

ICH HASSE DICH
VERLASS MICH NICHT

Jerold J. Kreisman
Hal Straus

ICH HASSE DICH VERLASS MICH NICHT

Die schwarzweiße Welt der Borderline-Persönlichkeit

Aus dem Amerikanischen von Beate Gorman,
Palm Cove, Queensland/Australien

KÖSEL

Die Originalausgabe erschien unter dem Titel *I Hate You – Don't Leave Me. Understanding the Borderline Personality* bei TarcherPerigee, einem Imprint der Penguin Publishing Group.

Die Geschichten am Anfang der meisten Kapitel und alle andere Fallbeispiele im Buch wurden auf der Basis unterschiedlicher Fallgeschichten entwickelt. Jede Ähnlichkeit mit lebenden oder toten Personen ist nicht beabsichtigt und rein zufällig.

Alle Methoden, Hinweise, Ratschläge und Vorschläge in diesem Buch sind von den Autoren sorgfältig geprüft worden. Sie ersetzen jedoch keine ärztliche Abklärung. Für eine korrekte Diagnose und entsprechende Behandlung muss stets ein Arzt aufgesucht werden. Eine Haftung vonseiten der Autoren oder des Verlags wird ausdrücklich ausgeschlossen.

FSC www.fsc.org MIX Papier | Fördert gute Waldnutzung FSC® C014496

Penguin Random House Verlagsgruppe FSC® N001967

3. Auflage 2025

Neumarkter Str. 28, 81673 München
produktsicherheit@penguinrandomhouse.de
(Vorstehende Angaben sind zugleich
Pflichtinformationen nach GPSR)

Umschlaggestaltung: Weiss Werkstatt München
nach einer Idee der Agentur Kaselow Design, München
Redaktion: Imke Oldenburg, Bremen
Fachliche Beratung: Mihrican Özdem, Landau
Satz: Satzwerk Huber, Germering
Druck und Bindung: GGP Media GmbH, Pößneck
Printed in Germany
ISBN 978-3-466-34784-1
www.koesel.de

Wie immer für Doody

Inhalt

Danksagung

Dr. Kreisman ist seiner Frau Judy, die ihm mit ihrer Unterstützung und Nachsicht all sein Wirken ermöglicht hat, unendlich dankbar. Wir danken unserer Agentin Danielle Egan-Miller bei Browne & Miller Literary Associates und Lauren Appleton bei Random House für die Ermutigung und Unterstützung bei diesem Projekt.

Vorwort

Es war eine äußerst befriedigende Aufgabe, an dieser dritten Ausgabe von *Ich hasse dich – verlass mich nicht* zu arbeiten. Es bedeutet uns sehr viel, dass unser Buch nach mehr als dreißig Jahren und in der Übersetzung in zehn Sprachen weiterhin weltweit eine wichtige Ressource sowohl für das allgemeine als auch das Fachpublikum ist und sogar diese umfangreiche Neubearbeitung für erforderlich gehalten wurde.

In den zehn Jahren seit unserer letzten Neubearbeitung wurden im neurobiologischen, physiologischen und genetischen Bereich beträchtliche Fortschritte erzielt. Entwicklungstheorien und Behandlungsansätze haben sich weiterentwickelt. Für die Fachleserschaft haben wir die klassischen Referenzmaterialien beibehalten und diese bis zu unserem Abgabetermin mit den aktuellsten Literaturhinweisen etc. ergänzt. Im Hinblick auf unsere nicht fachlich versierten Leserinnen und Leser haben wir wieder versucht, komplexe wissenschaftliche und theoretische Konstrukte mit leserfreundlichen Begriffen zu beschreiben. Dazu haben wir viele weitere Fallstudien und Beispiele von Patienten eingefügt, um diese Konzepte besser zu illustrieren.

Ich hasse dich – verlass mich nicht entstand ursprünglich aufgrund der Frustration von Jerold J. Kreisman, der als Kliniker unzufrieden damit war, dass es sowohl für das Allgemein- als auch das Fachpublikum nur sehr wenige gut strukturierte Informationen über eine Störung gab, die entweder größtenteils unbekannt war oder häufig vollkommen missverstanden wurde. Es war das erste populäre Buch zum Thema Borderline-Persönlichkeitsstörung und wir hoffen, dass es die Störung aus ihrem Schattendasein geholt hat. In der zweiten Ausgabe zwanzig Jahre später standen die immer zahlreicher werdenden Forschungs- und Behandlungsansätze und die Erkenntnis im Mittelpunkt, dass die Borderline-Persönlichkeitsstörung keine hoffnungslose Krankheit ist, sondern vielmehr eine hoffnungsvolle Prognose hat. Seitdem hat die Fachliteratur zu diesem Thema rasant zugenommen, ebenso wie das Bewusstsein in der Öffentlichkeit. Menschen, die unter der Störung leiden, haben ihre Erfahrungen offengelegt – unter ihnen auch Personen, die im Blickpunkt der Öffentlichkeit stehen. Selbst der Titel dieses Buches wurde von Demi Lovato als Titel eines Musikstücks verwendet. Viele ihrer Fans interpretierten das Lied als einen Song über ihren persönlichen Kampf mit der Borderline-Persönlichkeitsstörung.

Leider werden psychische Erkrankungen und die Borderline-Persönlichkeitsstörung noch immer stark stigmatisiert. In den Medien wird die Störung zumeist als eine Erkrankung verhaltensgestörter, unverantwortlicher Menschen dargestellt, bei denen es sich in der Regel um Frauen handelt. Die optimistische Prognose für diese Störung wird zum größten Teil verkannt. Und im Vergleich mit anderen, selteneren Krankheiten mangelt es weiterhin an Forschungsarbeiten. Wir hoffen, dass diese Neuauflage unseres Buches dazu beiträgt, dass allen psychischen Erkrankungen mit weniger Abneigung und mehr Verständnis begegnet wird.

Jerold J. Kreisman, MD / Hal Straus

1.

DIE WELT DER BORDERLINE-PERSÖNLICHKEITSSTÖRUNG

»Alles sah seltsam aus und klang unwirklich. Nichts war, was es ist. Genau das wollte ich – mit mir allein sein in einer anderen Welt, wo die Wahrheit unwahr ist und sich das Leben vor sich selbst verstecken kann.«

Aus: *Eines langen Tages Reise in die Nacht* von Eugene O'Neill

Dr. White glaubte, dass die Sache unkompliziert sei. Gabriela war nun schon seit fünf Jahren Patientin bei ihm und sie war nur selten krank. Die Ursache für ihre Magenschmerzen war vermutlich eine Magenschleimhautentzündung und Dr. White verschrieb Gabriela die entsprechenden Medikamente. Die Magenschmerzen wurden jedoch trotz Behandlung stärker. Da die üblichen Tests ganz normale Ergebnisse ergaben, wies Dr. White Gabriela schließlich ins Krankenhaus ein.

Nach einer eingehenden medizinischen Untersuchung erkundigte sich Dr. White, ob Gabriela im Beruf oder zu Hause irgendwelchen Stresssituationen ausgesetzt sei. Sie gab bereitwillig zu, dass ihr Beruf als Leiterin der Personalabteilung in einer großen Firma sehr belastend sei, aber sie meinte, dass viele Menschen beruflichen Belastungen ausgesetzt seien. Auch ihr Familienleben war in letzter Zeit hektischer geworden: Ihr Mann war durch seine gut gehende Rechtsanwaltspraxis beruflich sehr eingespannt, und Gabriela musste auch noch ihren Pflichten als Mutter nachkommen. Dennoch bezweifelte sie, dass diese Faktoren irgendetwas mit ihren Magenschmerzen zu tun hatten.

Dr. White empfahl Gabriela, sich von einem Psychiater behandeln zu lassen, was sie zuerst ablehnte. Erst als ihr Leiden sich verschlimmerte und sie unter stechenden Schmerzen litt, ließ sie sich widerwillig zu Dr. Gray überweisen.

Ein paar Tage später besuchte Dr. Gray Gabriela. Sie wirkte kindlich und jünger als 28 Jahre alt. Das unpersönliche Krankenhauszimmer hatte sich in eine gemütliche Höhle verwandelt. Neben ihr im Bett lag ein Kuscheltier, ein zweites stand auf dem Nachttisch neben mehreren Fotos ihres Mannes und ihres Sohnes. Karten mit Genesungswünschen waren ordentlich auf der Fensterbank aufgereiht, auf beiden Seiten von Blumensträußen flankiert.

Zuerst beantwortete Gabriela alle Fragen von Dr. Gray sehr genau und ernsthaft. Dann witzelte sie darüber, dass ihr Beruf sie so weit gebracht habe, dass sie »einen Seelenklempner brauche«. Je länger sie sich unterhielten, desto trauriger wurde sie. Ihre Stimme verlor an Autorität und wurde kindlicher.

Gabriela erzählte, dass sie durch ihre Beförderung jetzt mehr gefordert würde und ihre beruflichen Pflichten sie verunsicherten. Ihr fünfjähriger Sohn würde bald in die Schule kommen und die Trennung fiel beiden schwer. Die Konflikte mit ihrem Mann Alfred häuften sich. Gabriela litt unter starker Launenhaftigkeit und Schlafstörungen. Ihr Appetit nahm immer mehr ab und sie verlor an Gewicht. Ihre Konzentration, Energie und ihr Geschlechtstrieb hatten nachgelassen.

Dr. Gray verschrieb probeweise Medikamente gegen Depressionen, wodurch sich die Magenbeschwerden verbesserten und Gabrielas Schlaf sich normalisierte. Nach einigen Tagen konnte

Gabriela aus dem Krankenhaus entlassen werden, aber sie versprach, die Therapie fortzusetzen.

In den nächsten Wochen erzählte Gabriela mehr von ihrer Kindheit. Sie war als Tochter eines bekannten Geschäftsmannes und seiner eleganten Frau in einer kleinen Stadt aufgewachsen. Ihr Vater, der Mitglied der Kirchengemeinde war, forderte von seiner Tochter und den beiden älteren Brüdern Perfektion. Ständig erinnerte er die Kinder daran, dass ihr Verhalten von der Gemeinde genau beobachtet würde. Gabrielas Zensuren, ihr Verhalten, ja sogar ihre Gedanken waren ihm nie gut genug. Sie hatte Angst vor ihrem Vater, aber suchte ständig seine Anerkennung – ohne Erfolg. Ihre Mutter war passiv und gleichgültig. Die Eltern musterten die Freunde ihrer Tochter genau und lehnten sie oft ab. Aus diesem Grund hatte sie nur wenige Bekannte und verabredete sich selten.

Gabriela erzählte von ihren schwankenden Gefühlen, die sich verschlimmerten, als sie das College besuchte. Zum ersten Mal trank sie Alkohol, manchmal bis zum Exzess. Ohne jede Warnung fühlte sie sich an einem Tag einsam und depressiv und war dann wieder vor Glück und Liebe hochgestimmt. Bisweilen hatte sie vor Freunden regelrechte Wutausbrüche – Wutanfälle, die sie als Kind immer hatte unterdrücken können.

Etwa zur selben Zeit fand sie auch Gefallen an der Aufmerksamkeit, die die Männer ihr schenkten, etwas, was sie bisher immer vermieden hatte. Obwohl es ihr gefiel, begehrt zu werden, hatte sie immer das Gefühl, die Männer irgendwie »auszutricksen«. Wenn sie sich einige Male mit einem Mann verabredet hatte, sabotierte sie die Beziehung, indem sie einen Streit entfachte.

Dann lernte sie Alfred kennen, der kurz vor seinem juristischen Examen stand. Er bemühte sich beharrlich um sie und ließ sich auch nicht abweisen, als sie versuchte sich zurückzuziehen. Er wählte ihre Kleidung aus und sagte ihr, wie sie gehen, sprechen und sich richtig ernähren sollte.

»Alfred gab mir eine Identität«, sagte sie. Er erklärte ihr, wie sie sich anderen Rechtsanwälten gegenüber verhalten sollte, wann sie aggressiv und wann zurückhaltend sein sollte. Sie schuf sich ein Ensemble von »Charakterdarstellern«, die sie auf Stichwort auf die Bühne bringen konnte.

Alfred bestand darauf, dass sie noch vor Abschluss ihres Studiums heirateten. Sie gab das Studium auf und nahm einen Job als Empfangsdame an. Ihr Arbeitgeber erkannte ihre Fähigkeiten und übertrug ihr verantwortungsvollere Aufgaben. Die Situation zu Hause verschlechterte sich jedoch.

Alfred verbrachte immer mehr Zeit außer Haus, da seine Karriere ihn sehr beanspruchte. Außerdem verbrachte er viel Zeit im Sportstudio beim Bodybuilding. Gabriela hasste das. Manchmal fing sie einen Streit an, damit er gezwungen war, etwas länger zu Hause zu bleiben. Bisweilen provozierte sie ihn so sehr, dass er sie schlug. Anschließend forderte sie ihn dann auf, mit ihr ins Bett zu gehen.

Gabriela hatte kaum Freundinnen. Andere Frauen wertete sie als geschwätzig und uninteressant ab. Sie hoffte, dass die Geburt ihres Sohnes Scott zwei Jahre nach der Eheschließung ihr den Trost geben würde, den sie suchte. Er würde sie immer lieben und immer für sie da sein. Aber die Anforderungen, die das Kind an sie stellte, überwältigten sie, und nach kurzer Zeit beschloss sie, wieder ins Berufsleben zurückzukehren.

Obwohl Gabriela an ihrer Arbeitsstelle immer wieder gelobt wurde und Erfolg hatte, fühlte sie sich noch immer unsicher und glaubte, dass sie alle nur täuschte. Schließlich ließ sie sich mit einem Arbeitskollegen ein, der fast vierzig Jahre älter war als sie.

»Meistens geht es mir gut«, erzählte sie Dr. Gray, »aber dann kommt diese andere Seite in mir zum Vorschein und übernimmt die Kontrolle. Ich bin eine gute Mutter, aber dann werde ich zur Hure. Ich kann dann nicht mehr normal handeln!«

Gabriela setzte sich selbst herab, besonders wenn sie allein war. Wenn sie einsam war, fühlte sie sich ganz verlassen, was sie auf ihre Wertlosigkeit zurückführte. Angst drohte sie zu überwältigen, wenn sie sich nicht irgendwie Erleichterung verschaffen konnte. Manchmal gab sie sich wahren Fressorgien hin und schlang einmal eine ganze Schüssel voll Kuchenteig in sich hinein. Stundenlang starrte sie Fotos von ihrem Mann und ihrem Sohn an, um »sie in meinem Kopf lebendig zu halten«.

Wenn Gabriela zur Therapie kam, änderte sich ihr Erscheinungsbild oft dramatisch. Wenn sie direkt von der Arbeit kam, trug sie ein Kostüm, das Reife und Perfektion ausstrahlte. An freien Tagen kam sie jedoch in kurzer Hose, Kniestrümpfen und mit Zöpfen. Bei diesen Sitzungen verhielt sich Gabriela wie ein kleines Mädchen, sprach mit hoher Stimme und begrenztem Wortschatz.

Manchmal verwandelte sie sich direkt vor Dr. Grays Augen. Sie konnte einsichtig und intelligent sein und gemeinsam mit dem Arzt daran arbeiten, sich selbst besser zu verstehen. Im nächsten Augenblick wurde sie jedoch wieder zum Kind, war kokett und verführerisch und erklärte, sie könne in der Welt der Erwachsenen nicht funktionieren. Sie konnte charmant sein und einnehmend, dann wieder manipulierend und feindselig. Bisweilen stürmte sie aus der Sitzung und schwor sich, nie wiederzukommen, um beim nächsten Mal verschüchtert dazusitzen, aus Angst, dass Dr. Gray sich weigern würde, sie weiterzubehandeln.

Gabriela fühlte sich wie ein Kind, das in der Rüstung eines Erwachsenen steckte. Verwundert registrierte sie den Respekt, mit dem andere Erwachsene ihr begegneten. Sie erwartete, dass man jederzeit durch ihre Verkleidung hindurchsehen würde, und fühlte sich wie ein Kaiser ohne Kleider. Sie brauchte einen Menschen, der sie liebte und vor der Welt beschützte. Verzweifelt suchte sie die Nähe zu anderen, aber wenn sich ihr jemand zu sehr näherte, ergriff sie die Flucht.

Gabriela leidet unter der Borderline-Persönlichkeitsstörung. Damit steht sie nicht allein da. Nach neueren Untersuchungen zeigen schätzungsweise bis zu 19 Millionen Amerikaner (drei bis sechs Prozent der Bevölkerung) primäre Symptome dieser Störung, und viele Untersuchungen legen nahe, dass diese Zahl noch höher liegt.[1] [2] Bei etwa zehn Prozent der Patienten, die sich in ambulanter psychiatrischer Behandlung befinden, und zwanzig Prozent der stationär behandelten Patienten sowie bei 15 bis 25 Prozent *aller* Patienten, die sich in psychiatrische Behandlung begeben, wird diese Störung diagnostiziert. Damit handelt es sich um eine der häufigsten Persönlichkeitsstörungen überhaupt.[3] [4]

Trotz dieses gehäuften Auftretens ist die Borderline-Persönlichkeitsstörung der Allgemeinheit weitgehend unbekannt. Wenn man dem Durchschnittsbürger Fragen zu Angst, Depressionen oder Alkoholismus stellt, kann er wahrscheinlich eine skizzenhafte, vielleicht auch technisch korrekte Beschreibung der jeweiligen Krankheit geben. Sollte er jedoch die »Borderline-Persönlichkeitsstörung« definieren, würde er einen vermutlich verblüfft anstarren. Befragt man hingegen einen erfahrenen Facharzt für psychische Erkrankungen zu dieser Störung, sieht die Antwort ganz anders aus. Wahrscheinlich wird er seufzen und erklären, dass von Borderline Betroffene von allen Psychiatriepatienten die schwierigsten und gefürchtetsten sind und möglichst gemieden werden sollten – mehr als an Schizophrenie erkrankte Menschen, mehr als Alkoholiker oder Drogensüchtige und mehr als alle anderen Patienten. Seit Jahrzehnten existiert die Borderline-Persönlichkeitsstörung wie eine »Dritte Welt« der geistigen Erkrankungen nur im Verborgenen – unklar, massiv und irgendwie bedrohlich.

Ein Grund, warum die Störung so wenig anerkannt wurde, ist teilweise auf die relative Neuheit der Diagnose zurückzuführen. Jahrelang fielen Patienten, auf die eine bestehende Diagnose nicht passte, unter den Sammelbegriff »Borderline«. Menschen, bei denen diese Diagnose gestellt wurde, schienen kränker zu sein als neurotische Patienten (die neben emotionalen Konflikten schwere Ängste durchmachen), aber wiederum nicht so krank wie psychotische Patienten (deren Losgelöstsein von der Realität normales Funktionieren unmöglich macht).

Die Störung besteht neben anderen seelischen Erkrankungen oder grenzt an sie an: Depression, Angst, manisch-depressive Störung, Schizophrenie, Somatisierungsstörung (Hypochondrie), dissoziative Identitätsstörung (multiple Persönlichkeitsstörung), Aufmerksamkeitsdefizit-Hyperaktivitätsstörung (ADHS), posttraumatische Belastungsstörung, Alkoholismus, Drogenmissbrauch (einschließlich Nikotinabhängigkeit), Essstörungen, Phobien, obsessiv-zwanghafte Störungen, Hysterie, Soziopathie und andere Persönlichkeitsstörungen.

Der Begriff *Borderline* wurde zum ersten Mal in den 1930er-Jahren geprägt, der Zustand selbst wurde jedoch erst in den 1970er-Jahren klar definiert. Jahrelang schienen sich die Psychiater nicht über die separate Existenz des Syndroms einigen zu können und schon gar nicht über die spezifischen Symptome, die für die Diagnose notwendig sind. Doch da immer mehr Menschen wegen bestimmter Lebensprobleme eine Therapie machten, kristallisierten sich die Parameter der Störung heraus. 1980 wurde die Borderline-Persönlichkeitsstörung in die dritte Ausgabe des *Diagnostic and Statistical Manual of Mental Disorders* (DSM III) der American Psychiatric Association aufgenommen, die diagnostische »Bibel« der Psychiater und Psychologen. Seitdem sind mehrere überarbeitete Ausgaben erschienen. Die neueste, DSM-5, wurde 2013 veröffentlicht. Verschiedene Schulen innerhalb der Psychiatrie streiten sich zwar noch über die genaue Natur, die Ursachen und die Behandlung der Borderline-Persönlichkeitsstörung, aber sie wird heute in Amerika offiziell als großes psychisches Problem anerkannt. Tatsächlich wird für von Borderline Betroffene ein größerer Anteil an psychiatrischen Leistungen aufgewendet als bei fast allen anderen Diagnosen.[5] [6] Zudem bestätigen Studien, dass etwa neunzig Prozent der Patienten, bei denen die Borderline-Störung diagnostiziert wurde, auch unter mindestens einer anderen der bekannteren psychiatrischen Störungen leiden.[7] [8] Die Borderline-Persönlichkeitsstörung steht häufig auch im Zusammenhang mit bedeutsamen medizinischen Erkrankungen, insbesondere bei Frauen. Dazu zählen chronische Kopfschmerzen und andere Schmerzen, Arthritis und Erkrankungen des Herz-Kreislauf-, Magen-Darm-, Harn-, Lungen-, Leber-, Immun- und onkologischen Systems.[9] [10] [11] [12] [13] [14] [15] Im Jahr 2008 ernannte der US-Kongress den Monat Mai zum »Monat zur Hebung der Aufmerksamkeit auf Borderline-Persönlichkeitsstörung«. Dennoch stellt die aktuelle, von der Regierung geförderte Forschung im Hinblick auf die Borderline-Persönlichkeitsstörung nur einen Bruchteil der Arbeit dar, die sich mit weniger häufig auftretenden Störungen wie Schizophrenie und der bipolaren Störung beschäftigt.

In vielerlei Hinsicht verhält es sich mit dem Borderline-Syndrom in der Psychiatrie wie mit dem Virus in der Allgemeinmedizin: Es ist ein ungenauer Begriff für eine unbestimmte, aber bösartige Krankheit, die sich nur schwer behandeln lässt, die schwierig zu definieren ist und die der Arzt seinem Patienten nur unzureichend erklären kann.

Die demografische Eingrenzung

Wer sind die Borderline-Persönlichkeiten, denen wir im täglichen Leben begegnen?

Betrachten wir beispielsweise Carola, mit der Sie seit der Grundschule befreundet sind. Bei der geringsten Kleinigkeit beschuldigt sie Sie, dass Sie ihr in den Rücken fallen, und behauptet, dass Sie ihr nie ein wirklicher Freund waren. Einige Wochen oder Monate später ruft Carola wieder an. Sie ist freundlich und tut so, als ob nichts geschehen sei.

Bob ist Ihr Chef. Einmal überhäuft er Sie für Ihre Arbeit in einer Routineangelegenheit mit Lob, um Sie beim nächsten Mal wegen eines unbedeutenden Fehlers herunterzuputzen. Bisweilen ist er reserviert und distanziert, ein anderes Mal gehört er plötzlich mit zur »Bande«.

Oder nehmen wir Arlene, die Freundin Ihres Sohnes. In der einen Woche ist sie ein Schulmädchen durch und durch, in der nächsten Woche der Inbegriff eines Punks. Sie verkracht sich mit Ihrem Sohn, um Stunden später wiederzukommen und ihm ewige Treue zu schwören.

Oder Fred, Ihr Nachbar. Es gelingt ihm nicht, sich mit seiner zerrütteten Ehe abzufinden. In einem Atemzug streitet er den offensichtlichen Ehebruch seiner Frau ab, um sich im nächsten Moment die Schuld an ihrer Untreue zu geben. Voller Verzweiflung hängt er an seiner Familie, und seine Gefühle reichen von Schuld und Selbsthass zu Wutausbrüchen gegenüber seiner Frau und den Kindern, die ihn »zu Unrecht« beschuldigt haben.

Die Menschen in diesen kurzen Beispielen scheinen widersprüchlich, und das ist nicht überraschend – Widersprüchlichkeit ist das Merkmal von Borderline-Persönlichkeitsstörungen. Die Betroffenen sind nicht in der Lage, Widersprüche zu tolerieren, und verhalten sich doch selbst durch und durch paradox. Gerade diese Widersprüchlichkeit war es, die es dem Berufsstand der Psychiater so schwer gemacht hat, einen allgemeingültigen Satz von Kriterien für diese Krankheit zu definieren.

Wenn Ihnen diese Menschen bekannt vorkommen, sollte auch dies nicht überraschen: Die Wahrscheinlichkeit, dass der Partner, ein Verwandter, ein guter Freund oder ein Arbeitskollege von dieser Störung betroffen ist, ist groß. Vielleicht wissen Sie einiges darüber oder erkennen Eigenschaften der Borderline-Persönlichkeit an sich selbst.

Obwohl es schwer ist, die Zahlen genau festzulegen, stimmen Ärzte und Psychologen im Allgemeinen darin überein, dass die Zahl der Borderline-Fälle in der Bevölkerung wächst – und zwar schnell. Einige Beobachter sind dagegen der Meinung, die Therapeuten seien sich heute der Störung nur bewusster und die Zahl der Fälle sei gleich geblieben.

Ist die Borderline-Persönlichkeitsstörung wirklich eine moderne Seuche oder ist lediglich die Diagnose *Borderline* neu? Auf jeden Fall hat die Störung neue Einsichten in das psychologische System von mehreren verwandten Zuständen gewährt. Durch unzählige Studien wurde die Borderline-Persönlichkeitsstörung mit Magersucht, Bulimie, ADHS, Drogenabhängigkeit und Selbstmord bei Jugendlichen in Verbindung gebracht – Dinge, die in den letzten zehn Jahren in alarmierender Weise zugenommen haben. In einigen Studien wurde bei fünfzig Prozent der Patienten mit Essstörungen eine Borderline-Persönlichkeitsstörung festgestellt.[16] Andere Untersuchungen haben offenbart, dass mehr als fünfzig Prozent der Menschen, die von Drogen und Medikamenten abhängig sind, ebenfalls die Kriterien der Borderline-Persönlichkeitsstörung erfüllen.

Die Neigung zur Selbstzerstörung oder Selbstmordabsichten sind bei den Betroffenen sehr häufig – in der Tat ist dies ein Kriterium bei der Definition des Syndroms. Bis zu siebzig Prozent der von Borderline Betroffenen unternehmen einen Selbstmordversuch. Das Auftreten von dokumentierten Todesfällen durch Selbstmord beträgt bei Patienten mit Borderline-Persönlichkeitsstörung etwa acht bis zehn Prozent und liegt bei jugendlichen Patienten noch höher. Eine Geschichte von Selbstmordversuchen, ein chaotisches Familienleben und fehlende Systeme zur Unterstützung erhöhen das Risiko. Es steigt bei Patienten, die außerdem an depressiven oder manisch-depressiven Störungen leiden oder alkohol- oder drogenabhängig sind.[17] [18]

Wie Ärzte psychiatrische Erkrankungen diagnostizieren

Vor 1980 erklärten DSM-I und -II psychiatrische Krankheiten auf beschreibende Weise, doch seit Veröffentlichung des DSM-III werden psychiatrische Störungen gemäß strukturierten, *kategorischen* Bezugssystemen definiert. Das heißt, mehrere Symptome legen eine bestimmte Diagnose nahe, und wenn eine Reihe dieser Kriterien vorliegt, wird bei dem Betreffenden davon ausgegangen, dass er die kategorischen Anforderungen für die Diagnose erfüllt. Es ist interessant, dass in den vier überarbeiteten Ausgaben des DSM seit 1980 nur geringfügige Anpassungen an den Definitionskriterien für die Borderline-Störung vorgenommen wurden. Wie wir gleich sehen werden, werden neun Kriterien mit dieser Störung in Verbindung gebracht, und die Diagnose kann gestellt werden, wenn der betreffende Patient fünf oder mehr der neun Symptome aufweist.

Das kategorische Bezugssystem hat unter Psychiatern zu Kontroversen geführt, insbesondere im Hinblick auf die Diagnose von Persönlichkeitsstörungen. Im Gegensatz zu den meisten anderen psychiatrischen Erkrankungen geht man bei Persönlichkeitsstörungen davon aus, dass sie sich im frühen Erwachsenenalter entwickeln und über längere Zeiträume hinweg anhalten. Diese Persönlichkeitsmerkmale scheinen dauerhaft zu sein und ändern sich im Lauf der Zeit nur wenig. Das kategorische Diagnosesystem kann jedoch zu einer unrealistisch abrupten Diagnoseänderung führen. Im Hinblick auf die Borderline-Persönlichkeitsstörung ist ein von Borderline Betroffener, der fünf Symptome der Störung zeigt, theoretisch keine Borderline-Persönlichkeit mehr, wenn sich nur ein Symptom ändert. Solch eine schnelle »Heilung« scheint mit dem Persönlichkeitskonzept unvereinbar zu sein.

Aus diesem und anderen Gründen haben einige Forscher und Kliniker vorgeschlagen, das DSM anzupassen und für die Diagnose stattdessen einen *dimensionalen* Ansatz zu verwenden. Bei einem solchen Modell würde versucht, sogenannte »Grade der Borderline-Störung« festzustellen, da einige von Borderline Betroffene offensichtlich auf einer höheren Ebene funktionieren als andere. Diese Autoren plädieren dafür, die Störung gemäß eines Spektrums zu erfassen, statt zu entscheiden, dass der Betreffende eine Borderline-Persönlichkeit ist (oder nicht ist). Bei diesem Ansatz hätten einige der definierenden Kriterien eine unterschiedliche Gewichtung, je nachdem, welche Symptome Untersuchungen zufolge stärker verbreitet und anhaltender sind. Mit dieser Methode könnte ein repräsentativer, »reiner« Borderline-Prototyp entwickelt werden. Wobei Messungen auf der Grundlage dessen standardisiert werden könnten, wie sehr ein Patient der Beschreibung entspricht. Ein dimensionaler Ansatz könnte zum Messen funktionaler Beeinträchtigung verwendet werden. Auf diese Weise könnte ein auf höherer oder niedrigerer Ebene funktionierender von Borderline Betroffener anhand seiner Fähigkeit bei der Handhabung seiner üblichen Lebensaufgaben identifiziert werden. Eine andere Methode würde bestimmte Merkmale wie Impulsivität, die ständige Suche nach Neuem, Belohnungsabhängigkeit, Schadensvermeidung, Neurotizismus (dazu zählen Merkmale wie Anfälligkeit für Stress, schlechte Impulskontrolle, Angst, Stimmungslabilität usw.) messen, die mit der Borderline-Persönlichkeitsstörung in Verbindung gebracht wurden.[19] [20] [21] Solche Anpassungen können Änderungen und Grade der Verbesserung wahrscheinlich genauer messen, statt nur das Vorhandensein oder Nichtvorhandensein der Störung festzustellen.

Um uns den Unterschied zwischen diesen beiden Definitionsansätzen vor Augen zu führen, überlegen Sie, wie wir »Geschlecht« wahrnehmen. Die Feststellung, dass eine Person männlich oder weiblich ist, ist eine *kategorische* Definition, die auf objektiven physischen, genetischen und hormonellen Faktoren beruht. Bezeichnungen wie Maskulinität oder Weiblichkeit sind jedoch *dimensionale* Konzepte, beeinflusst durch persönliche, kulturelle und andere weniger objektive Kriterien. Anhang A enthält eine Beschreibung bereits vorgeschlagener dreidimensionaler Modelle, die zurzeit weiterentwickelt werden. Zu diesen Modellen zählen das Alternative Modell der Persönlichkeitsstörungen (AMPD) im DSM-5 der American Psychiatric Organization, die Internationale Klassifikation der Krankheiten (ICD-11) der Weltgesundheitsorganisation und die Research Domain Criteria (RDoC) des National Institute of Mental Health. Es ist wahrscheinlich, dass zukünftige Ausgaben des DSM dimensionale Merkmale für die Diagnose enthalten werden.

Die Diagnose der Borderline-Persönlichkeitsstörung

Das DSM-5 führt neun kategorische Kriterien für Borderline-Persönlichkeitsstörungen auf, von denen fünf vorhanden sein müssen, damit diese Diagnose gestellt werden kann.[22] Abgesehen von wenigen Änderungen sind diese offiziellen bestimmenden Merkmale der Borderline-Persönlichkeitsstörung seit mehr als vierzig Jahren unverändert geblieben. Auf den ersten Blick scheinen diese Kriterien vielleicht unzusammenhängend oder nur am Rande miteinander verwandt. Wenn man sie jedoch genauer betrachtet, erkennt man, dass die neun Symptome miteinander zu tun haben und in einer Wechselbeziehung zueinander stehen, sodass ein Symptom ein weiteres entfacht, ähnlich wie die Kolben eines Verbrennungsmotors.

Die neun Symptome kann man wie folgt zusammenfassen (jedes wird einzeln für sich ausführlich in Kapitel »Chaos und Leere« beschrieben):

1. Verzweifelte Bemühungen, die reale oder eingebildete Angst vor dem Verlassenwerden zu verhindern.
2. Unbeständige und unangemessen intensive zwischenmenschliche Beziehungen.
3. Das Fehlen eines klaren Identitätsgefühls.
4. Impulsivität bei potenziell selbstschädigenden Verhaltensweisen, beispielsweise Drogen- und Alkoholmissbrauch, Sex, Ladendiebstahl, rücksichtsloses Fahren, übermäßiges Essen.
5. Wiederkehrende Selbstmorddrohungen oder -versuche oder Selbstverletzungen.
6. Starke Stimmungsschwankungen und extreme Reaktionen bei situationsbedingtem Stress.
7. Chronische Gefühle von Leere oder Langeweile.
8. Häufige und unangemessene Wutausbrüche.
9. Vorübergehende, stressbezogene Gefühle von Irrealität oder Paranoia.

Diese Konstellation von neun Symptomen lässt sich in vier Hauptbereiche eingruppieren, auf die die Behandlung häufig gerichtet wird:

1. Stimmungslabilität (Kriterien 1, 6, 7 und 8).
2. Impulsivität und gefährliches, unkontrolliertes Verhalten (Kriterien 4 und 5).

3. Interpersonelle Psychopathologie (Kriterien 2 und 3).
4. Verzerrung des Denkens und der Wahrnehmung (Kriterium 9).

Emotionales Ausbluten

Hinter der klinischen Fachsprache verbirgt sich der Schmerz, den die Betroffenen selbst und ihnen nahe stehende Menschen erfahren. Für die Borderline-Persönlichkeit ist ein großer Teil des Lebens eine unbarmherzige, emotionale Achterbahnfahrt ohne erkennbares Ziel. Für jene, die mit einer Borderline-Persönlichkeit zusammenleben, einen von der Störung betroffenen Menschen lieben oder ihn als Arzt behandeln, kann die Reise genauso hoffnungslos und frustrierend sein.

Gabriela und Millionen andere von Borderline Betroffene fühlen sich zu unkontrollierten Wutausbrüchen gegenüber den Menschen, die sie am meisten lieben, provoziert. Sie haben keine Hoffnung, fühlen sich leer und ihre Identität ist durch starke emotionale Widersprüche zersplittert.

Stimmungsschwankungen treten schnell auf und sind explosiv. Sie treiben den Betroffenen von höchsten Glücksgefühlen in tiefste Depressionen. In einer Stunde von Zorn erfüllt, in der nächsten von Ruhe, hat der Kranke meistens keine Ahnung, warum er zu solchem Zorn getrieben wurde. Die Unfähigkeit, die Ursachen zu erkennen, führt anschließend zu noch größerem Selbsthass und weiteren Depressionen.

In gewisser Weise blutet die Borderline-Persönlichkeit emotional aus. Ihr fehlt der Gerinnungsmechanismus, der nötig ist, um plötzliche Gefühlsausbrüche zu mäßigen. Sticht man eine Leidenschaft oder ein Gefühl in der zarten »Haut« der Borderline-Persönlichkeit an, verblutet der Betreffende emotional. Längere Zeiten von Zufriedenheit sind dem Betroffenen fremd. Er wird von chronischer Leere zerfressen, bis er verzweifelt versucht, irgendetwas zu tun, um zu entrinnen. Wenn ihn ein Tief im Griff hat, ist er anfällig für eine Unzahl impulsiver, selbstzerstörerischer Handlungen: Drogen- und Alkoholmissbrauch, Essmarathone, Magersucht, Bulimie, Ausflüge in Spielhallen, Geldverschwendung bei sinnlosen Einkäufen, sexuelle Promiskuität und Selbstverletzung. Es kann zu Selbstmordversuchen kommen, die häufig nicht mit der Absicht unternommen werden, zu sterben. Der Betroffene will *etwas* fühlen, um sich zu bestätigen, dass er lebt.

»Ich hasse es, wenn ich mich so fühle«, gesteht ein Patient. »Wenn ich an Selbstmord denke, scheint diese Aussicht so verlockend, so einladend. Manchmal ist es die einzige Sache, auf die ich mich beziehen kann. Es ist schwer, mich davor zurückzuhalten, mich selbst zu verletzen. Es ist so, als ob Angst und Schmerz weggehen werden, wenn ich mir wehtue.«

Von großer Bedeutung beim Borderline-Symptom ist das Fehlen einer grundlegenden Selbstidentität. Wenn die Betroffenen sich selbst beschreiben, zeichnen sie typischerweise ein verwirrtes oder widersprüchliches Selbstporträt, im Gegensatz zu neurotischen Patienten, die ein viel klareres Gefühl ihrer selbst haben. Um ihr ungenaues und meist negatives Selbstbild zu überwinden, suchen Borderline-Persönlichkeiten wie Schauspieler ständig nach »guten Rollen«, vollständigen »Charakteren«, in die sie schlüpfen können, um die Identitätsleere zu füllen.

Aus diesem Grund passen sie sich oft wie ein Chamäleon an die Umgebung, eine bestimmte Situation oder an die momentane Gesellschaft anderer an, ähnlich wie der Titelheld in Woody Allens Film *Zelig*, der die Persönlichkeit, die Identität und das Erscheinungsbild seiner Mitmenschen annimmt. Genauso adaptieren sich Borderline-Persönlichkeiten an die entsprechenden Gegebenheiten.

Der Reiz ekstatischer Erfahrungen, die durch Sexualität, Drogen oder andere Mittel erreicht werden können, ist für die Borderline-Persönlichkeit bisweilen überwältigend. In der Ekstase kann der Betroffene in eine Urwelt zurückkehren, in der das Ich und die äußere Welt miteinander verschmelzen – eine Form von zweiter Kindheit. In Zeiten starker Einsamkeit und Leere gibt er sich Drogenexzessen hin, trinkt übermäßig viel Alkohol und lebt sich sexuell aus (mit einem oder mehreren Partnern). Dieses Verhalten kann manchmal tagelang andauern. Wenn der Kampf um das Finden einer Identität unerträglich wird, glaubt er, die Antwort liege darin, die Identität völlig zu verlieren oder eine Form des Ichs durch Schmerz oder Betäubung zu finden.

Der familiäre Hintergrund der Borderline-Persönlichkeit ist oft durch Alkoholismus, Depressionen und emotionale Störungen gekennzeichnet. Oft ist die Borderline-Kindheit ein wüstes Schlachtfeld, gekennzeichnet durch die Trümmer gleichgültiger, abweisender oder fehlender Eltern, durch emotionale Vernachlässigung und chronische Ausbeutung. In den meisten Studien wurde bei vielen von Borderline Betroffene ein Hintergrund starken psychologischen, körperlichen oder sexuellen Missbrauchs festgestellt. Tatsächlich unterscheiden sich von Borderline Betroffene durch das Erleben von Misshandlungen, von Gewalttätigkeiten, Vernachlässigung oder Erfahrungsentwertung durch die Eltern oder wichtige Bezugspersonen von Patienten mit anderen Störungen.[23] [24] Diese Patienten sind gegenüber anderen Erkrankungen anfälliger und zeigen eher Veränderungen in hormonellen, entzündlichen, genetischen und anderen neurobiologischen Prozessen.[25] In einer Studie mit Schwangeren mit einer Vorgeschichte an traumatischen Erlebnissen in der Kindheit wurden Chromosomenmuster bei ihren Kindern untersucht. Es bestand ein direkter Zusammenhang zwischen der Schwere des Missbrauchs in der Kindheit der Mutter und dem Verkürzungsgrad der Telomerlänge bei ihrem Kind (Telomere sind die Schutzkappen an den Chromosomenenden). Dies ging einher mit vermehrten Verhaltensproblemen im Alter von achtzehn Monaten.[26]

Diese instabilen Beziehungen werden in die Pubertät und das Erwachsenenalter übertragen, sodass die romantischen Verbindungen hoch aufgeladen und meistens von kurzer Dauer sind. Die Borderline-Persönlichkeit bemüht sich an einem Tag verzweifelt um einen Partner (oder eine Partnerin), um ihn dann am nächsten Tag wieder abzuservieren. Längere Romanzen – länger im Sinne von Wochen oder Monaten statt Jahren – sind meistens turbulent und von Zorn, Verwunderung und Erregung erfüllt.

In diesem Zusammenhang lohnt sich möglicherweise ein Blick auf Forschungsarbeiten, die bei Menschen, die in der Kindheit misshandelt wurden, auf eine Überempfindlichkeit bei körperlicher Berührung und die Vorliebe für zwischenmenschliche Distanz hinweisen.[27]

Spaltung: Die schwarzweiße Welt der Borderline-Persönlichkeit

Die Welt der erwachsenen Borderline-Persönlichkeit ist wie die Welt des Kindes in Helden und Bösewichte aufgeteilt. Der Betroffene ist emotional gesehen ein Kind und kann menschliche Widersprüche und Mehrdeutigkeit nicht tolerieren. Er kann die guten und schlechten Eigenschaften eines anderen Menschen nicht in einen beständigen Zusammenhang bringen. Der andere ist immer entweder »gut« oder »schlecht«, es gibt keine Abstufungen, keine Grauzone. Nuancen und Schattierungen werden, wenn überhaupt, nur sehr schwer begriffen. Geliebte und Partner, Mütter und Väter, Geschwister, Freunde und Psychotherapeuten können an einem Tag idealisiert werden, um am nächsten Tag völlig abgewertet und abgelehnt zu werden.

Wenn der idealisierte Mensch schließlich zur Enttäuschung wird (was früher oder später immer geschieht), muss die Borderline-Persönlichkeit ihr eindimensionales Denken drastisch umstrukturieren. Das Idol wird dann entweder in ein Verlies verbannt oder die Borderline-Persönlichkeit verbannt *sich selbst*, um das gute Image des anderen aufrechterhalten zu können.

Diese Art von Verhalten, das als »Spaltung« bezeichnet wird, ist der primäre Verteidigungsmechanismus bei der Borderline-Persönlichkeitsstörung. Technisch gesehen ist die Spaltung die starre Trennung positiver und negativer Gedanken sich selbst und anderen gegenüber, das heißt die Unfähigkeit, bei diesen Gefühlen zu einer Synthese zu gelangen. Normalerweise sind Menschen ambivalent und können zwei sich widersprechende Gefühlszustände auf einmal erfahren. Für die Borderline-Persönlichkeit ist es hingegen charakteristisch, sich hin und her zu bewegen, wobei sie einen Gefühlszustand völlig vergisst, wenn sie sich in einem anderen befindet.

Die Spaltung schafft einen Fluchtweg für die Angst: Für die Borderline-Persönlichkeit ist es typisch, einen engen Freund oder einen Verwandten (wir wollen ihn »Joe« nennen) zu verschiedenen Zeiten als zwei völlig verschiedene Menschen wahrzunehmen. An einem Tag kann sie den »guten Joe« ohne Vorbehalt bewundern und nimmt ihn als durch und durch gut wahr. Negative Eigenschaften sind nicht vorhanden, denn diese wurden ausgeschlossen und dem »bösen Joe« zugesprochen.

An anderen Tagen kann sie den »bösen Joe« ohne Schuldgefühle völlig verachten und ohne Selbstvorwurf wegen seiner Schlechtigkeit toben. In diesem Augenblick existieren seine positiven Eigenschaften nicht und er verdient mit Recht, dass sie ihn die volle Kraft ihres Zorns spüren lässt.

Der Spaltungsmechanismus soll die Borderline-Persönlichkeit vor einer Überflutung widersprüchlicher Gefühle und Bilder schützen – und vor der Angst, zu versuchen, diese Bilder in Einklang zu bringen. Dabei wird häufig das genaue Gegenteil erreicht: Die durchgescheuerten Stellen in der Persönlichkeit werden zu Rissen, das Gefühl der eigenen Identität und der Identität anderer verschiebt sich noch dramatischer und häufiger.

Stürmische Beziehungen

Obwohl sich die Borderline-Persönlichkeit ständig als Opfer anderer fühlt, sucht sie ironischerweise verzweifelt neue Beziehungen, denn Einsamkeit oder auch zeitweiliges Alleinsein ist unerträglicher als schlechte Behandlung. Um der Einsamkeit zu entfliehen, sucht die Borderline-Persönlichkeit Singlebars auf, besucht Dating-Websites oder flieht in die Arme flüchtiger Bekanntschaften, irgendwohin, um jemanden zu treffen, der sie von der Qual der eigenen Gedanken rettet.

Auf der unablässigen Suche nach einer strukturierten Rolle im Leben wird die Borderline-Persönlichkeit typischerweise von anderen Menschen mit einer komplementären Persönlichkeitsstörung angezogen, die sich wiederum zu ihr hingezogen fühlen. Die dominante, narzisstische Persönlichkeit von Gabrielas Ehemann teilte ihr mühelos die ihr bestimmte Rolle zu. Er war in der Lage, ihr eine Identität zu geben, auch wenn Unterwürfigkeit und schlechte Behandlung zu dieser Rolle gehörten.

Für die Borderline-Persönlichkeit lösen sich Beziehungen jedoch schnell wieder auf. Die Nähe zu einer Borderline-Persönlichkeit aufrechtzuerhalten, macht das Verständnis des Syndroms erforderlich und den Willen, einen langen und schwierigen Balanceakt auf sich zu nehmen. Durch zu starke Nähe droht der Betroffene zu ersticken. Wenn er Distanz erlebt und sich selbst überlassen wird – auch wenn es nur kurzzeitig ist –, erinnert er sich an das Gefühl des Verlassenseins, das er als Kind erlebte. In beiden Fällen reagiert er sehr stark.

In gewisser Weise trägt die Borderline-Persönlichkeit nur eine skizzenhafte Landkarte von zwischenmenschlichen Beziehungen mit sich herum. Es fällt ihr äußerst schwer, die optimale psychische Distanz zu anderen abzumessen, besonders zu anderen Menschen, die dem Betroffenen viel bedeuten. Als Ausgleich wechselt das Verhalten von klammernder Abhängigkeit zu zorniger Manipulation, von Dankbarkeitsergüssen zu irrationalem Hass. Der Betroffene hat Angst davor, verlassen zu werden, und klammert sich an den Partner; er hat Angst davor, vereinnahmt zu werden, und stößt den anderen weg. Die Borderline-Persönlichkeit sehnt sich nach Intimität und hat gleichzeitig schreckliche Angst vor ihr. Schließlich stößt sie jene von sich, zu denen sie am meisten eine Verbindung sucht.

Probleme im Beruf

Obwohl es der Borderline-Persönlichkeit äußerst schwerfallen kann, ihr Privatleben zu bewältigen, kann sie im Beruf sehr produktiv sein – besonders dann, wenn die Arbeit gut strukturiert, klar definiert und unterstützend ist. Viele sind in der Lage, über längere Zeit gute Leistungen zu zeigen, geben aber dann ihre Arbeitsstelle plötzlich auf oder sabotieren ihre Position und suchen sich eine neue Stelle. Dies geschieht meistens aufgrund einer Veränderung in der Berufsstruktur oder aufgrund einer drastischen Verschiebung in ihrem Privatleben, aber auch einfach aus reiner

Langeweile oder durch das starke Verlangen nach Veränderung. Viele klagen über häufige oder chronische unbedeutende Krankheiten, die immer wieder zu Arztbesuchen und Krankentagen führen.[28]

Die Arbeitswelt kann eine Zufluchtsstätte vor dem gesetzlosen Hintergrund der sozialen Beziehungen sein. Aus diesem Grund arbeiten die Betroffenen am besten in einem stark strukturierten Berufsumfeld. Die helfenden Berufe – Medizin, Krankenpflege, Klerus, Beratung – ziehen ebenfalls viele Borderline-Persönlichkeiten an, die auf diese Weise versuchen, die Macht oder Kontrolle zu erreichen, die ihnen in sozialen Beziehungen fehlt. Vielleicht noch wichtiger ist, dass die Betroffenen in diesen Rollen anderen die Fürsorge geben (und die Anerkennung durch andere erhalten), nach der sie sich im eigenen Leben sehnen. Borderline-Persönlichkeiten sind oft sehr intelligent und zeigen eindrucksvolle künstlerische Fähigkeiten. Weil sie leicht Zugang zu starken Emotionen haben, können sie kreativ und erfolgreich sein.

Aber ein Beruf mit starkem Konkurrenzdenken oder ohne Struktur oder ein sehr kritischer Vorgesetzter kann heftigen, unkontrollierten Zorn und Überempfindlichkeit gegenüber Abweisung auslösen – Merkmale, für die die Borderline-Persönlichkeit besonders anfällig ist. Der Zorn kann am Arbeitsplatz ausagiert werden und die Karriere zerstören.

Eine »Frauenkrankheit«?

Noch bis vor Kurzem legten Studien nahe, dass es drei- bis viermal so viele weibliche Borderline-Betroffene wie männliche gibt. Doch neuere Untersuchungen bestätigen, dass die Verbreitung der Störung bei Männern und Frauen gleich ist, wenngleich Frauen eher geneigt sind, sich behandeln zu lassen. Außerdem sind die Symptome und Beeinträchtigungen bei Frauen in der Regel stärker ausgeprägt. Diese Faktoren könnten erklären, warum Frauen in klinischen Versuchen überrepräsentiert waren. Doch auch andere Faktoren könnten zu dem Eindruck beitragen, dass es sich bei der Borderline-Persönlichkeitsstörung um eine »Frauenkrankheit« handelt.

Einige Kritiker haben das Gefühl, dass bei den Borderline-Diagnosen die Befangenheit der Ärzte eine Rolle spielt: Psychotherapeuten halten Identitäts- und Impulsivitätsprobleme bei Männern für »normaler« und stellen entsprechend keine Diagnose. Deshalb werden Borderline-Persönlichkeitsstörungen bei Männern möglicherweise nicht so häufig diagnostiziert. Während destruktives Verhalten bei Frauen eventuell als Ergebnis einer Gemütszustandsstörung betrachtet würde, wird ähnliches Verhalten bei Männern womöglich als sozialgefährdend wahrgenommen. Frauen sind in dieser Situation eher bereit, sich behandeln zu lassen, während Männer möglicherweise in die Mühle der Justiz geraten und niemals richtig diagnostiziert werden.

Borderline-Persönlichkeitsstörungen in verschiedenen Altersgruppen

Viele Merkmale des Borderline-Syndroms, wie Impulsivität, turbulente Beziehungen, Identitätsverwirrung, Stimmungsinstabilität, ähneln den Hauptproblemen des Jugendlichen während der Pubertät. Tatsächlich ist die Etablierung einer Kernidentität für den Teenager wie für die Borderline-Persönlichkeit das wichtigste Ziel. Daraus folgt, dass Borderline-Persönlichkeitsstörungen häufiger unter Jugendlichen und jungen Erwachsenen als in anderen Altersgruppen diagnostiziert werden.[29]

Die Störung scheint bei älteren Menschen selten aufzutreten. Neue Untersuchungen zeigen, dass die größte Abnahme bei der Diagnose von Borderline-Persönlichkeitsstörungen nach dem 45. Lebensjahr eintritt. Aufgrund dieser Daten haben einige Forscher die Hypothese aufgestellt, dass ältere Borderline-Persönlichkeiten mit der Zeit »heranreifen« und sich im Lauf der Zeit stabilisieren. Doch ältere Erwachsene müssen sich mit einer ständigen Abnahme der körperlichen und geistigen Funktionen abfinden, was für sie ein gefährlicher Anpassungsprozess sein kann. Aufgrund einer zerbrechlichen Identität kann die Aufgabe, Erwartungen zu ändern und das Selbstbild anzupassen, zu einer Verschärfung der Symptome führen. Die ältere Borderline-Persönlichkeit mit andauernder Psychopathologie streitet beeinträchtigte Funktionen möglicherweise ab, projiziert die Schuld an eigenen Mängeln auf andere und wird immer paranoider. Dann wiederum übertreibt der Betroffene seine Behinderungen und wird abhängiger.

Sozioökonomische Faktoren

Die Borderline-Pathologie wurde in allen Gesellschaftsschichten und ökonomischen Klassen in den USA identifiziert. Ihr Auftreten war jedoch beträchtlich höher unter getrennt lebenden, geschiedenen, verwitweten oder alleinstehenden Menschen und bei Menschen mit niedrigerem Einkommen und schlechterer Ausbildung. Die Folgewirkungen von Armut für Kleinkinder und Kinder – ein höheres Stressniveau und das Fehlen von guten Fürsorgeeinrichtungen für Kinder, von psychiatrischer Fürsorge und Schwangerschaftsvorsorge können zu einem verstärkten Auftreten von Borderline-Persönlichkeitsstörungen unter den armen Bevölkerungsgruppen führen.

Die gesellschaftlichen Kosten der Borderline-Persönlichkeitsstörung sind beträchtlich. Bei von Borderline Betroffenen sind im Vergleich zur Gesamtbevölkerung nicht nur die Kosten für psychiatrische und andere Erkrankungen höher, sondern auch die Kosten im Hinblick auf die verloren gegangene Arbeitsproduktivität im Zusammenhang mit diesen Krankheiten. Eine umfassende Studie, an der über einen Zeitraum von 15 Jahren Tausende Patienten in Dänemark beteiligt waren, verglich die Gesundheitskosten für von Borderline Betroffene mit denen für die Gesamtbevölkerung. Die Daten bestätigten, dass die Kosten zur Behandlung anderer Gesundheitsprobleme bereits fünf Jahre vor der Borderline-Diagnose höher waren. Auch bei den Partnern der betreffenden Patienten waren die Gesundheitskosten und die Kosten für verloren gegangene Produktivität höher.[30]

Geografische Grenzen

Obwohl die meisten theoretischen Studien und empirischen Untersuchungen des Borderline-Syndroms in den Vereinigten Staaten durchgeführt wurden, haben andere Länder, beispielsweise Kanada, Mexiko, Israel, Schweden, Dänemark, andere westeuropäische Länder und Russland, Borderline-Pathologien innerhalb der jeweiligen Bevölkerung erkannt.

Vergleichende Studien sind zurzeit noch rar und widersprüchlich. So weisen einige Untersuchungen auf vermehrte Raten von Borderline-Persönlichkeitsstörungen unter der hispanischen Bevölkerung hin, während andere diese Ergebnisse nicht bestätigen. Einige Untersuchungen haben ein vermehrtes Auftreten der Störung unter männlichen amerikanischen Ureinwohnern festgestellt. Es gibt wenige einheitliche Studien, obwohl sie große Einblicke in die Kindererziehung, Kultur und sozialen Verhältnisse geben könnten, die zur Verursachung des Syndroms führen.

Borderline-Verhalten bei berühmten Persönlichkeiten und Romanfiguren

Die Frage, ob die Borderline-Persönlichkeit ein neues Phänomen ist oder einfach nur eine neue Bezeichnung für eine seit Langem bestehende, miteinander verwandte Gruppe innerer Gefühle und äußerlicher Verhaltensformen, ist ein Thema, das innerhalb des psychiatrischen Berufszweigs stark debattiert wird. Die meisten Psychiater sind der Meinung, dass es das Borderline-Syndrom schon seit geraumer Zeit gebe und dass das immer häufigere Auftreten nicht (wie eine Infektionskrankheit oder ein chronisches Leiden) so sehr dem Kopf des Patienten entspringe, sondern dem des Arztes. In der Tat glauben viele Psychiater, dass einige von Freuds interessantesten »neurotischen« Fällen vor rund hundert Jahren heute eindeutig als von Borderline Betroffene eingestuft würden.[31]

Wenn man das Borderline-Syndrom so betrachtet, ergibt sich eine interessante neue Perspektive, von der aus man einige der komplexesten Persönlichkeiten verstehen kann – in der Vergangenheit und Gegenwart, reale und fiktive Personen. Umgekehrt können bekannte Persönlichkeiten und Charaktere dazu dienen, die unterschiedlichen Aspekte des Syndroms zu illustrieren. In dieser Richtung haben Biografen und andere spekuliert, dass sich der Begriff auf so unterschiedliche Persönlichkeiten wie Prinzessin Diana, Marilyn Monroe, Zelda Fitzgerald, Thomas Wolfe, T. E. Lawrence, Adolf Hitler und Muammar al-Gaddafi anwenden ließe. Kulturkritiker können Borderline-Merkmale bei fiktiven

Charakteren wie Blanche DuBois in *Endstation Sehnsucht* feststellen, bei Martha in *Wer hat Angst vor Virginia Woolf?*, bei Sally Bowles in *Cabaret*, bei Travis Bickle in *Taxi Driver*, bei Howard Beale in *Network*, bei Rebecca Bunch in der Fernsehshow *Crazy Ex-Girlfriend* und bei Carmen in Bizets gleichnamiger Oper. Obwohl Borderline-Symptome oder die entsprechenden Verhaltensweisen bei diesen Persönlichkeiten ausgemacht werden können, sollte nicht angenommen werden, dass Borderline-Persönlichkeitsstörungen notwendigerweise die radikalen Handlungen oder das Schicksal dieser Menschen oder Romanfiguren oder der Werke, in denen sie auftreten, verursacht oder gelenkt haben. So wurde beispielsweise Hitler wahrscheinlich durch mentale Funktionsstörungen und gesellschaftliche Kräfte gelenkt, die in seiner Psyche viel hervorstechender als das Borderline-Syndrom waren. Die Ursachen für den (angeblichen) Selbstmord von Marilyn Monroe waren wahrscheinlich komplexer als einfach zu behaupten, dass er durch eine Borderline-Persönlichkeitsstörung verursacht wurde. Es gibt wenige Hinweise, dass die Filmemacher von *Taxi Driver* und *Network* bewusst versucht hätten, einen Borderline-Protagonisten zu schaffen. Vielmehr bietet das Borderline-Syndrom eine weitere Perspektive, aus der heraus diese faszinierenden Persönlichkeiten interpretiert und analysiert werden können.

In den letzten zehn Jahren sind in den Medien immer wieder Gerüchte aufgetaucht, dass viele Prominente Symptome der Borderline-Persönlichkeit aufweisen. Zu ihnen zählen Angelina Jolie, Amy Winehouse, Courtney Love, Britney Spears, Selena Gomez und Lindsey Lohan, während andere wie Pete Davidson – Mitwirkender bei »Saturday Night Live« – und der frühere NFL-Star Brandon Marshall freimütig über ihre Borderline-Diagnose, das durch die Krankheit verursachte Leiden und das Stigma psychischer Erkrankungen gesprochen haben. Dr. Marsha Linehan, die bekannte Forscherin und Begründerin der Dialektisch-Behavioralen Therapie (DBT), einem bedeutenden Behandlungsansatz für die Borderline-Persönlichkeitsstörung, hat offenbart, dass sie in der Vergangenheit selbst mit der Störung zu kämpfen hatte: in ihrer Jugend verbrachte sie aufgrund von Selbstverletzungen und anderen Symptomen längere Zeit im Krankenhaus.

Fortschritte in der Forschung und Behandlung

Seit der Veröffentlichung der ersten Ausgabe dieses Buches wurden bei der Erforschung der Ursachen der Borderline-Persönlichkeitsstörung und ihrer Behandlungsmöglichkeiten große Schritte unternommen. Es werden in zunehmendem Maß Fortschritte bei unserem Verständnis der biologischen, physiologischen und genetischen Fundamente psychiatrischer Krankheiten gemacht. Die Wechselbeziehungen zwischen verschiedenen Teilen des Gehirns und der Frage, wie sich Emotionen und ausführendes Denken überschneiden, werden beleuchtet. Die Rollen von Neurotransmittern, Hormonen, Immunsystemen und chemischen Reaktionen im Gehirn sind verständlicher geworden. Genetische Schwachstellen, die Art und Weise, wie Gene ein- und ausgeschaltet werden können, sowie die Kollision mit Lebensereignissen zur Festlegung der Persönlichkeitsfunktion werden untersucht. Neue psychotherapeutische Techniken wurden entwickelt.

Langfristige Studien bestätigen, dass viele Patienten im Lauf der Zeit gesunden und sich der Zustand bei noch mehr Betroffenen beträchtlich verbessert. Nach 16 Jahren währenden Nachbeobachtungen wurden bei 99 Prozent der von Borderline Betroffenen mindestens zwei Jahre Remission erreicht und bei 78 Prozent sogar eine achtjährige Remission (laut Definition werden dabei fünf der neun Definitionskriterien nicht mehr erfüllt). Doch trotz der Verringerung von einigen der akuteren definierenden Symptome, beispielsweise destruktive Impulsivität, Selbstverletzung, Selbstmordversuche, quasipsychotisches Denken, haben viele Patienten weiter im gesellschaftlichen und Arbeits- oder Schulumfeld zu kämpfen. Obwohl die Rückfallquote bis zu 34 Prozent beträgt, wird jedoch bei fünfzig Prozent der Patienten nach zehn Jahren eine vollständige Gesundung mit guter gesellschaftlicher und beruflicher Funktion erzielt.[32] [33] [34] [35] Der Zustand vieler von Borderline Betroffenen verbessert sich ohne durchgängige Behandlung, doch eine kontinuierliche Therapie beschleunigt die Verbesserung des Zustands.[36]

Die Frage der Borderline-»Pathologie«

In gewisser Weise kämpfen wir alle mit denselben Problemen wie von Borderline Betroffene – die Bedrohung durch Trennung, die Angst vor Zurückweisung, die Verwirrung der Identität, Gefühle von Leere und Langeweile. Wer hat nicht einmal eine intensive, instabile Beziehung erlebt oder hin und wieder einen Wutausbruch gehabt? Wer kennt nicht die Verlockung von Ekstasezuständen oder hat Angst davor gehabt, allein zu sein, hat Stimmungsschwankungen durchgemacht oder hat sich irgendwie selbstzerstörerisch verhalten?

Zumindest dienen Borderline-Persönlichkeitsstörungen dazu, uns daran zu erinnern, dass die Grenze zwischen »Normalität« und »Krankheit« bisweilen recht fließend sein kann. Zeigen wir alle in einem gewissen Maß Symptome der Borderline-Persönlichkeit? Die Antwort lautet wahrscheinlich »ja«. Tatsächlich könnten sicher viele Leser dieses ersten Kapitels die Beschreibung auf sich selbst oder eine Person beziehen, die sie kennen. Der Unterschied besteht jedoch darin, dass nicht alle Menschen so sehr von dem Syndrom kontrolliert werden, dass es ihr Leben stört oder beherrscht. Mit ihren extremen Emotionen, Gedanken und Verhaltensweisen repräsentieren Borderline-Persönlichkeitsstörungen einige der besten und schlechtesten Seiten des menschlichen Charakters – und unserer Gesellschaft in den ersten zwanzig Jahren des 21. Jahrhunderts. Bei der Untersuchung ihrer Tiefen und Grenzen müssen wir uns wahrscheinlich mit unseren hässlichsten Instinkten und unseren größten Möglichkeiten auseinandersetzen – und mit dem schwierigen Weg, den wir gehen müssen, um von einem Punkt zum anderen zu gelangen.

2.
CHAOS UND LEERE

»Alles ist Caprice. Sie lieben jene ohne Maß,
die sie bald ohne Grund hassen werden.«

Thomas Sydenham, ein englischer Arzt des 17. Jahrhunderts, über »hystericks«, der Entsprechung der heutigen Borderline-Persönlichkeit

»Manchmal glaube ich, dass ich vom Teufel besessen bin«, sagte Carla, die als Sozialarbeiterin in der psychiatrischen Abteilung eines großen Krankenhauses arbeitet. »Ich verstehe mich selbst nicht. Ich weiß nur, dass ich durch meine Borderline-Persönlichkeit in ein Leben hineingedrängt wurde, aus dem ich alle anderen verdrängt habe. Ich bin sehr, sehr einsam.«

Bei Carla wurde das Borderline-Syndrom diagnostiziert, nachdem sie 22 Jahre Therapie, Medikamente und Krankenhausaufenthalte für eine Vielzahl von geistigen und körperlichen Erkrankungen hinter sich hatte. Ihre Krankenakte ähnelte einem abgegriffenen Pass, dessen Seiten mit den unzähligen psychiatrischen »Territorien« abgestempelt waren, durch die sie gereist war.

»Jahrelang war ich ständig in Krankenhäusern, aber ich fand nie einen Therapeuten, der mich verstand und wusste, was ich eigentlich durchmachte.«

Carlas Eltern hatten sich scheiden lassen, als sie noch ein Baby war. Bis zu ihrem neunten Lebensjahr wuchs sie bei ihrer alkoholkranken Mutter auf. Anschließend besuchte sie vier Jahre lang ein Internat.

Als sie 21 Jahre alt war, wurde sie durch überwältigende Depressionen gezwungen, eine Therapie zu machen. Damals wurde sie als depressiv eingestuft und entsprechend behandelt. Einige Jahre später begannen ihre Stimmungen stark zu schwanken und man behandelte sie wegen einer bipolaren Störung (manische Depression). Während dieser Zeit versuchte sie wiederholt, sich mit einer Überdosis Medikamente das Leben zu nehmen und schnitt sich mehrfach die Pulsadern auf.

»Ich fügte mir Schnittverletzungen zu und nahm Beruhigungstabletten, Antidepressiva oder irgendwelche anderen Medikamente, die mir gerade verschrieben worden waren, um mich zu vergiften«, erinnert sie sich. »Es war fast zu einem Lebensstil geworden.«

Als sie Mitte zwanzig war, hörte sie plötzlich Stimmen und wurde stark paranoid. Damals wurde sie zum ersten Mal ins Krankenhaus eingewiesen und als schizophren eingestuft.

Wieder einige Jahre später wurde Carla unzählige Male in die Herzabteilung des Krankenhauses eingeliefert, weil sie über starke Schmerzen in der Brust klagte. Schließlich erkannte man, dass diese durch Angst verursacht wurden. Sie machte Zeiten durch, in denen sie sich Fressgelagen hingab, um sich dann fast zu Tode zu hungern. Innerhalb weniger Wochen nahm sie 35 Kilo zu und wieder ab.

Mit 32 Jahren wurde sie von einem Arzt in dem Krankenhaus, in dem sie arbeitete, brutal vergewaltigt. Kurz darauf nahm sie ihre Ausbildung wieder auf und verstrickte sich in eine sexuelle Beziehung zu einer ihrer Professorinnen. Als sie 42 war, enthielt ihre Sammlung von Krankenakten fast jede Diagnose, die man sich vorstellen kann, einschließlich Schizophrenie, Depression, bipolare Störung, Hypochondrie, Angststörung, Magersucht, sexuelle Dysfunktion und posttraumatische Belastungsstörung.

Trotz ihrer geistigen und körperlichen Probleme kam Carla im Beruf recht gut zurecht. Obwohl sie häufig ihre Arbeitsstelle wechselte, gelang es ihr, eine Doktorarbeit in Soziologie fertigzustellen. Eine Zeit lang konnte sie sogar an einem kleinen College für Frauen unterrichten.

Ihre persönlichen Beziehungen waren jedoch stark eingeschränkt. »In den Beziehungen, die ich zu Männern hatte, wurde ich sexuell missbraucht. Ein paar Männer wollten mich heiraten, aber es ist ein großes Problem für mich, jemandem nah zu sein oder berührt zu werden. Ich kann es nicht ertragen. Ich möchte dann einfach weglaufen. Ein paarmal war ich verlobt, aber ich musste die Beziehungen lösen. Es wäre unrealistisch von mir zu glauben, dass ich für jemanden die Ehefrau spielen könnte.«

Was Freunde betrifft, sagt sie: »Ich bin sehr mit mir selbst beschäftigt. Ich sage immer, was ich denke, fühle, weiß oder nicht weiß. Es fällt mir sehr schwer, mich für andere zu interessieren.«

Nach mehr als zwanzigjähriger Behandlungsdauer wurden Carlas Symptome schließlich als Borderline-Persönlichkeitsstörung erkannt und diagnostiziert. Die Dysfunktion war auf tief verwurzelte, andauernde Persönlichkeitsmerkmale zurückzuführen, die stärker auf eine Persönlichkeits- oder »Charakter«-Störung hinwiesen als auf die vorher diagnostizierten, vorübergehenden »Zustands«-Krankheiten.

»Das Schwierigste daran, eine Borderline-Persönlichkeit zu sein, war die Leere, die Einsamkeit und die Intensität der Gefühle«, sagt sie heute. »Die extremen Verhaltensweisen verwirren mich sehr stark. Manchmal weiß ich nicht, was ich fühle oder wer ich bin.«

Das bessere Verständnis von Carlas Krankheit hat zu einer beständigeren Behandlung geführt. Medikamente waren bei der Behandlung akuter Symptome nützlich und dienten als Klebstoff für die Erhaltung eines zusammenhängenden Ich-Gefühls. Gleichzeitig hat sie die Grenzen der medikamentösen Behandlung erkannt.

Ihr Psychiater, der mit ihren anderen Ärzten zusammenarbeitet, hat ihr geholfen, die Verbindung zwischen körperlichen Beschwerden und ihrer Angst zu verstehen, sodass sie unnötige medizinische Tests, Medikamente und chirurgische Eingriffe jetzt und in Zukunft vermeiden kann. Bei der Psychotherapie hat man sich auf eine langwierige Behandlung eingestellt. Die Behandlung konzentriert sich auf ihre Abhängigkeit und auf die Stabilisierung ihrer Identität und ihrer Beziehungen, statt auf eine endlose Folge akuter Notfälle.

Mit 46 Jahren musste Carla lernen, dass ein ganzer Satz früherer Verhaltensweisen nicht mehr akzeptabel ist. »Ich habe nicht mehr die Wahl, mir die Pulsadern aufzuschneiden, eine Überdosis zu nehmen oder mich ins Krankenhaus einweisen zu lassen. Ich habe mir geschworen, in der wirklichen Welt zu leben und mich mit ihr auseinanderzusetzen. Aber ich sage Ihnen, es ist ein schrecklicher Ort. Ich bin mir noch nicht sicher, ob ich es schaffe oder ob ich es überhaupt schaffen *will.*«

Borderline: Eine Persönlichkeitsstörung

Carlas Reise durch dieses Labyrinth psychiatrischer und medizinischer Symptome und Diagnosen ist ein gutes Beispiel für die Verwirrung und Verzweiflung, die sowohl die seelisch Erkrankten als auch die behandelnden Ärzte erfahren. Obwohl Carlas Fall von einigen vielleicht als extrem empfunden wird, leiden Millionen von Frauen und Männern in Hinblick auf Beziehungen, Intimität, Depressionen und Drogenmissbrauch unter ähnlichen Problemen. Wenn die Diagnose bei ihr vielleicht früher und genauer gestellt worden wäre, wäre ihr ein Teil der Schmerzen und der Einsamkeit erspart geblieben.

Obwohl die Borderline-Persönlichkeiten unter einem Gewirr schmerzhafter Symptome leiden, die ihr Leben ernsthaft stören, haben die Psychiater die Störung erst in der letzten Zeit so weit verstanden, dass erst jetzt eine wirksame Behandlung möglich wurde. Was ist eine »Persönlichkeitsstörung«? Woran genau grenzt die Borderline-Störung an? In welcher Hinsicht ähnelt sie anderen Störungen und wodurch unterscheidet sie sich? Wie passt das Borderline-Syndrom in das Gesamtschema der psychiatrischen Medizin? Selbst für den Psychiater oder Psychologen sind dies schwierige Fragen, besonders in Anbetracht der schwer fassbaren, paradoxen Natur der Krankheit und ihrer merkwürdigen Entwicklung innerhalb der Psychiatrie.

Ein weitgehend akzeptiertes Modell legt nahe, dass die individuelle Persönlichkeit eines Menschen eine Kombination aus *Temperament* (geerbte persönliche Merkmale wie Ungeduld, Suchtanfälligkeit usw.) und *Charakter* (Entwicklungswerte, die sich aus Umwelt- und Lebenserfahrungen ergeben) ist – mit anderen Worten: eine Mischung aus Anlage und Umwelt. Merkmale des *Temperaments* können zu genetischen und biologischen Markern in Beziehung stehen und sich frühzeitig im Leben entwickeln. Sie werden als Instinkte oder Gewohnheiten wahrgenommen. Der *Charakter* entwickelt sich langsamer bis ins Erwachsenenalter und wird von den Begegnungen mit der Welt geformt. Durch die Linse dieses Modells betrachtet, wirkt die Borderline-Persönlichkeitsstörung wie eine von Genen und Umwelt erzeugte Collage.[37] [38]

Die Borderline-Persönlichkeitsstörung ist eine von zehn Persönlichkeitsstörungen, die im DSM-5 aufgeführt sind. Diese Störungen unterscheiden sich durch ein Cluster sich entwickelnder *Merkmale,* die im Verhalten eines Menschen hervortreten. Diese Merkmale sind relativ inflexibel und zeigen sich in schlecht angepassten Mustern in der Wahrnehmung, im Verhalten und in der Beziehung zu anderen.

Im Gegensatz dazu sind *Zustandsstörungen* (wie Depressionen, Schizophrenie, Magersucht und Drogenabhängigkeit) meistens nicht so andauernd wie *Merkmalsstörungen*. Diese Erkrankungen sind eher zeitlich oder auf Episoden begrenzt. Die Symptome können plötzlich auftreten und lösen sich auf, wenn der Patient wieder »normal« wird. Häufig stehen diese Krankheiten in direktem Zusammenhang mit einem Ungleichgewicht der Biochemie des Körpers und können oft medikamentös behandelt werden, sodass die Symptome fast völlig verschwinden.

Die Symptome bei einer Persönlichkeitsstörung hingegen sind meistens dauerhafter und verändern sich nur langsam; die Verabreichung von Medikamenten ist im Allgemeinen weniger wirksam. Eine psychotherapeutische Behandlung ist angezeigt, obwohl andere Behandlungsarten, einschließlich Medikamente, einige der akuteren Symptome, beispielsweise starke Unruhe oder Depressionen, erleichtern können (siehe das Kapitel »Medikamente: Wissenschaft und Versprechen«). Borderline- und andere Persönlichkeitsstörungen können eine sekundäre Diagnose sein und die zugrunde liegende charakterologische Funktion eines Patienten beschreiben, der die akuteren und auffallenderen Symptome einer Zustandsstörung zeigt.

Vergleiche mit anderen Störungen

Da sich das Borderline-Syndrom häufig hinter einer anderen Krankheit versteckt und mit anderen Krankheiten in Zusammenhang gebracht wird, erkennen die Ärzte oft nicht, dass die Borderline-Persönlichkeitsstörung eine wichtige Komponente bei der Beurteilung eines Patienten sein könnte. Daher ist die Borderline-Persönlichkeit, wie Carlas Fall zeigt, oft ein weit gereister Patient, der von vielen Krankenhäusern und Ärzten beurteilt wird und während seines ganzen Lebens von vielen verschiedenen Diagnosen begleitet wird.

Die Borderline-Persönlichkeitsstörung und andere Störungen können in mehrfacher Weise zusammenspielen (siehe Abbildung 1). Das Syndrom kann zusammen mit Zustandsstörungen bestehen, sodass die Borderline-Pathologie versteckt wird. Eine Borderline-Persönlichkeitsstörung kann sich beispielsweise hinter einer auffallenderen und schweren Depression verbergen. Nach Auflösung der Depressionen durch Antidepressiva können Borderline-Merkmale an die Oberfläche kommen und erst dann als die zugrunde liegende Charakterstruktur erkannt werden, die weiterer Behandlung bedarf.

Zweitens kann die Borderline-Persönlichkeitsstörung eng mit einer anderen Störung verbunden sein und sogar zu ihrer Entwicklung beitragen. Die Impulsivität und Selbstzerstörung, die zwischenmenschlichen Schwierigkeiten, das übersteigerte Selbstbild und die Launenhaftigkeit beispielsweise, die oft bei drogenabhängigen Patienten oder bei Patienten mit Essstörungen zutage treten, können eher auf die Borderline-Persönlichkeitsstörung hinweisen als auf die primäre Störung. Obwohl man argumentieren könnte, dass chronischer Alkoholmissbrauch die Persönlichkeitsmerkmale so verändern kann, dass sekundär ein Borderline-Muster entstehen könnte, scheint es genauso wahrscheinlich, dass die zugrunde liegende Charakterpathologie sich zuerst entwickelt und dann zum Alkoholismus führt.

Die Frage, was zuerst da war, das Huhn oder das Ei, lässt sich vielleicht überhaupt nicht beantworten, aber die Entwicklung von Krankheiten, die mit der Borderline-Persönlichkeitsstörung in Zusammenhang gebracht werden, können eine Art psychische Verletzbarkeit gegenüber Stress darstellen. So wie bestimmte

Menschen die genetische und biologische Neigung zu körperlichen Erkrankungen haben – Herzinfarkt, Krebs, Störungen im Magen-Darm-Bereich usw. –, so können viele auch eine biologisch festgelegte Neigung zu Erkrankungen der Psyche haben. Diese verstärkt sich besonders dann, wenn zu einer Neigung zur Borderline-Persönlichkeitsstörung Stress hinzukommt. Daher nimmt die Borderline-Persönlichkeit in Stresssituationen Drogen, andere Betroffene entwickeln eine Essstörung und wieder andere leiden unter starken Depressionen.

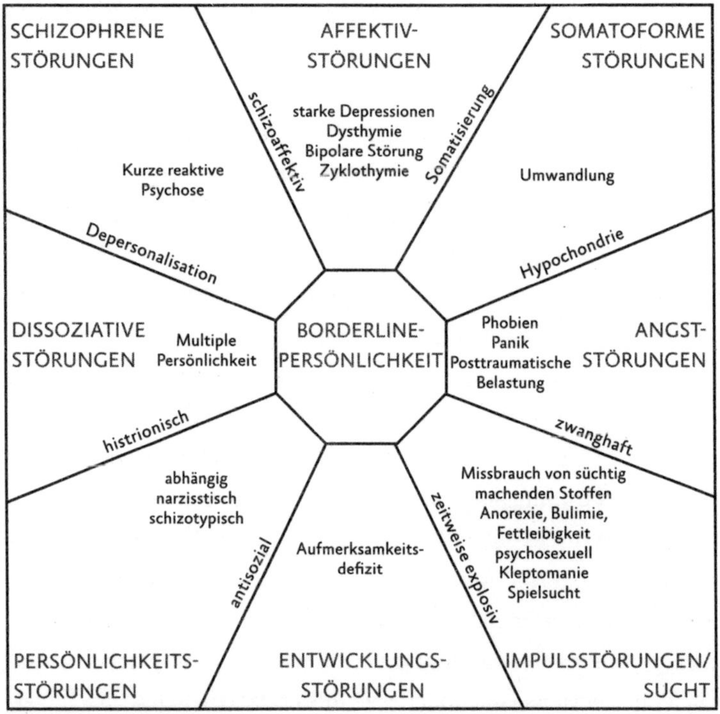

Abb. 1: Schematische Darstellung der Position der Borderline-Persönlichkeitsstörung in Bezug auf andere psychische Störungen

Drittens kann die Borderline-Persönlichkeitsstörung anderen Störungen so stark ähneln, dass bei dem Patienten irrtümlicherweise die Diagnose Schizophrenie, Hypochondrie, bipolare Störung oder Aufmerksamkeitsdefizit-Hyperaktivitätsstörung (ADHS) gestellt wird oder andere Krankheiten festgestellt werden.

Vergleich mit der Schizophrenie und Psychose

Menschen, die unter Schizophrenie leiden, sind meistens viel stärker beeinträchtigt als von Borderline Betroffene und viel weniger in der Lage, andere zu manipulieren und mit ihnen in Verbindung zu treten. Beide können erregte, psychotische Episoden durchmachen. Die geschätzte Prävalenz von Psychosen bei der Borderline-Persönlichkeitsstörung (einschließlich auditiver und visueller Halluzinationen, paranoider Wahnvorstellungen, dissoziativer Erfahrungen) beträgt zwanzig bis fünfzig Prozent.[39]

Im Gegensatz zur Schizophrenie sind psychotische Symptome bei der Borderline-Persönlichkeitsstörung zumeist weniger beständig, sie sind im Laufe der Zeit weniger tiefgreifend und stehen meistens im Zusammenhang mit Stress. Bei Schizophrenen ist die Wahrscheinlichkeit viel größer, dass sie sich an ihre Halluzinationen und Täuschungen gewöhnen und sich durch sie oft weniger gestört fühlen.

Obwohl beide Patientengruppen zerstörerisch sein und sich Verletzungen zufügen können, kann der von Borderline Betroffene meistens angemessen funktionieren, während unter Schizophrenie leidende Menschen üblicherweise emotional abgestumpft, verschlossen und im sozialen Bereich viel stärker beeinträchtigt sind.[40]

Vergleich mit affektiven Störungen (bipolare und depressive Störungen)

Etwa 96 Prozent der von Borderline Betroffenen leiden irgendwann in ihrem Leben unter einer Gemütsstörung. Affektive Erkrankungen werden häufig von Angststörungen begleitet. Von Borderline Betroffene sind schätzungsweise zu 71 bis 83 Prozent auch von starken Depressionen betroffen.

»Stimmungsschwankungen» und »rasende Gedanken« sind häufige Klagen von Patienten, gefolgt von der spontanen Diagnose des Arztes, dass eine Depression oder bipolare Störung (manische Depression) vorliegt. Diese Symptome entsprechen jedoch der Borderline-Persönlichkeitsstörung oder sogar ADHS, Störungen, die sehr viel weiter verbreitet als die bipolare Störung sind. Zwischen diesen Syndromen bestehen dramatische Unterschiede. Für Menschen, die unter einer bipolaren Störung oder Depressionen leiden, stellen Episoden von Depressionen oder Manien radikale Funktionsabweichungen dar. Die Stimmungsänderungen dauern Tage oder Wochen an. Zwischen ihren Stimmungsschwankungen führen diese Menschen ein relativ normales Leben und können im Allgemeinen mit Medikamenten wirkungsvoll behandelt werden. Für von Borderline Betroffene ist es im Gegensatz dazu typisch, dass sie in ihrer Funktion beeinträchtigt sind (zumindest innerlich), selbst wenn sie nicht unter Stimmungsschwankungen leiden. Wenn der Betroffene selbstzerstörerisch ist, mit Selbstmord droht, hyperaktiv ist oder weitreichende und schnelle Stimmungsschwankungen durchmacht, kann er bipolar (manisch-depressiv) erscheinen, aber derartige Stimmungsvariationen sind beim von Borderline Betroffenem viel weniger wechselhaft (sie dauern Stunden und nicht Tage oder Wochen an) und eher eine Reaktion auf Umweltreize.[41] [42] Die Kriterien, durch die sich die Borderline-Persönlichkeitsstörung von der bipolaren Störung unterscheidet, sind die Angst vor dem Verlassenwerden und die Identitätsstörung.[43] Dennoch überlappen sich beide Störungen bei der Diagnosehäufigkeit zu zwanzig Prozent, das heißt, zwanzig Prozent der Patienten, die unter einer bipolaren Störung leiden, zeigen gleichzeitig Symptome der Borderline-Persönlichkeitsstörung, und zwanzig Prozent der von Borderline Betroffenen haben gleichzeitig eine manisch-depressive Erkrankung. Patienten, bei denen beide Diagnosen gestellt wurden, zeigen deutlich schwerere Symptome und leiden unter komplizierteren Auswirkungen.[44] [45]

Die Borderline-Persönlichkeitsstörung und ADHS

Unter ADHS leidende Menschen sind einem ständigen Blitzlichtgewitter von Wahrnehmungen ausgesetzt. Wie Borderline-Persönlichkeiten erleben sie oft wilde Stimmungsschwankungen, rasende Gedanken, Impulsivität, Wutanfälle, Ungeduld und geringe Frustrationstoleranz. Sie haben in der Vergangenheit oft Drogen oder Alkohol missbraucht (Selbstmedikation), sie haben qualvolle Beziehungen hinter sich und langweilen sich schnell. Tatsächlich entsprechen viele Merkmale der Borderline-Persönlichkeit dem »typischen ADHS-Temperament«, beispielsweise die häufige Suche nach Neuem (die Suche nach Aufregung) in Verbindung mit geringer Belohnungsabhängigkeit (Geringachtung der unmittelbaren Folgen).[46] Es überrascht daher nicht, dass in mehreren Studien Übereinstimmungen zwischen diesen Diagnosen festgestellt wurden. Einige in die Zukunft gerichtete Studien haben festgestellt, dass sich bei Kindern, bei denen ADHS diagnostiziert wurde, häufig eine Persönlichkeitsstörung, insbesondere die Borderline-Persönlichkeitsstörung, entwickelt, wenn sie älter werden. Eine schwedische Studie kam zu dem Ergebnis, dass bei Menschen mit ADHS-Diagnose eine gleichzeitige BPS-Diagnose fast zwanzigmal wahrscheinlicher war als bei Menschen, bei denen keine ADHS-Diagnose gestellt wurde.[47] Forscher haben in retrospektiven Studien festgestellt, dass bei Erwachsenen, bei denen das Borderline-Syndrom diagnostiziert wurde, oft eine Diagnose von ADHS auf deren Kindheit passte.[48] [49] [50] Die Frage, ob die eine Krankheit die andere verursacht, ob sie häufig gemeinsam auftreten oder ob es sich möglicherweise einfach um ähnliche Manifestationen derselben Störung handelt, könnte Thema von weiteren aufschlussreichen Untersuchungen sein. Interessanterweise wurde in einer Studie festgestellt, dass die Behandlung von ADHS-Symptomen auch die Borderline-Symptome bei Patienten verbesserte, bei denen beide Störungen diagnostiziert worden waren.[51]

Die Borderline-Persönlichkeitsstörung und Schmerz

Die Borderline-Persönlichkeiten zeigen paradoxe Reaktionen auf Schmerzen. In vielen Studien wurde eine beträchtlich reduzierte Empfindlichkeit gegenüber akuten Schmerzen belegt, insbesondere dann, wenn sie selbst zugefügt wurden (siehe »Selbstzerstörung« weiter unten in diesem Kapitel).[52] Doch von Borderline Betroffene zeigen größere Empfindlichkeit gegenüber chronischen Schmerzen. Etwa dreißig Prozent der Patienten mit chronischen Schmerzen (wie Fibromyalgie, Arthritis, Rückenschmerzen) scheinen gleichzeitig unter der Borderline-Persönlichkeitsstörung zu leiden.[53]

Dieses »Schmerzparadoxon« scheint ein einzigartiges Merkmal der Betroffenen zu sein und wurde bisher noch nicht zufriedenstellend erklärt. Einige Forscher nehmen an, dass akuter, insbesondere selbst zugefügter Schmerz, bestimmte psychologische Bedürfnisse des Patienten befriedigt und im Zusammenhang mit Änderungen der Gehirnaktivität und vielleicht der schnellen Freigabe von endogenen Opioiden steht, bei denen es sich um körpereigene Narkotika handelt. Doch anhaltender Schmerz, der außerhalb der Kontrolle der Borderline-Persönlichkeit erfahren wird, könnte zu geringerem internem schmerzlinderndem Schutz führen und mehr Angst verursachen. Er könnte auch dazu dienen, mehr Aufmerksamkeit und Fürsorge von anderen zu erhalten. Eine Studie zur Schmerztoleranz nach Knieoperationen bei von Borderline Betroffenen zeigte eine schlechtere Therapieansprache und einen Zusammenhang des Borderline-Bewältigungsmechanismus mit anhaltenden Schmerzen.[54] Mit zunehmendem Alter scheinen von Borderline Betroffene schmerzempfindlicher zu werden.[55]

Die Borderline-Persönlichkeitsstörung und die Somatisierungsstörung

Die Borderline-Persönlichkeit konzentriert sich möglicherweise auf ihre körperlichen Erkrankungen und beklagt sich bei Ärzten und Bekannten laut und dramatisch, um Abhängigkeitsbeziehungen zu ihnen aufrechtzuerhalten. Vielleicht wird der Betroffene nur als Hypochonder eingestuft, während die zugrunde liegenden Probleme völlig ignoriert werden.

Bei der Somatisierungsstörung handelt es sich um einen Zustand, der durch die vielfachen körperlichen Krankheiten des Patienten (einschließlich Schmerzen, gastrischen, neurologischen und sexuellen Symptomen) definiert wird und durch keinen bekannten medizinischen Zustand erklärt werden kann. Bei der Hypochondrie ist der Patient überzeugt davon, dass er trotz abschlägiger medizinischer Bewertung unter einer schlimmen Krankheit leidet.[56]

Die Borderline-Persönlichkeitsstörung und dissoziative Störungen

Dissoziative Störungen umfassen Phänomene wie Amnesie, Gefühle von Irrealität bezüglich der eigenen Person (*Depersonalisierung*) oder der Umwelt (*Derealisierung*). Die extremste Form der Dissoziation ist die dissoziative Identitätsstörung (DIS), die früher als »multiple Persönlichkeit« bezeichnet wurde. Fast 75 Prozent der Menschen, die unter der Borderline-Persönlichkeitsstörung leiden, erleben einige dissoziative Phänomene.[57] Die Verbreitung der Borderline-Persönlichkeitsstörung bei Menschen, die unter der schwersten Form von Dissoziation, DIS, leiden, ist sogar noch größer.[58] Beiden Störungen sind ähnliche Symptome gemein – Impulsivität, Wutausbrüche, gestörte Beziehungen, auffällige Stimmungsänderungen und die Neigung zur Selbstverletzung. Häufig ist es bei diesen Patienten in der Kindheit zu Misshandlung, Missbrauch oder Vernachlässigung gekommen.

Die Borderline-Persönlichkeitsstörung und die posttraumatische Belastungsstörung

Die posttraumatische Belastungsstörung (PTBS) ist ein Symptomkomplex, der einem stark traumatischen Ereignis folgen kann, beispielsweise einer Naturkatastrophe oder einem Kampfeinsatz. Vorherrschende Merkmale sind starke Angst, das emotionale Wiedererleben des Ereignisses, Albträume, Reizbarkeit, übertriebene Schreckreaktion, das Vermeiden damit verbundener Orte oder Aktivitäten und ein Gefühl der Hilflosigkeit. Da die Borderline-Persönlichkeitsstörung wie PTBS häufig mit einem Hintergrund extremen Missbrauchs in der Kindheit in Verbindung gebracht wurden und sie ähnliche Symptome zeigen (beispielsweise extreme emotionale Reaktionen und Impulsivität), nehmen einige Forscher an, dass es sich um ein und dieselbe Krankheit handelt. Obwohl einige Studien darauf hindeuten, dass sie bis zu fünfzig Prozent der Zeit und häufiger zusammen auftreten können, handelt es sich um deutlich verschiedene Störungen mit unterschiedlichen definierenden Kriterien.[59] Wenn von Borderline Betroffene gleichzeitig unter PTBS leiden, sind die Symptome schwerer. Insbesondere weibliche Betroffene neigen dazu, sich selbst ohne Todesfolge zu verletzen, um mehr Aufmerksamkeit zu erhalten. Auch die Wahrscheinlichkeit, dass sie unter Angststörungen wie Panikstörungen, Zwangsneurosen und Platzangst leiden, ist größer. Von PTBS Betroffene, bei denen gleichzeitig verschiedene Persönlichkeitsstörungen auftreten, erleben weniger schwere Komplikationen.[60] [61]

Die Borderline-Persönlichkeitsstörung und assoziierte Persönlichkeitsstörungen

Viele Merkmale der Borderline-Persönlichkeitsstörung überlappen sich mit denen anderer Persönlichkeitsstörungen. Die abhängige Persönlichkeit beispielsweise zeigt wie die Borderline-Persönlichkeit Merkmale wie Abhängigkeit, Vermeidung des Alleinseins und gespannte Beziehungen. Aber der abhängigen Persönlichkeit fehlen das selbstzerstörerische Verhalten, der Zorn und die Stimmungsschwankungen der von Borderline Betroffenen. Auf ähnliche Weise zeigt die schizotypische Persönlichkeit gestörte Beziehungen zu anderen, und es fällt ihr schwer zu vertrauen, andererseits ist sie exzentrischer und weniger selbstzerstörerisch. Oft weist ein Patient Merkmale von zwei oder mehr Persönlichkeitsstörungen auf, die die Diagnose aller Störungen rechtfertigen. Ein Patient hat beispielsweise Symptome, die zur Diagnose der

Borderline-Persönlichkeitsstörung und der obsessiv-zwanghaften Persönlichkeitsstörung führen.

In früheren Ausgaben des DSM ist die Borderline-Erkrankung in einer Gruppe von Persönlichkeitsstörungen aufgeführt, die im Allgemeinen dramatische, emotionale oder unberechenbare Merkmale widerspiegeln. Die anderen Störungen in dieser Gruppe sind die narzisstischen, antisozialen und histrionischen Persönlichkeitsstörungen, mit denen die Borderline-Erkrankung oft verglichen wird.

Die Borderline- und die narzisstische Persönlichkeit sind Kritik gegenüber überempfindlich; Versagen oder Ablehnung können schwere Depressionen auslösen. Beide nutzen andere aus; beide fordern fast ständige Aufmerksamkeit. Die narzisstische Persönlichkeit funktioniert jedoch meistens auf einer höheren Ebene. Der Betroffene hat ein übersteigertes Gefühl von Selbstbedeutung (um damit manchmal verzweifelte Unsicherheit zu verbergen), er verachtet andere und zeigt nicht das geringste Mitgefühl. Im Gegensatz dazu hat die Borderline-Persönlichkeit eine geringere Selbstachtung und ist von der Bestätigung durch andere stark abhängig. Die Borderline-Persönlichkeit klammert sich verzweifelt an andere und ist gegenüber ihren Reaktionen meistens sensibler.

Wie die Borderline-Persönlichkeit zeigen Menschen mit einer antisozialen Persönlichkeitsstörung Impulsivität, eine geringe Frustrationstoleranz und manipulierende Beziehungen. Den Betroffenen fehlt jedoch ein Schuldgefühl oder Gewissen; sie sind gleichgültiger und nicht vorsätzlich selbstzerstörerisch.

Die histrionische Persönlichkeit hat mit dem von Borderline Betroffenen gemein, dass sie Aufmerksamkeit sucht, manipuliert und unter Emotionsschwankungen leidet. Der Histrioniker entwickelt meistens jedoch stabilere Rollen und Beziehungen. Er ist vom Verhalten und von der Sprache her auffallender, emotionale Reaktionen werden übertrieben. Körperliche Attraktivität ist für den

Histrioniker von größter Bedeutung. In einer Studie wurden psychologische und soziale Funktionen bei Patienten mit der Borderline-Persönlichkeitsstörung, schizotypischen Störungen, Zwangsstörungen und ängstlich-vermeidenden Persönlichkeitsstörungen und Patienten mit starken Depressionen verglichen. Patienten mit der Borderline-Persönlichkeitsstörung und schizotypischen Störungen waren funktional sehr viel stärker beeinträchtigt als jene mit anderen Persönlichkeitsstörungen und starken Depressionen.[62]

Die Borderline-Persönlichkeitsstörung und der Missbrauch von süchtig machenden Stoffen

Borderline-Erkrankungen und der Missbrauch chemischer Substanzen gehen häufig miteinander einher. Fast ein Drittel der Patienten mit einer lebenslangen Diagnose des Missbrauchs von süchtig machenden Stoffen erfüllt auch die Kriterien der Borderline-Persönlichkeitsstörung. Und fünfzig bis 72 Prozent der Patienten, die wegen einer Borderline-Persönlichkeitsstörung im Krankenhaus behandelt werden, missbrauchen auch Drogen oder Alkohol.[63] [64] [65] Alkohol- oder Drogenkonsum können Selbstbestrafung, Zorn oder impulsives Verhalten widerspiegeln, ein Verlangen nach Aufregung oder ein Mechanismus sein, um mit Gefühlen der Einsamkeit fertig zu werden. Drogenabhängigkeit kann ein Ersatz für wichtige soziale Beziehungen sein, eine vertraute, beruhigende Art, Stimmungsschwankungen zu stabilisieren oder sie selbst zu heilen, oder eine Möglichkeit, ein Gefühl von Zugehörigkeit oder Selbstidentifikation zu erreichen. Diese möglichen Erklärungen für die Attraktivität von Drogen sind auch einige Definitionskriterien für die Borderline-Persönlichkeitsstörung.

Die anorektische/bulimische Borderline-Persönlichkeit oder der Borderline-Anorektiker/Bulimiker?

Magersucht und Bulimie sind in den USA zu großen Gesundheitsproblemen geworden, besonders bei jungen Frauen. Essstörungen werden durch eine grundlegende Abneigung gegenüber dem eigenen Körper und durch eine allgemeine Missbilligung der eigenen Identität geschürt. Die Magersüchtige nimmt sich in absoluten, schwarzweißen Extremen wahr – entweder als übergewichtig (so fühlt sie sich ständig) oder als dünn (einen Zustand, den sie ihrer Meinung nach nie völlig erreicht). Ständig hat sie das Gefühl, sich nicht unter Kontrolle zu haben, und setzt Hungern, Fressorgien oder Erbrechen impulsiv ein, um sich die Illusion von Selbstbeherrschung zu bewahren. Sie hat ein verfälschtes Identitätsgefühl und empfindet Gefühle von Leere. Die Ähnlichkeit dieses Musters mit dem Muster der Borderline-Persönlichkeit hat dazu geführt, dass viele Psychiater auf eine Verbindung zwischen beiden Störungen geschlossen haben.[66] In einer Studie bestätigten Patienten mit Anorexie oder Bulimie Gefühle instabiler Beziehungen, Leere, Selbstmordverhalten und dissoziativen Erfahrungen.[67] Symptome der Borderline-Persönlichkeitsstörung wie Stimmungsschwankungen, Impulsivität und Wut traten eher bei Bulimikern als bei Patienten mit Anorexie auf. Im Vergleich litten Magersüchtige stärker unter einem verfälschten Identitätsgefühl. Die Prävalenz der Borderline-Persönlichkeitsstörung bei der Form der Magersucht, die mit Fressattacken und anschließendem Erbrechen einhergeht, beträgt 25 Prozent. Die Borderline-Persönlichkeitsstörung ist bei 28 Prozent der unter Ess-Brech-Sucht (Bulimia nervosa) Leidenden vorhanden.[68]

Die Borderline-Persönlichkeitsstörung und zwanghaftes Verhalten

Bestimmte zwanghafte oder zerstörerische Verhaltensweisen können Borderline-Muster widerspiegeln. Ein zwanghafter Spieler beispielsweise wird weiterspielen, auch wenn er kein Geld mehr hat. Vielleicht sucht er Erregung und Ablenkung von einer Welt, die ihn ständig langweilt, ihn ruhelos macht und abstumpft. Das Spielen kann aber auch ein Ausdruck impulsiver Selbstbestrafung sein. Ladendiebe stehlen häufig Gegenstände, die sie gar nicht brauchen. Fünfzig Prozent der Menschen, die unter Bulimie leiden, zeigen Anzeichen von Kleptomanie, Drogenmissbrauch oder Promiskuität.[69] Wenn diese Verhaltensweisen auf Zwang beruhen, können sie das Bedürfnis nach (auch selbst zugefügtem) Schmerz darstellen.

Promiskuität ist oft das Bedürfnis nach ständiger Liebe und Aufmerksamkeit von anderen, um an positiven Gefühlen sich selbst gegenüber festzuhalten. Es ist typisch für die Borderline-Persönlichkeit, dass ihr eine beständige, positive Selbstachtung fehlt und sie daher ständige Rückversicherung braucht. Eine Frau, die unter dem Borderline-Syndrom leidet und der Selbstachtung fehlt, wird wahrscheinlich ihre körperliche Attraktivität als ihren einzigen Vorzug empfinden. Um ihren Wert zu bestätigen, wird sie sich häufigen sexuellen Begegnungen hingeben. Durch derartige Begegnungen vermeidet sie das Gefühl von Einsamkeit, und es werden ihr künstliche Beziehungen geboten, die sie vollständig kontrollieren kann. Wenn sie sich begehrt fühlt, erhält sie ein Identitätsgefühl. Wenn Selbstbestrafung zu einem auffallenden Teil der Psychodynamik wird, können Erniedrigung und masochistische Perversionen Teil der Beziehungen werden. Von dieser Perspektive ausgehend könnte man entsprechend spekulieren, dass viele Prostituierte sowie Darsteller in pornografischen Medien möglicherweise Borderline-Persönlichkeiten sind.

Schwierigkeiten mit Beziehungen können zu ritualisiertem Denken und zu Verhaltensweisen führen, die sich oft durch Obsessionen oder Zwänge ausdrücken. Die Borderline-Persönlichkeit kann bestimmte Phobien entwickeln, wenn sie magisches Denken einsetzt, um mit Ängsten zurechtzukommen. Sexuelle Perversionen können zu einem Mechanismus werden, um Intimität näherzukommen.

Die Borderline-Persönlichkeitsstörung und die Autismus-Spektrum-Störung

Menschen mit einer Autismus-Spektrum-Störung (ASS) fällt es schwer, Beziehungen aufzubauen. Ihr Verhalten ist bisweilen unvorhersehbar und es kann zu plötzlichen Wutanfällen und impulsiven, selbstverletzenden Handlungen kommen. Für die Betroffenen kann es schwierig sein, Trennungen oder andere Änderungen zu tolerieren. Im Gegensatz dazu reagieren von Borderline Betroffene stärker mit ihrer Stimmung auf situationsbedingte Reize, sie sind ausdrucksfähiger und bei ihrer Kommunikation gezielter. Borderline-Persönlichkeiten können besser (wenn auch oft unangemessen) auf Umweltquellen reagieren. ASS-Patienten sind eher in internen Reizen verfangen.

Die Anziehungskraft von Sekten

Da die Borderline-Persönlichkeit sich nach Führung und Annahme sehnt, fühlt sie sich häufig von den starken Führern disziplinierter Gruppen angezogen. Eine Sekte kann sehr verlockend sein, da sie sofortige und bedingungslose Annahme, automatische Intimität und einen väterlichen Führer bietet, der bereitwillig idealisiert wird. Die Borderline-Persönlichkeit kann gegenüber einer derart schwarzweißen Weltsicht, in der das »Böse« durch die Welt draußen personifiziert wird und das »Gute« durch die Sekte, sehr empfänglich sein.

Die Borderline-Persönlichkeitsstörung und Selbstmord

Bis zu siebzig Prozent der von Borderline Betroffenen unternehmen einen Selbstmordversuch. Die Rate erfolgreicher Suizidversuche beläuft sich auf fast zehn Prozent und ist damit fast tausendmal so hoch wie die Rate in der allgemeinen Bevölkerung. In der Gruppe Jugendlicher und junger Erwachsener mit hohem Risiko (15 bis 29 Jahre alt) wurde die Borderline-Persönlichkeitsstörung bei einem Drittel von Selbstmordfällen diagnostiziert. Hoffnungslosigkeit, impulsive Aggressivität, starke Depressionen, gleichzeitiger Drogenmissbrauch und Missbrauch in der Kindheit erhöhen das Risiko. Unter den definierenden Borderline-Kriterien bei den betroffenen Patienten werden Symptome wie Identitätsstörung, Gefühle von Leere und die Angst vor dem Verlassenwerden am stärksten mit Selbstmordversuchen in Zusammenhang gebracht.[70] Obwohl Angstsymptome oft mit Selbstmord bei anderen Krankheiten in Verbindung gebracht werden, neigen Borderline-Persönlichkeiten, die beträchtliche Ängstlichkeit zeigen, *weniger* wahrscheinlich zum Suizid. Eine groß angelegte kalifornische Studie untersuchte die spätere Sterblichkeitsrate durch Selbstmord nach Aufsuchen der Notaufnahme aufgrund absichtlicher Selbstverletzung oder Selbstmordgedanken. Im Vergleich zu anderen Patienten, die die Notaufnahme aufsuchten, war die Selbstmordrate innerhalb eines Jahres mehr als fünfzigmal höher bei Patienten, die aufgrund von Selbstverletzungen vorstellig wurden, und dreißigmal höher bei Patienten mit Selbstmordabsichten.[71] Vorzeitiger Tod, der nicht im Zusammenhang mit Selbstmord steht, ist bei von Borderline Betroffenen zweieinhalbmal häufiger als in Vergleichsgruppen. Die häufigsten Ursachen dieser Todesfälle sind Herz-Kreislauf-Erkrankungen (insbesondere Herzinfarkte), Komplikationen im Zusammenhang mit Drogen und Alkohol (beispielsweise Lebererkrankungen), Krebs und Unfälle.[72] [73] [74] [75] [76]

Die klinische Definition der Borderline-Persönlichkeitsstörung

Die zurzeit gültige, offizielle Definition der Borderline-Pathologie ist in den diagnostischen Kriterien der Borderline-Persönlichkeitsstörung im DSM-5 enthalten.[77] Diese Benennung betont beschreibendes, beobachtbares Verhalten. (Ein alternatives Modell für die Diagnose von Persönlichkeitsstörungen wird separat in Abschnitt III des DSM-5 beschrieben. Anhang A enthält eine Zusammenfassung dieses Modells und anderer Diagnosevorschläge.)

Die Diagnose wird bestätigt, wenn sich mindestens fünf der neun folgenden Kriterien nachweisen lassen.

»Andere richten sich nach mir, also bin ich«

1. Kriterium: Verzweifelte Bemühungen, die reale oder eingebildete Angst vor dem Verlassenwerden zu verhindern

Ähnlich wie ein Kind nicht zwischen der zeitweiligen Abwesenheit der Mutter und ihrem »Verschwinden« unterscheiden kann, erfährt die Borderline-Persönlichkeit zeitweiliges Alleinsein oft als immerwährende Isolation. Der Betroffene bekommt aufgrund seiner wirklichen oder eingebildeten Angst, von für ihn wichtigen Menschen verlassen zu werden, starke Depressionen. Schließlich wird er gegenüber der Welt (oder irgendeinem gerade erreichbaren Menschen) von Zorn erfasst, da ihm diese grundlegende Erfüllung versagt wird.

Angst vor dem Verlassenwerden kann bei der Borderline-Persönlichkeit sogar im Gehirn gemessen werden. In einer Studie wurden PET-Aufnahmen verwendet, um nachzuweisen, dass es bei Frauen mit einer Borderline-Persönlichkeitsstörung zu Änderungen des Blutflusses in bestimmten Gehirnbereichen kommt, wenn sie Erinnerungen des Verlassenwerdens ausgesetzt werden.[78] Besonders wenn die Betroffene allein ist, kann sie die Empfindung, zu existieren und sich real zu fühlen, verlieren. Sie richtet sich nicht nach Descartes' Existenzprinzip »Ich denke, also bin ich«, sondern lebt nach einer Philosophie, die eher folgendem Satz ähnelt: »Andere richten sich nach mir, also bin ich.«

Der Theologe Paul Tillich schrieb einmal sinngemäß, dass nur der die Einsamkeit überwinden könne, der auch das Alleinsein ertrage. Da es der Borderline-Persönlichkeit so schwerfällt, Alleinsein zu ertragen, ist sie in einer anhaltenden metaphysischen Einsamkeit gefangen, für die die einzige Erleichterung die körperliche Gegenwart anderer ist. Der Betroffene eilt in Singlebars oder an andere belebte Orte, oft mit enttäuschenden – oder sogar gewaltsamen – Ergebnissen. Gegen Ende der 1990er-Jahre wurden Tausende von Singlebars geschlossen und kurzzeitig durch luxuriöse Nightclubs ersetzt, die auf eine jüngere Kundschaft abzielten. Beide waren durch das Aufkommen von Dating-Plattformen jedoch dem Untergang geweiht. Während der Weltfinanzkrise konnten Mitglieder der Generation X und Millenials, die aufgrund von Studiendarlehen enorme Schulden hatten, Hunderte von potenziellen passenden Partnern im Internet zum selben Preis »treffen«, den sie für eine einzige Nacht in einem Nightclub bezahlt hätten. Allerdings könnte der Preis, was Enttäuschung und Einsamkeit anbelangt, jedoch genauso hoch sein. (Dies wird im Kapitel »Die Borderline-Gesellschaft« weiter erörtert.)

In *Marilyn: An Untold Story* beschrieb Norman Rosten, dass Marilyn Monroe es hasste, allein zu sein. Wenn sie nicht ständig von Menschen umgeben war, fiel sie in eine Leere, »die endlos und schrecklich« war.[79] Für die meisten von uns ist das Alleinsein dagegen eine erwünschte, seltene Möglichkeit, um über Erinnerungen nachzudenken und über Dinge, die für unser Wohlbefinden wichtig sind – es ist die Chance, mit sich selbst wieder Fühlung aufzunehmen, um wiederzuentdecken, wer wir sind. John Updike verwendet dafür in *Der Zentaur* das Bild, dass uns die Wände eines leeren Zimmers unsere Gefühle verstärkt zurückspiegeln, was es gut trifft.[80] Aber die Borderline-Persönlichkeit, die nur ein ganz schwaches Ichgefühl hat, wird dort nur leere Reflexionen sehen. Das Alleinsein wiederholt die Panik, die sie als Kind erfahren hat, wenn sie mit der Möglichkeit, von den Eltern verlassen zu werden, konfrontiert wurde: Wer wird sich dann um mich kümmern? Der Schmerz der Einsamkeit kann nur durch einen herbeifantasierten Liebhaber erleichtert werden, wie es im Text unzähliger Liebeslieder ausgedrückt wird.

Die unablässige Suche nach dem richtigen Partner oder der richtigen Partnerin

2. Kriterium: Unbeständige und intensive zwischenmenschliche Beziehungen mit auffälligen Veränderungen der Einstellung gegenüber anderen (von Idealisierung zu Abwertung oder von klammernder Abhängigkeit zu Isolation und Vermeidung)

Die instabilen Beziehungen der Borderline-Persönlichkeit sind direkt verbunden mit ihrer Intoleranz gegenüber Trennung und mit ihrer Angst vor Intimität. Für den Betroffenen ist es typisch, dass er abhängig ist, sich an andere klammert und andere idealisiert, bis der Geliebte, der Ehepartner oder Freund diese Bedürfnisse durch Ablehnung oder Interesselosigkeit zurückweist und infrage stellt. In diesem Fall geht die Borderline-Persönlichkeit zum anderen Extrem über – zu Abwertung, Widerstand gegenüber Intimität und völliger Vermeidung. Zwischen dem Wunsch nach Verschmelzung und danach, umsorgt zu werden, auf der einen Seite, und der Angst, verschlungen zu werden, auf der anderen, besteht ein ständiges Hin und Her. Für die Borderline-Persönlichkeit bedeutet Verschlungenwerden die Auslöschung einer getrennten Identität, den Verlust der Autonomie und das Gefühl, überhaupt nicht zu existieren. Der Betroffene schwankt zwischen dem Wunsch nach Nähe, um Leere und Langeweile zu entgehen, und der Angst vor Intimität, die für das Abhandenkommen von Selbstvertrauen und Unabhängigkeit verantwortlich gemacht wird.

In Beziehungen werden diese Gefühle auf dramatische Weise in intensive, schwankende, manipulierende Verbindungen übersetzt. Die Borderline-Persönlichkeit stellt häufig unrealistische Forderungen an andere und scheint verwöhnt. Das manipulierende Verhalten manifestiert sich durch körperliche Leiden und Hypochondrie, der Betroffene zeigt Schwäche und Hilflosigkeit, provozierende

Handlungen und masochistisches Verhalten. Selbstmorddrohungen und Ansätze, sie in die Tat umzusetzen, werden oft eingesetzt, um Aufmerksamkeit und Hilfe zu erlangen. Der Betroffene setzt Verführung als manipulierende Strategie ein, selbst Menschen gegenüber, bei denen dies nicht angebracht ist oder die dafür unzugänglich sind, beispielsweise der Therapeut oder ein Geistlicher.

Obwohl die Borderline-Persönlichkeit anderen gegenüber sehr sensibel ist, fehlt ihr echtes Mitleid. Sie kann bestürzt reagieren, wenn sie einen Bekannten, beispielsweise einen Lehrer, einen Kollegen oder Therapeuten, außerhalb seines normalen Geschäftsbereichs trifft, weil es ihr schwerfällt zu begreifen, dass dieser Mensch ein davon unabhängiges Leben führt. Außerdem kann sie das eigenständige Leben des Therapeuten möglicherweise nicht verstehen oder sehr eifersüchtig darauf sein – wie auch auf andere Patienten. Dieses »Borderline-Empathie-Paradoxon« spiegelt die Theorie wider, dass von Borderline Betroffene erhöhte Sensibilität gegenüber sozialen Reizen erleben, diese zwischenmenschlichen Informationen jedoch nur gemindert integrieren können.[81] Es wurde zudem beobachtet, dass von Borderline Betroffene eher mit Menschen in qualvollen oder negativen Situationen Mitgefühl zeigen als mit Menschen in positiven sozialen Situationen. Dies mag ihre stärkere Vertrautheit mit negativen Gefühlen und Situationen widerspiegeln. Eine Studie untersuchte die Auswirkung von Oxytocin, das durch die Nase verabreicht wurde, auf die Empathie bei von Borderline betroffenen Frauen. Oxytocin ist ein Hormon, das soziale Sensibilität und Vertrauen fördert. In der Studie zeigte sich bei diesen Frauen eine vermehrte positive Wirkung bei emotionaler Empathie (Einfühlung in den Schmerz des anderen), aber keine kognitive Empathie (Verstehen der Auswirkungen des Schmerzes eines anderen Menschen).[82]

Dem Betroffenen fehlt »Objektkonstanz«, die Fähigkeit, andere als komplexe Menschen wahrzunehmen, die sich dennoch widerspruchsfrei verhalten können. Die Borderline-Persönlichkeit erfährt den anderen auf der Basis der letzten Begegnung, nicht auf einer konsequenten Serie von Interaktionen, die eine breitere Grundlage haben. Daher kommt es nie zu einer konstanten, vorhersehbaren Wahrnehmung des anderen. So als leide er unter einer zielgerichteten Amnesie, reagiert der Betroffene auf diesen Menschen jedes Mal neu.

Da der Patient nicht in der Lage ist, das Gesamtbild zu erkennen, aus Fehlern zu lernen und eigene Verhaltensmuster zu beobachten, wiederholen sich destruktive Beziehungen häufig. Typisch dafür ist die Frau, die zu ihrem Exmann, der sie misshandelt hat und der diesen Missbrauch fortsetzt, zurückkehrt. Männliche von Borderline Betroffene binden sich häufig an ähnlich ungeeignete Frauen, mit denen sie sadomasochistische Verbindungen wiederholen. Da die Abhängigkeit der Borderline-Persönlichkeit oft als Leidenschaft getarnt ist, setzt die Ehefrau die zerstörerische Beziehung fort, denn »sie liebe ihn«. Wenn die Beziehung später zerbricht, kann der Partner der Pathologie des anderen dafür die Schuld geben. Daher hört man in der Therapiepraxis oft den Ausspruch: »Meine erste Frau war eine Borderline-Persönlichkeit!«

Der von Borderline Betroffene ist auf der endlosen Suche nach einem perfekten Menschen, der ihn umsorgt, ihm alles gibt und immer für ihn da ist. Die Suche führt häufig zu Partnerschaften, in denen der andere eine ergänzende Pathologie hat, aber beiden fehlt die Einsicht in die gegenseitige Destruktivität. Michelle beispielsweise sehnt sich bei einem Mann verzweifelt nach Schutz und Trost. Mark zeigt bravouröse Selbstsicherheit. Obwohl diese Selbstsicherheit eine tiefe Unsicherheit verdeckt, erfüllt sie für Michelle ihren Zweck. Michelle braucht Mark als beschützenden weißen Ritter, während es für Mark wichtig ist, dass Michelle hilflos bleibt und von seiner Wohltätigkeit abhängig ist. Nach einiger Zeit können beide den zugeschriebenen Klischees nicht mehr entsprechen.

Mark kann die narzisstischen Wunden von Herausforderung oder Versagen nicht mehr ertragen und beginnt, seine Frustrationen zu überdecken, indem er Alkohol trinkt und Michelle körperlich misshandelt. Michelle wird unter diesem kontrollierenden Joch zornig, bekommt aber gleichzeitig Angst, wenn sie seine Schwächen sieht. Die Unzufriedenheit führt zu weiteren Provokationen und Konflikten.

Von Selbsthass geplagt, misstraut die Borderline-Persönlichkeit anderen, wenn diese ihre Sorge um sie ausdrücken. Wie Groucho Marx möchte sie nie einem Klub angehören, der sie als Mitglied aufnimmt. Der 21-jährige Sam beispielsweise war Student an der Hochschule. Seine Hauptbeschwerde während der Therapie war die Aussage: »Ich brauche eine Freundin.« Sam war ein attraktiver junger Mann mit ernsten Problemen in zwischenmenschlichen Beziehungen. Es war charakteristisch für ihn, immer wieder Frauen zu begehren, die er für unerreichbar hielt. Doch wenn seine Annäherungsversuche Erfolg hatten, wertete er die Frau auf der Stelle als nicht mehr begehrenswert ab.

Diese Merkmale erschweren es den Betroffenen, wirkliche Intimität zu erreichen. Carla erzählt: »Ein paar Männer wollten mich heiraten, aber es ist ein großes Problem für mich, jemandem nah zu sein oder berührt zu werden. Ich kann es nicht ertragen.« Es scheint, dass die Borderline-Persönlichkeit nicht genug Unabhängigkeit erlangen kann, um auf gesunde statt auf verzweifelte Weise abhängig zu sein. Echtes Teilen wird für eine fordernde Abhängigkeit geopfert und für das verzweifelte Bedürfnis, mit einem anderen Menschen zu verschmelzen, um die eigene Identität zu vervollständigen, ähnlich wie siamesische Seelenzwillinge. Und wenn die Beziehung gefährdet ist, kann die Borderline-Persönlichkeit das Gefühl haben, dass ihr ein Teil ihrer selbst entrissen wird. »Du vervollständigst mich« – diese berühmte Zeile aus dem Film *Jerry Maguire* wird zu einem schwer fassbaren Ziel, das immer außer Reichweite ist.

Wer bin ich?

3. Kriterium: Auffällige und andauernde Identitätsstörungen, die sich durch ein instabiles Selbstbild oder Selbstempfinden manifestieren

Der Borderline-Persönlichkeit fehlt ein konstantes Identitätsgefühl, genau wie ihr ein beständiges Grundkonzept anderer fehlt. Der Betroffene akzeptiert die eigene Intelligenz, Attraktivität oder Sensibilität nicht als konstante Züge, sondern eher als vergleichbare Qualitäten, die immer wieder neu verdient und im Vergleich mit anderen beurteilt werden müssen. Die Borderline-Persönlichkeit hält sich beispielsweise nur aufgrund eines gerade durchgeführten Intelligenztests für intelligent. Später wird sie sich wieder für »dumm« halten, wenn sie einen »blöden Fehler« macht. Eine Frau, die unter dem Syndrom leidet, hält sich nur für attraktiv, bis sie eine Frau sieht, die sie für hübscher hält; sofort fühlt sie sich wieder hässlich. Mit Sicherheit beneidet sie Popeye (»Ich bin, was ich bin«) um seine Selbstannahme. Wie in ihren engen Beziehungen bleibt die Borderline-Persönlichkeit in einer Art Amnesie in Bezug auf sich selbst stecken. Die Vergangenheit ist verwirrend, und die Betroffene ähnelt einer anspruchsvollen Chefin, die sich und andere ständig fragt, wer in letzter Zeit etwas für sie getan hat.

Für die Borderline-Persönlichkeit ist ihr Wert im Vergleich zu anderen auf einer Kurve abgestuft, doch ihre Identität wird isoliert bewertet. Wer sie heute ist (und was sie tut), bestimmt ihren Status – mit wenig Rücksicht auf das, was vorher war. Die Borderline-Persönlichkeit ruht sich nie auf ihren Lorbeeren aus. Wie Sisyphus ist sie dazu verdammt, den Felsblock immer wieder den Berg hinaufzurollen, weil sie sich ständig neu beweisen muss. Selbstachtung erhält sie nur, wenn sie andere beeindruckt; anderen zu gefallen wird also für die Liebe zu sich selbst wichtig.

In seinem Buch *Marilyn Monroe* beschreibt Norman Mailer, wie die Suche der Schauspielerin nach einer Identität zu einer Antriebskraft wurde, die alle Aspekte ihres Lebens umfasste. Er erklärt, dass das Gefühl, wirklich in der eigenen Identität zu sein, sie ernsthaft auszufüllen, sich so gut, ja so viel besser als das Gefühl der Leere anfühlt, dass dies für Marilyn zu einem mächtigeren Antrieb wurde als der nach Sex, Geltung oder Geld. Gerade im Schauspiel und besonders im Method Acting habe sie eine Möglichkeit gefunden, durch ihre Rolle ganz sie selbst zu sein.[83] Damit bringt er gut den Kampf der Borderline-Persönlichkeit, sich eine beständige Identität zu schaffen, zum Ausdruck. Er steht in Beziehung zu dem vorherrschenden Gefühl von Unechtheit – das immer vorhandene Gefühl, anderen »etwas vorzumachen«. Die meisten von uns erleben dieses Gefühl irgendwann einmal im Leben. Wenn wir eine neue Stellung annehmen, versuchen wir eine Aura von Wissen und Zutrauen um uns zu verbreiten. Wenn wir Erfahrung gewonnen haben, wird dieses Zutrauen mit der Zeit immer echter, weil man das System kennengelernt hat und niemandem mehr etwas vormachen muss. Kurt Vonnegut drückte es in etwa so aus, dass wir sind, was wir vorgeben.[84] Man könnte auch sagen: Tu so als ob, bis du es wirklich bist. (Fake it till you make it.) Die Borderline-Persönlichkeit erreicht diesen Punkt des Selbstvertrauens auch als Erwachsener nie. Sie hat ständig das Gefühl, anderen nur etwas vorzumachen, und hat furchtbare Angst davor, dass sie früher oder später »ertappt« werden könnte. Dies ist besonders dann der Fall, wenn der Betroffene erfolgreich ist – der Erfolg scheint deplatziert und unverdient.

Dieses chronische Gefühl von Nicht-Authentizität hat seinen Ursprung wahrscheinlich in der Kindheit. Wie wir im Kapitel »Die Wurzeln des Borderline-Syndroms« sehen werden, wächst der Betroffene vor Auftreten des Syndroms oft mit einem Gefühl von Unechtheit auf, was auf verschiedene Umweltbedingungen zurückzuführen ist: körperlicher oder sexueller Missbrauch, der Zwang, schon als Kind eine Erwachsenenrolle zu übernehmen oder für die eigenen kranken Eltern die Elternrolle zu übernehmen. Das andere Extrem sieht so aus, dass das Kind davon abgehalten wird, heranzureifen und sich von den Eltern zu lösen, sodass es in einer abhängigen kindlichen Rolle gefangen ist, obwohl die Zeit für die Ablösung bereits vorüber ist. In all diesen Situationen entwickelt die heranwachsende Borderline-Persönlichkeit nie ein eigenständiges Ichgefühl, sondern fährt damit fort, eine Rolle zu »imitieren«, die ein anderer ihr vorschreibt. (Leo Tolstoi beschrieb einen seiner Charaktere als einen, der seine Meinung wie einen Anzug nach der Mode aussuche, also als einen Menschen, der eigentlich keine eigene Meinung hat, sondern immer nur die anderer vertritt.[85]) Wenn sie in dieser Rolle versagt, hat sie Angst, bestraft zu werden; ist sie dagegen erfolgreich, ist sie sich sicher, dass sie als Betrügerin erkannt und erniedrigt werden wird.

Unrealistische Versuche, einen Zustand von Perfektion zu erreichen, sind oft Teil des Borderline-Musters. Beispielsweise wird eine Betroffene, die unter Magersucht leidet, versuchen, ihr Gewicht ständig gering zu halten, und ist völlig verstört, wenn sie nur ein Pfund zugenommen hat, obwohl ihre Erwartung völlig unrealistisch ist. Da die Betroffene sich als statisch wahrnimmt, statt in einem dynamischen Zustand der Veränderung, kann sie jede Abweichung von diesem unbeweglichen Selbstbild als niederschmetternd empfinden.

Umgekehrt kann die Borderline-Persönlichkeit Befriedigung in der entgegengesetzten Richtung suchen – durch den häufigen Wechsel von Beruf, Karriere, Zielen, Freunden und manchmal sogar des Geschlechts. Durch eine Änderung der äußeren Situationen und durch drastische Veränderungen des Lebensstils hofft sie, innere Zufriedenheit zu erlangen. Einige Fälle der sogenannten Midlife-Crisis oder der »männlichen Wechseljahre« stellen den extremen Versuch dar, die Angst vor der Sterblichkeit abzuwehren oder mit Enttäuschungen im bisherigen Leben fertig zu werden. Ein Jugendlicher, der von dem Syndrom betroffen ist, wechselt vielleicht ständig seine Clique, wobei er die ganze Bandbreite an Möglichkeiten durchläuft, weil er hofft, ein Zugehörigkeitsgefühl zu erreichen und angenommen zu werden. Selbst die sexuelle Identität kann für den Betroffenen eine Quelle der Verwirrung sein.

Sekten, die mit dem Versprechen bedingungsloser Annahme, einem strukturierten sozialen Rahmen und einer fest umrissenen Identität werben, ziehen die Borderline-Persönlichkeit besonders stark an. Wenn die Identität des Einzelnen und sein Wertesystem mit dem der annehmenden Gruppe verschmilzt, erhält der Führer der Gruppe ungeheure Macht, die so weit gehen kann, dass er seine Anhänger dazu bringt, seine Handlungen nachzuahmen, selbst wenn sie mit dem Tod enden, wie es beispielsweise beim Massaker von Jonestown 1978, beim tödlichen Konflikt der Branch-Davidianer 1993 und beim Massensuizid der Sekte Heaven's Gate 1997 geschah.

Nachdem Aaron die Hochschule ohne Abschluss verlassen hatte, versuchte er seine Gefühle von Ziellosigkeit zu mildern, indem er sich einer Sekte anschloss. Er verließ sie nach zwei Jahren wieder, um nach zwei weiteren Jahren richtungslosen Wanderns in verschiedenen Städten und nach mehreren Jobs wieder zurückzukommen. Zehn Monate später verließ er die Gruppe erneut, aber dieses Mal unternahm er einen Selbstmordversuch, weil ihm ein fester Satz Ziele oder ein ausreichendes Identitätsgefühl fehlte.

Das Phänomen von Gruppenselbstmorden, besonders unter Jugendlichen, kann Schwächen in der Identitätsbildung widerspiegeln. Die nationale Selbstmordrate steigt nach dem Selbstmord einer Berühmtheit, beispielsweise nach denen von Marilyn Monroe, Kurt Cobain oder Robin Williams, dramatisch in die Höhe. Dieselbe Dynamik mag bei Jugendlichen mit zerbrechlicher

Identitätsstruktur am Werk sein: Sie sind empfänglich für die Selbstmordneigungen des gleichaltrigen Gruppenführers oder einer anderen Gruppe Jugendlicher in derselben Region.

Der impulsive Charakter

> *4. Kriterium: Impulsivität in mindestens zwei Bereichen, die potenziell selbstzerstörerisch sind, zum Beispiel Drogenmissbrauch, sexuelle Promiskuität, Spielen, rücksichtsloses Fahren, Ladendiebstahl, Kaufsucht oder übermäßiges Essen*

Die Verhaltensweisen der Borderline-Persönlichkeit können sich plötzlich ändern und widersprüchlich sein, da sie normalerweise starken, augenblicklichen Gefühlen entspringen – Wahrnehmungen, die isolierte, unzusammenhängende Schnappschüsse der Erfahrung darstellen. Die Unmittelbarkeit der Gegenwart steht allein da, ohne den Vorteil von Erfahrungen aus der Vergangenheit oder der Hoffnung auf die Zukunft. Aufgrund historischer Muster sind Beständigkeit und Vorhersagbarkeit für den Betroffenen unerreichbar, und er begeht ähnliche Fehler immer wieder. Der Film *Memento* stellt in einem anderen Kontext Situationen dar, denen sich die Borderline-Persönlichkeit regelmäßig gegenübersieht. Der unter Kurzzeitgedächtnisverlust leidende Schadensermittler Leonard Shelby muss überall in seinem Zimmer Polaroid-Aufnahmen und Klebezettel aufhängen (und seinen Körper sogar mit tätowierten Nachrichten versehen), um sich daran zu erinnern, was vor wenigen Stunden oder Minuten geschehen ist. (Er versucht, den Mord an seiner Frau zu rächen, ist aber zum Beispiel in einer Verfolgungsszene nicht sicher, ob er der Gejagte ist oder jemanden verfolgt.) Der Film demonstriert auf dramatische Weise die Einsamkeit eines Mannes, der ständig das Gefühl hat, gerade aufgewacht zu sein. Die begrenzte Geduld der Borderline-Persönlichkeit und das Bedürfnis nach sofortiger Belohnung mag mit anderen Verhaltensweisen zusammenhängen, die andere Kriterien der Borderline-Erkrankung definieren: Impulsive Konflikte und Wutausbrüche können aus den Frustrationen einer stürmischen Beziehung entstehen (2. Kriterium). Jähe Stimmungsschwankungen (6. Kriterium) können zu impulsiven Ausbrüchen führen. Unangemessene Wutausbrüche (8. Kriterium) können aus dem Versagen entstehen, die eigenen Impulse zu kontrollieren. Selbstzerstörerisches oder selbstverletzendes Verhalten (5. Kriterium) kann den Frustrationen des Betroffenen entspringen. Oft dienen impulsive Handlungen wie Drogen- und Alkoholmissbrauch als Verteidigungsmechanismen gegenüber Gefühlen von Einsamkeit und der Angst, verlassen zu werden. MRT-Studien haben bei von Borderline Betroffenen mit hohen Impulsivitätsbewertungen in bestimmten Bereichen des Kortex einen anderen Blutfluss nachgewiesen als bei den Kontrollpersonen.[86]

Johanna war 31 Jahre alt und geschieden. Nach ihrer Scheidung und der Wiederverheiratung ihres Mannes wandte sie sich immer mehr dem Alkohol zu. Obwohl sie attraktiv und begabt war, vernachlässigte sie ihre Arbeit und verbrachte immer mehr Zeit in Bars. »Ich machte es mir zur Regel, allem aus dem Weg zu gehen«, sagte sie später. Wenn der Schmerz der Einsamkeit und das Gefühl, verlassen zu sein, zu stark wurde, setzte sie Alkohol als Betäubungsmittel ein. Manchmal sprach sie Männer an und nahm sie mit zu sich nach Hause. Nach solchen Exzessen mit Alkohol und Sex hatte sie Schuldgefühle und war zornig auf sich. Dass ihr Ehemann sie verlassen hatte, schien ihr gerechtfertigt. Dann begann das Spiel von Neuem, denn sie brauchte für ihre Wertlosigkeit mehr Bestrafung. Auf diese Weise wurden impulsive selbstzerstörerische Verhaltensweisen zum Mittel, um Schmerz zu vermeiden, und ein Mechanismus, ihn sich als Sühne für ihre Sünden aufzuerlegen.

Selbstzerstörung

5. Kriterium: Wiederkehrende Selbstmorddrohungen, Selbstmordgesten, Selbstmordversuche oder Selbstverletzungen

Selbstmorddrohungen und -versuche, die die Neigung des von Borderline Betroffenen zu überwältigenden Depressionen und Hilflosigkeit widerspiegeln, aber auch sein Geschick, andere zu manipulieren, sind herausragende Merkmale der Erkrankung. Selbstverletzungen sind gleichermaßen ein Hilferuf und eine selbst auferlegte Bestrafung für Fehlverhalten.

Bis zu 75 Prozent der Borderline-Persönlichkeiten haben sich in der Vergangenheit selbst verletzt, und die große Mehrheit der Betroffenen hat mindestens einen Selbstmordversuch unternommen.[87] Schnittverletzungen sind die häufigste Form von selbstverletzendem Verhalten, doch Verbrennungen, Drogenüberdosen, leichtsinnige Risikobereitschaft, sich selbst schlagen und andere Formen von Selbstverletzung kommen ebenfalls vor.[88] Oft sind die häufigen Drohungen oder halbherzigen Selbstmordversuche nicht auf den Wunsch zu sterben zurückzuführen, sondern der Versuch, Schmerz mitzuteilen, und die Bitte, dass andere eingreifen mögen. Leider führen diese Drohungen, wenn sie gewohnheitsmäßig wiederholt werden, zum genauen Gegenteil: Die anderen haben genug und reagieren nicht mehr, was zu immer ernsteren Versuchen führen kann. Suizidales Verhalten ist für Familienangehörige und Therapeuten eines der schwierigsten Symptome der Borderline-Persönlichkeitsstörung. Wenn man sich damit auseinandersetzt, kann dies zu endlosen, unproduktiven Konfrontationen führen; ignoriert man es, kann der Tod des Patienten die Folge sein (siehe das Kapitel »Mit der Borderline-Persönlichkeit leben«). Obwohl sich viele der definierenden Kriterien der Borderline-Störung im Lauf der Zeit abschwächen, besteht das Selbstmordrisiko während des ganzen Lebens weiter.[89] [90] Bei Borderline-Persönlichkeiten, die in ihrer Kindheit sexuell missbraucht wurden, ist die Wahrscheinlichkeit eines Selbstmordversuchs zehnmal höher.[91]

Die Borderline-Persönlichkeitsstörung ist die einzige medizinische Diagnose, die teilweise durch selbstverletzendes Verhalten definiert wird. Selbstverletzungen sind, wenn sie nicht klar mit einer Psychose in Zusammenhang gebracht werden müssen, das Markenzeichen von Borderline-Erkrankungen. Bei diesem Verhalten, das mit der Krankheit enger als mit jeder anderen psychischen Erkrankung in Verbindung steht, kann es sich um selbst zugefügte Verletzungen an den Genitalien, den Gliedmaßen und am Rumpf handeln. Für diese Borderline-Fälle wird der Körper zu einer Landkarte, die von einer lebenslangen Reise selbst beigebrachter Narben übersät ist. Rasierklingen, Scheren, Fingernägel und glühende Zigaretten zählen zu den üblichen Instrumenten; der exzessive Gebrauch von Drogen, Alkohol oder Nahrungsmitteln kann ebenfalls Schaden verursachen. Selbstmord ist nicht das Ziel von Selbstverletzungen, doch der Tod kann zufällig eintreten, wenn ein Schnitt zu tief ist, die Verbrennung zu intensiv, die Selbstverletzung zu extrem.

Oft beginnt die Selbstverletzung als impulsive, selbstbestrafende Handlung, aber mit der Zeit wird sie zu einer einstudierten, ritualisierten Handlungsweise. In diesen Fällen fügt sich der Betroffene an Körperbereichen Verletzungen zu, die von Kleidung bedeckt sind, was wiederum auf die ungeheure Ambivalenz der Borderline-Persönlichkeit verweist: Sie fühlt sich gezwungen, sich auffallend selbst zu bestrafen, verdeckt aber sorgfältig die Beweise. Obwohl sich viele Menschen zum Schmuck tätowieren lassen, mag die zunehmende Faszination von Tätowierungen und Piercings während der letzten drei Jahrzehnte auf gesellschaftlicher Ebene weniger ein Modetrend, sondern eher die Widerspiegelung von

Borderline-Tendenzen in der Gesellschaft sein (siehe das Kapitel »Die Borderline-Gesellschaft«). Bisweilen kann das verzweifelte Bedürfnis, dazugehören zu wollen, eine Borderline-Persönlichkeit (zumeist im Jugendalter) anregen, Schnittverletzungen »nachzuahmen« oder sich Wörter oder Namen in die Haut zu ritzen.

Gabriela (aus dem Kapitel »Die Welt der Borderline-Persönlichkeitsstörung«) erfüllte ihr Bedürfnis nach selbst beigebrachtem Schmerz, indem sie sich Handgelenke, Gesäß und Taille zerkratzte, sodass tiefe Fingernagelspuren zurückblieben, die sie leicht bedecken konnte.

Bisweilen ist die Selbstbestrafung indirekter: Der Betroffene ist häufig Opfer von »Unfällen«. Vielleicht provoziert er häufig Streitigkeiten. In diesen Fällen fühlt er sich dann weniger direkt verantwortlich; die Umstände oder andere haben ihn mit der Gewalt versorgt.

Als Harald sich von seiner Freundin trennte, gab er seinen Eltern die Schuld daran. Sie waren nicht unterstützend oder freundlich genug gewesen, wie er meinte, und als seine Freundin nach sechs Jahren das Verhältnis beendete, fühlte er sich verloren. Mit 28 Jahren lebte er noch immer in einer Wohnung, die seine Eltern bezahlten, und arbeitete gelegentlich im Büro seines Vaters. Früher einmal hatte er einen Selbstmordversuch unternommen, beschloss jedoch, seinen Eltern nicht »die Befriedigung« seines Todes zu gewähren. Stattdessen ließ er sich auf immer gefährlicheres Verhalten ein. Er hatte unzählige Autounfälle, bei denen mehrfach Alkohol im Spiel war, und fuhr weiter Auto, obwohl man ihm den Führerschein entzogen hatte. Er suchte Bars auf, in denen er Streit mit anderen Männern anfing, die viel stärker waren als er. Harald erkannte die Destruktivität seines Verhaltens und wünschte manchmal, dass er »einfach einmal dabei sterben würde«.

Diese dramatischen selbstzerstörerischen Verhaltensweisen und Drohungen kann man auf unterschiedliche Weise erklären.

Der selbst beigebrachte Schmerz kann das Bedürfnis des von Borderline Betroffenen widerspiegeln, etwas fühlen zu wollen, um einer einkapselnden Taubheit zu entgehen. Die Betroffenen umgeben sich mit einer Art isolierenden Kapsel, die sie nicht nur vor emotionalem Schmerz bewahrt, sondern auch als Barriere vor der Realität dient. Die Erfahrung von Schmerz wird also zu einer wichtigen Verbindung mit dem Leben. Oft ist dieser Schmerz jedoch nicht stark genug, um die Barriere zu durchbrechen (obwohl es für den Betroffenen faszinierend sein kann zu beobachten, wie das Blut fließt und die Narben entstehen). In diesem Fall kann die Frustration ihn dazu bringen, die Anzahl der Versuche, sich Schmerz zuzufügen, oder das Maß des selbstzugefügten Schmerzes zu steigern.

Selbst beigebrachter Schmerz kann auch zur Ablenkung von anderen Leidensformen dienen. Eine Patientin fügte sich an verschiedenen Körperteilen Schnitte zu, wenn sie sich einsam fühlte oder Angst hatte, um sich von der Einsamkeit »abzulenken«. Eine andere schlug wegen der Schmerzen von Migräneanfällen, die durch Stress verursacht wurden, mit dem Kopf gegen die Wand. Der Abbau innerer Spannungen könnte der häufigste Grund für selbstverletzendes Verhalten sein.[92]

Selbstschädigendes Verhalten kann auch als Sühne für »Sünden« dienen. Ein Mann, der nach dem Zusammenbruch seiner Ehe, für den er sich allein die Schuld gab, von Schuldgefühlen geplagt war, trank wiederholt Gin, ein Getränk, das er absolut nicht mochte, bis er sich übergeben musste. Erst wenn er dieses Unbehagen und diese Erniedrigung ertragen hatte, fühlte er sich erlöst und konnte sein Leben normal weiterführen.

Schmerzhaftes, selbstzerstörerisches Verhalten kann dazu dienen, Handlungen einzuschränken, bei denen der Betroffene das Gefühl hat, dass sie gefährlich außer Kontrolle geraten sind. Ein Jugendlicher fügte sich an Händen und Penis Schnittwunden zu, um sich davon abzuhalten zu masturbieren, ein Verhalten, das er für verachtenswert hielt. Er hoffte, dass die Erinnerung an den Schmerz ihn davon abhalten würde, sich diesem »abstoßenden« Verhalten weiter hinzugeben.

Impulsive, selbstzerstörerische Handlungen (oder Drohungen) können aus dem Wunsch resultieren, einen anderen Menschen zu bestrafen, oft einen nahen Verwandten. Eine Frau beschrieb ihrem Freund ihre wechselnden Sexualbeziehungen (in denen oft masochistische, erniedrigende Rituale eine Rolle spielten). Zu derartigen Affären kam es immer dann, wenn sie zornig war und ihn bestrafen wollte.

Schließlich kann selbstzerstörerisches Verhalten auch dem manipulierenden Bedürfnis nach Mitleid oder Rettung entspringen. Eine Frau schnitt sich nach Auseinandersetzungen mit ihrem Freund in seiner Gegenwart wiederholt die Handgelenke auf und zwang ihn auf diese Weise, medizinische Hilfe für sie zu holen.

Viele von Borderline Betroffene sagen, dass sie während der Selbstverletzungen keinen Schmerz empfinden, und berichten sogar von einer ruhigen Euphorie danach. Bevor sie sich Schmerz zufügen, können sie starke Spannungen, Zorn oder überwältigende Traurigkeit fühlen. Hinterher erleben sie Erleichterung und die Befreiung von Angst, die dem befreienden Gefühl beim Bauen eines immer höheren Turms aus Bausteinen ähnelt, wenn dieser zu schwanken beginnt und einstürzt.

Diese Erleichterung ist möglicherweise auf psychologische oder physiologische Faktoren zurückzuführen oder auf eine Kombination aus beiden. Ärzte haben schon seit Längerem beobachtet, dass Patienten nach einem schweren körperlichen Trauma, etwa einer Kriegsverletzung, eine unerwartete Ruhe erfahren und trotz der fehlenden medizinischen Zuwendung eine Art natürliches Betäubungsmittel zur Verfügung haben. Einige haben festgestellt, dass der Körper bei solchen Gelegenheiten biologische Substanzen, sogenannte Endorphine, die internen Opiate des Körpers (ähnlich wie Morphium oder Heroin), freisetzt, die dem Organismus bei der Selbstbehandlung von Schmerzen helfen. Bei kontrollierten Studien zu Schmerzerfahrungen zeigen von Borderline Betroffene Unterschiede bei den Verschaltungen des Hirnkreislaufes, die mit MRT-Untersuchungen gemessen werden. Die betroffenen Hirnregionen stehen in Verbindung mit den kognitiven und emotionalen Wahrnehmungen von Schmerz.[93]

Radikale Stimmungsschwankungen

> *6. Kriterium: Affektive Instabilität infolge einer ausgeprägten Reaktivität der Stimmung mit schweren episodischen Veränderungen in Richtung Depression, Reizbarkeit oder Angst, die meistens einige Stunden lang anhalten, nur selten mehr als ein paar Tage*

Die Borderline-Persönlichkeit macht abrupte und extreme Stimmungsschwankungen durch, die kurze Zeit anhalten – meistens nur ein paar Stunden. Die Grundstimmung ist meistens nicht ruhig und kontrolliert, sondern eher überaktiv und nicht zu unterdrücken oder pessimistisch, zynisch und depressiv. Diese Stimmungsschwankungen sind in der Regel Reaktionen auf die unmittelbare Situation und stehen in keinerlei Verhältnis zu den Umständen.

Audrey überschüttete Owen mit Küssen, als er sie mit Blumen überraschte, die er auf dem Nachhauseweg von der Arbeit gekauft hatte. Als er sich vor dem Essen die Hände wusch, nahm Audrey einen Anruf ihrer Mutter entgegen, die ihre Tochter wieder einmal beschimpfte, weil diese nicht nach ihren ständigen körperlichen Schmerzen gefragt hatte. Als Owen aus dem Badezimmer kam, hatte Audrey sich in eine tobende Xanthippe verwandelt, die ihn anschrie, weil er nicht bei den Essensvorbereitungen geholfen hatte. Natürlich konnte er auf diese Wandlung nur völlig fassungslos und ratlos reagieren.

Justin wurde von seiner Freundin in die Notaufnahme gefahren, als er seiner Verzweiflung immer stärker Luft machte und drohte, sich mit einer Überdosis das Leben zu nehmen. Bei der Aufnahme in die psychiatrische Abteilung bekundete er gegenüber dem Pflegepersonal unter Tränen seine Hoffnungslosigkeit und den anhaltenden Wunsch, seinem Leben ein Ende zu bereiten, wobei er unkontrolliert schluchzte. Doch wenige Minuten später, als er sich unbeobachtet fühlte, lachte und witzelte er mit seinem neuen Zimmernachbarn.

Immer halb leer

7. Kriterium: Chronische Gefühle von Leere

Die Borderline-Persönlichkeit, der eine Grundidentität fehlt, erfährt häufig schmerzliche Einsamkeit, die sie motiviert, nach Möglichkeiten zu suchen, diese »Löcher« zu füllen. Zu anderen Zeiten zieht sie sich einfach zurück und weigert sich, Hilfe von anderen anzunehmen. Shakespeares Hamlet klagt: »Ich habe seit Kurzem – ich weiß nicht wodurch – alle meine Munterkeit eingebüßt, meine gewohnten Übungen aufgegeben; und es steht in der Tat so übel um meine Gemütslage, dass die Erde, dieser treffliche Bau, mir nur ein kahles Vorgebirge scheint;«[94]. Das beschreibt gut diese schmerzvolle, fast körperliche Empfindung. Tolstoi sprach davon, die Langeweile sei wie ein »Verlangen nach einem Verlangen«.[95] Betrachtet man die Langeweile so, wird verständlich, dass die Suche nach ihrer Erleichterung für die Borderline-Persönlichkeit meistens in impulsiven Unternehmungen, destruktiven Handlungen und enttäuschenden Beziehungen endet. In vielerlei Hinsicht sucht der Betroffene nicht wegen der positiven Aspekte nach einer neuen Beziehung oder Erfahrung, sondern um dem Gefühl der Leere zu entgehen. Er verkörpert dabei die existenziellen Schicksale der Charaktere, die von Sartre, Camus und anderen Philosophen beschrieben wurden.

Die Borderline-Persönlichkeit erfährt häufig eine Art existenzieller Angst. Dies kann ein großes Hindernis bei der Behandlung sein, denn sie zapft die motivierende Energie ab, die nötig ist, um gesund zu werden. Aus diesem Gefühlszustand entstehen viele andere Symptome der Erkrankung. Ein Selbstmord kann die einzige rationale Reaktion auf einen immerwährenden Zustand von Leere sein. Das Bedürfnis, die Leere zu füllen oder die Langeweile zu erleichtern, kann zu Wutausbrüchen und selbstschädigender Impulsivität (besonders durch Drogenmissbrauch) führen. Verlassenheit kann akuter gefühlt werden. Beziehungen könnten beeinträchtigt sein. Ein stabiles Selbstgefühl kann in einer leeren Hülle nicht aufgebaut werden. Aus den Gefühlen der Einsamkeit kann Stimmungslabilität erwachsen, und tatsächlich verstärken sich Depressionen und Gefühle der Leere oft gegenseitig.

Der rasende Stier

> *8. Kriterium: Unangemessener, intensiver Zorn oder fehlende Kontrolle über den Zorn, zum Beispiel häufige Gereiztheit, ständiger Zorn, wiederkehrende körperliche Auseinandersetzungen*

Neben der affektiven Instabilität ist Zorn im Laufe der Zeit ein andauerndes Symptom der Borderline-Persönlichkeitsstörung.[96]

Die Wutausbrüche der Borderline-Persönlichkeit sind genauso unvorhersehbar wie erschreckend. Die gewalttätigen Szenen stehen in keinem Verhältnis zu den Frustrationen, die sie auslösen. Häusliche Tumulte, bei denen es zu Verfolgungsjagden mit Fleischmessern und zerbrochenem Geschirr kommen kann, sind typisch für den Zorn der Borderline-Persönlichkeit. Der Zorn kann durch ein bestimmtes (und oft triviales) Vergehen ausgelöst werden, aber darunter liegt ein Arsenal von Angst vor der Bedrohung durch Enttäuschung und Verlassenwerden. Nach einem Streit wegen einer belanglosen Bemerkung über ihre gegensätzlichen Malstile griff Vincent van Gogh zu einem Fleischermesser und jagte seinen guten Freund Paul Gauguin durch sein Haus und zur Tür hinaus. Anschließend richtete sich sein Zorn gegen ihn selbst und er schnitt sich mit demselben Messer einen Teil seines Ohres ab.

Der Zorn, der so intensiv ist und so nah unter der Oberfläche brodelt, richtet sich häufig gegen die Menschen, die dem Betroffenen am nächsten stehen – Ehepartner, Kinder, Eltern. Dieser Zorn kann ein Hilferuf sein, eine Erprobung der Treue oder Angst vor Intimität – je nachdem, welche Faktoren zugrunde liegen. Diejenigen, die der Betroffene am meisten braucht, werden weggestoßen. Der Ehepartner, ein Freund, der Geliebte oder Familienmitglieder, die trotz dieser Angriffe dableiben, sind entweder sehr geduldig und verständnisvoll oder in manchen Fällen selbst sehr gestört. Bei derartigen Ausbrüchen ist es schwer, Mitleid zu verspüren, und der Mitbetroffene muss jede Hilfsquelle nutzen, die ihm zur Verfügung steht (siehe das Kapitel »Das SET-UP-System der Kommunikation«).

Der Zorn wird oft auch in den Therapieraum übertragen, wo Psychiater und Psychologen zur Zielscheibe werden. Carla beispielsweise ließ ihren Zorn häufig an ihrem Therapeuten aus, wobei sie nach Möglichkeiten suchte, seine Bereitschaft, die Therapie mit ihr weiterzuführen, auf die Probe zu stellen. Manchmal stürmte sie aus der Praxis ihres Therapeuten und befahl der Arzthelferin, die zukünftigen Termine zu stornieren. Am nächsten Tag rief sie dann an, um einen neuen Termin zu vereinbaren. Schon bald gab es die Arzthelferin auf, Carlas Termine überhaupt zu ändern! In solchen Situationen wird die Behandlung riskant (siehe Kapitel »Die Suche nach einer Therapie und die anschließende Behandlung«), und viele Therapeuten geben aus diesem Grund die von Borderline Betroffenen auf (oder »feuern« sie). Viele Therapeuten versuchen, die Zahl der von Borderline Betroffenen, die sie behandeln, zu begrenzen.

Manchmal raste ich aus

9. Kriterium: Vorübergehende, stressbezogene paranoide Gedanken oder Symptome schwerer Dissoziation

Die häufigsten psychotischen Erfahrungen der Borderline-Persönlichkeit beinhalten Gefühle von Irrealität und paranoide Wahnvorstellungen. Gefühle von Irrealität gehen einher mit der Dissoziation von den üblichen Wahrnehmungen. Der Betroffene oder die Menschen in seiner Umgebung fühlen sich unwirklich an. Einige Patienten erleben eine Art innere Spaltung, bei der sie das Gefühl haben, dass verschiedene Aspekte ihrer Persönlichkeit in unterschiedlichen Situationen zutage treten. Verzerrte Wahrnehmungen können alle fünf Sinne einbeziehen.

Die Borderline-Persönlichkeit kann in stressbezogenen Situationen (beispielsweise bei Gefühlen des Verlassenseins) oder in stark unstrukturierten Umgebungen vorübergehend psychotisch werden. So haben Therapeuten während der klassischen Psychoanalyse, die sich stark auf die freie Assoziation und das Aufdecken von Traumata in der Vergangenheit in einem unstrukturierten Umfeld stützt, psychotische Episoden beobachtet. Eine Psychose kann auch durch die Verwendung illegaler Drogen gefördert werden. Anders als bei Patienten mit psychotischen Erkrankungen, wie Schizophrenie, Manie, psychotischen Depressionen oder organischen/drogenbezogenen Erkrankungen, ist die Borderline-Psychose in der Regel von kürzerer Dauer und wird vom Patienten als überaus beängstigend und äußerst verschieden von seiner üblichen Erfahrung wahrgenommen. Doch für Außenstehende präsentiert sich die Psychose einer Borderline-Persönlichkeit in ihrer akuten Form möglicherweise als ununterscheidbar von den psychotischen Erfahrungen dieser anderen Krankheiten. Der Hauptunterschied liegt in der Dauer: Anders als bei anderen Formen der Psychose können die Brüche mit der Realität innerhalb von Stunden oder Tagen verschwinden, wenn die Borderline-Persönlichkeit sich wieder auf ihre normale Funktionsweise einstellt.

Dr. Jill Sanchez, Bereitschaftsärztin in der Psychiatrie, wurde angerufen, um Lorenzo zu beurteilen. Lorenzo, ein ungepflegter 23-jähriger Student, war von einem Mitbewohner in die Notaufnahme gebracht worden. Der Mitbewohner beschrieb zunehmendes paranoides und bizarres Verhalten während der letzten 24 Stunden. Lorenzo hatte unter wachsendem Druck gestanden, seine Diplomarbeit fertigzustellen, während er aufgrund des kürzlich erfolgten Todes seines Vaters mit familiären Problemen konfrontiert war. Er konnte nicht mehr richtig schlafen und aß wenig. Lorenzo hatte vor sich hin gemurmelt und schrie dann plötzlich seinen Studienberater an, so, als ob dieser sich in ihrer Wohnung aufhielt. Er äußerte Befürchtungen, dass die Universität gegen ihn sei und ihn durchfallen lassen wolle. Seinen Mitbewohner beschuldigte er, Teil dieser Verschwörung zu sein. Er erklärte, er müsse in eine andere Dimension springen, da er nicht mehr in dieser Welt existiere.

Bei ihrer Beurteilung fand Dr. Sanchez keine zuvor dokumentierte psychiatrische Vorgeschichte oder Familienvorgeschichte psychischer Erkrankungen. Eine Untersuchung schloss Drogenmissbrauch aus. Der Mitbewohner bestätigte, dass es vorher nicht zu ungewöhnlichem Verhalten gekommen war, obwohl er Lorenzo als »wechselhaft« beschrieb, da er hin und wieder unter extremen Stimmungsschwankungen litt und gelegentlich zu unangemessenen Wutausbrüchen neigte. Dr. Sanchez wies Lorenzo mit der vorläufigen Diagnose einer beginnenden Schizophrenie in die psychiatrische Abteilung ein. Sie verabreichte ihm eine niedrige Dosis eines beruhigenden, antipsychotischen Medikaments und hoffte, dass dies seine Angst reduzieren und seinen Schlaf fördern würde.

Am nächsten Morgen schien Lorenzo ein völlig anderer Mensch zu sein. Er war frisch geduscht und ruhig, während er die Fragen der Ärztin beantwortete. Er konnte sich nur teilweise an die beiden letzten Tage erinnern, aber er bestätigte, dass er sich aufgrund von Stressfaktoren an der Universität und in der Familie überwältigt gefühlt hatte. Sein aufgewühltes und auffälliges Verhalten, an das er sich vage erinnerte, war ihm peinlich. Der feste Schlaf in der vorhergehenden Nacht war eine große Erleichterung für ihn, und da er sich gut fühlte, forderte er, entlassen zu werden, um sich wieder seinem Studium zuzuwenden. Auf Drängen der Ärztin erklärte Lorenzo sich bereit, noch einen Tag im Krankenhaus zu bleiben. Während dieser Zeit half er dem Pflegepersonal bei der Betreuung anderer erregter Patienten. Bei seiner Entlassung räumte Lorenzo ein, dass er daran arbeiten müsse, dem durch das Studium verursachten Druck besser standzuhalten. Außerdem gestand er ein, dass der Tod seines Vaters viele Ängste im Hinblick auf Familienkonflikte in der Vergangenheit aufgewühlt hatte. Lorenzo stimmte der Nachbeobachtung durch einen Psychiater zu.

Das Borderline-Mosaik

Die Borderline-Persönlichkeit wird von denen, die im Bereich der Psychotherapie tätig sind, immer stärker als eine der häufigsten psychiatrischen Erkrankungen in den USA anerkannt. Der Arzt sollte die Merkmale erkennen, um die große Anzahl an Patienten effektiv behandeln zu können. Der Laie sollte ebenfalls in der Lage sein, sie zu erkennen, damit er jene, mit denen er sein Leben teilt, besser versteht.

Beim Lesen dieses Kapitels werden aufmerksame Leser bemerkt haben, dass diese Symptome in der Regel zusammenspielen. Es sind keine isolierten Seen, sondern eher Wasserläufe, die ineinanderfließen und schließlich zu Flüssen werden, die sich in Buchten oder Ozeane ergießen. Zudem sind sie voneinander abhängig. Die tiefen Furchen, die von diesen Gefühlsfluten gegraben werden, durchdringen nicht nur die Borderline-Persönlichkeit, sondern auch Teile der Kultur, in der der Betreffende lebt. Wie sich diese Kennzeichen in der Persönlichkeit bilden und in unserer Gesellschaft widerspiegeln, wird in den nächsten Kapiteln eingehender untersucht.

3.

DIE WURZELN DES BORDERLINE-SYNDROMS

»Alle glücklichen Familien sind einander ähnlich, aber jede unglückliche Familie ist auf ihre besondere Art unglücklich ...«

Aus: *Anna Karenina* von Leo Tolstoi

Andrea Anderson hatte keine leichte Jugend. Ihr Vater war nur selten zu Hause, und wenn er da war, sagte er nicht viel. Jahrelang wusste sie nicht einmal, welchen Beruf er ausübte, nur dass er die ganze Zeit über nicht da war. Margaret, Andreas Mutter, bezeichnete ihn als »Arbeitstier«. Ihre ganze Kindheit über spürte Andrea, dass ihre Mutter etwas vor ihr geheim hielt, aber sie war sich nie ganz sicher, was es war.

Als Andrea elf Jahre alt war, wurde plötzlich alles anders. Sie war »frühreif«, sagte ihre Mutter, aber Andrea wusste nicht, was sie damit meinte. Sie merkte nur, dass ihr Vater plötzlich viel häufiger zu Hause war als früher und dass er ihr mehr Aufmerksamkeit schenkte. Andrea freute sich über die Zuwendung und das neue Gefühl von Macht, das sie über ihn hatte, wenn er sie berührt hatte. Dann tat er alles, worum sie ihn bat.

Etwa um dieselbe Zeit herum wurde Andrea plötzlich in der Nachbarschaft des Vorortes von Chicago, in dem die Familie lebte, beliebter. Die anderen Jugendlichen boten ihr heimlich Marihuana an und ein paar Jahre später LSD, Kokain und Ecstasy.

Die Schule war langweilig. Wenn der Schultag halb vorüber war, fing sie Streit mit anderen an. Es war ihr egal. Sie war tough, sie hatte Freunde und Drogen, sie war cool. Einmal schlug sie sogar ihren Chemielehrer, den sie für einen Idioten hielt. Er beschwerte sich beim Schulleiter, der sie von der Schule verwies.

Mit 13 Jahren war sie zum ersten Mal bei einem Psychiater, der sie als hyperaktiv einstufte und ihr mehrere Medikamente verschrieb. Andrea beschloss fortzulaufen. Sie packte ihre Tasche, nahm einen Bus zur Autobahn und hielt einen Wagen an. Innerhalb weniger Minuten war sie auf dem Weg nach Las Vegas.

Margaret sah die Sache so: Egal, was sie tat, es war immer dasselbe mit Andrea. Sie konnte ihrer ältesten Tochter einfach nichts recht machen. Andrea war ihrem Mann Robert sehr ähnlich. Er kritisierte ständig Margarets Aussehen und die Art und Weise, wie sie das Haus in Ordnung hielt. Sie hatte alles versucht, um abzunehmen, Amphetamine, Alkohol und hatte sogar eine Magenoperation über sich ergehen lassen. Trotzdem schien nichts zu helfen. Sie war immer dick gewesen und würde es wohl immer bleiben.

Oft fragte sie sich, warum Robert sie geheiratet hatte. Er war ein attraktiver Mann; von Anfang an konnte sie nicht verstehen, warum er sie gewollt hatte. Nach einiger Zeit war es offensichtlich, dass er sie nicht mochte. Er kam abends einfach nicht mehr nach Hause.

Andrea war der einzige Lichtblick in Margarets Leben. Ihre andere Tochter Julie war bereits mit fünf Jahren übergewichtig und schien ein verlorener Fall. Für Andrea jedoch tat Margaret alles. Ihre Tochter war für sie wie ein Rettungsanker. Aber je stärker sich Margaret an ihre Tochter klammerte, desto mehr lehnte Andrea sie ab. Sie wurde schwieriger, hatte Wutanfälle und beschimpfte ihre Mutter immer wieder wegen ihres Gewichts. Die Ärzte konnten

Margaret nicht helfen. Sie sagten, dass sie manisch-depressiv und abhängig von Alkohol und Amphetaminen sei. Als sie das letzte Mal im Krankenhaus war, wurde sie mit Elektroschocks behandelt. Und jetzt, da Robert nicht mehr da war und Andrea immer wieder von zu Hause fortlief, brach ihre Welt zusammen.

Nach ein paar wilden Monaten in Las Vegas reiste Andrea weiter nach Los Angeles, wo sich das Gleiche abspielte wie in Las Vegas: Man versprach ihr Autos, Geld und Spaß. Gut, sie war in vielen Autos mitgefahren, aber Spaß hatte sie nur selten gehabt. Ihre Freunde waren Verlierer, und manchmal musste sie mit einem Mann schlafen, um sich ein paar Dollars zu »leihen«. Schließlich kehrte sie mit wenig Geld in der Tasche nach Hause zurück.

Als Andrea zu Hause eintraf, hatte Robert sich schon aus dem Staub gemacht. Ihre Mutter fand sie mit schweren Depressionen und von Medikamenten benebelt vor. Da ihr Zuhause so trostlos war, verfiel Andrea bald wieder der Gewohnheit, Alkohol und Drogen zu nehmen. Mit 15 Jahren war sie bereits zweimal wegen Drogenmissbrauchs im Krankenhaus gewesen und von einer Reihe Therapeuten behandelt worden. Mit 16 wurde sie von einem Mann geschwängert, den sie erst einige Wochen zuvor kennengelernt hatte. Sie heiratete ihn kurz nach dem Schwangerschaftstest.

Als sieben Monate später Doris geboren wurde, begann die Ehe auseinanderzubrechen. Andreas Mann war ein schwacher und passiver Dummkopf, der nicht einmal sein eigenes Leben in den Griff kriegen, geschweige denn, seinem Kind ein stabiles Heim bieten konnte.

Als das Baby sechs Monate alt war, war die Ehe am Ende, und Andrea zog mit ihrer Tochter Doris zu Margaret. Von diesem Zeitpunkt an war Andrea von ihrem Gewicht besessen. Tagelang nahm sie keinerlei Nahrung zu sich und stopfte dann schnell ungeheure Mengen in sich hinein, die sie gleich anschließend wieder in der Toilette erbrach. Was sie nicht erbrach, versuchte sie auf andere Weise loszuwerden: Sie verschlang Abführmittel, als ob es sich um Bonbons handelte. Sie trieb Sport, bis ihre Kleidung vom Schweiß völlig durchnässt war und sie sich vor Erschöpfung nicht mehr regen konnte. Sie verlor viel Gewicht – aber auch ihre Gesundheit und ihre Stimmung litten. Sie hatte keine Regelblutung mehr, ihre Energie ließ nach, ihre Konzentrationsfähigkeit wurde schwächer. Sie wurde sehr depressiv, und zum ersten Mal schien Selbstmord eine echte Alternative zu sein.

Zu Anfang fühlte sie sich sicher und wohl, als sie wieder ins Krankenhaus eingeliefert wurde, aber bald kehrte ihr altes Ich zurück. Am vierten Tag versuchte sie ihren Arzt zu verführen. Als er nicht darauf einging, drohte sie mit allen möglichen Vergeltungsmaßnahmen. Sie forderte besondere Vorrechte und Aufmerksamkeit von den Schwestern und weigerte sich, an den Aktivitäten der Abteilung teilzunehmen.

So plötzlich, wie sie ins Krankenhaus gegangen war, verkündete sie, dass sie geheilt sei, und forderte zwei Wochen nach ihrer Einlieferung die Entlassung. Während des folgenden Jahres wurde sie mehrmals wieder eingewiesen. Sie suchte mehrere Psychotherapeuten auf, von denen keiner zu verstehen oder zu wissen schien, wie ihre dramatischen Stimmungsschwankungen, ihre Depressionen, ihre Einsamkeit und die Impulsivität gegenüber Männern und Drogen zu behandeln seien. Sie bezweifelte, dass sie je glücklich sein würde.

Es dauerte nicht lange, bis Margaret und Andrea wieder miteinander stritten und sich anschrien. Margaret hatte das Gefühl, dass ihre Tochter dieselben Fehler machte, die sie in ihrer Jugend gemacht hatte. Sie konnte es nicht länger mit ansehen.

Margarets Vater war wie Robert gewesen, ein einsamer, unglücklicher Mann, der mit seiner Familie wenig zu tun hatte. Ihre Mutter beherrschte die Familie ähnlich wie Margaret die ihre. Und genau wie Margaret sich an Andrea klammerte, hatte Margarets

Mutter sich an sie geklammert und verzweifelt versucht, jeden ihrer Schritte zu formen. Margaret wurde mit den Vorstellungen und Gefühlen ihrer Mutter gefüttert – es reichte für eine ganze Armee. Mit 16 Jahren war sie stark übergewichtig und nahm Amphetamine in großen Mengen ein, die der Hausarzt ihr zur Zügelung des Appetits verschrieben hatte. Mit zwanzig Jahren trank sie Alkohol und nahm ein anderes Medikament, um sich von ihrer Amphetaminsucht zu befreien.

Es gelang Margaret nie, ihre Mutter zufriedenzustellen, obwohl die beiden ständig um die Kontrolle kämpften. Auch die eigene Tochter und den Ehemann konnte sie nicht glücklich machen. Sie war nie in der Lage gewesen, irgendjemanden glücklich zu machen, erkannte sie, nicht einmal sich selbst. Dennoch beharrte sie darauf, andere Menschen, die sich nicht befriedigen ließen, zufriedenzustellen.

Jetzt, da Robert nicht mehr da und Andrea so krank war, schien Margarets Leben auseinanderzubrechen. Schließlich erzählte Andrea ihr, wie ihr Vater sie sexuell missbraucht hatte. Und bevor Robert gegangen war, hatte er mit seinen Frauengeschichten geprahlt. Trotzdem vermisste Margaret ihn noch immer. Sie wusste, dass er im Grunde genauso einsam war wie sie.

Andrea erkannte, dass es an der Zeit war, etwas für diese selbstzerstörerische Familie zu tun. Oder zumindest für sich selbst. An erster Stelle stand die Aufgabe, sich einen Job zu suchen, um etwas gegen die anhaltende Langeweile zu unternehmen. Aber sie war 19 Jahre alt, hatte eine zweijährige Tochter und weder einen Mann noch einen Schulabschluss.

Mit der für sie charakteristischen Zwanghaftigkeit besuchte sie die Abendschule und hatte innerhalb weniger Monate ihren Schulabschluss in der Tasche. Wenige Tage, nachdem sie ihr Zeugnis erhalten hatte, stellte sie Anträge für Stipendien und Studienbeihilfen, um das College zu besuchen.

Margaret kümmerte sich jetzt um Doris, und in vielerlei Hinsicht schien es, dass dieses Arrangement funktionieren könnte. Doris' Erziehung gab Margaret einen Lebensinhalt, das Kind wurde zu Hause versorgt und Andrea hatte Zeit für ihre neue Aufgabe. Aber bald zeigten sich Risse im System: Margaret war manchmal zu betrunken oder depressiv, um helfen zu können. Wenn dies passierte, hatte Andrea ein einfaches Druckmittel: Sie drohte, Doris von Margaret wegzunehmen. Großmutter und Enkelin schienen einander so verzweifelt zu brauchen, dass Andrea die Kontrolle über den ganzen Haushalt übernehmen konnte.

Trotz aller Arbeit fand Andrea Zeit für Männer, selbst wenn die häufigen Beziehungen immer nur von kurzer Dauer waren. Sie schien ein bestimmtes Muster zu verfolgen: Wenn ein Mann sich wirklich für sie interessierte, wurde er langweilig für sie. Sie hatte es auf distanzierte, ältere Männer abgesehen – Ärzte, verheiratete Bekannte, Professoren, alles Männer, die unerreichbar waren –, aber sobald sie auf ihre Annäherungsversuche eingingen, ließ sie sie fallen. Die jungen Männer, mit denen sie sich einließ, gehörten alle einer religiösen Gemeinschaft an, die Sexualität vor der Ehe ablehnte.

Andrea mied Frauen und hatte keine Freundinnen. Sie hielt Frauen für schwach und uninteressant. Männer hatten wenigstens etwas Substanz. Sie hielt sie für Dummköpfe, wenn sie auf ihre Annäherungsversuche reagierten, und für Heuchler, wenn sie es nicht taten.

Mit der Zeit wurde Andrea immer ängstlicher, je erfolgreicher sie am College war. Sie konnte ein bestimmtes Interesse – die Schule, ein bestimmter Mann – unablässig, fast obsessiv verfolgen, aber jeder Erfolg spornte sie zu noch höheren, unrealistischeren Anforderungen an. Trotz ihrer guten Noten litt sie unter Wutausbrüchen und drohte sich umzubringen, wenn sie in einer Prüfung ihren Erwartungen nicht gerecht wurde.

In solchen Zeiten versuchte ihre Mutter sie zu trösten, aber auch Margaret beschäftigte sich immer häufiger mit dem Gedanken an Selbstmord, und oft wurden die Rollen vertauscht. Mutter und Tochter waren wieder häufiger im Krankenhaus anzutreffen, wo sie wegen Depressionen und Drogenmissbrauch behandelt wurden.

Wie ihre Mutter und Großmutter kannte auch Doris ihren Vater nicht sehr gut. Manchmal besuchte er sie, und manchmal besuchte sie ihn in dem Haus, das er mit seiner Mutter bewohnte. Ihr gegenüber schien er immer unbeholfen.

Da ihre Mutter distanziert war und ihre Großmutter unfähig oder mit ihren eigenen Problemen beschäftigt, hatte Doris mit vier Jahren bereits die Kontrolle über den Haushalt übernommen. Sie ignorierte Andrea, die daraufhin ihre Tochter ebenfalls ignorierte. Wenn Doris einen Wutausbruch hatte, gab Margaret ihren Wünschen nach.

Der Haushalt war fast ständig in einem chaotischen Zustand. Manchmal befanden sich Margaret und Andrea zur gleichen Zeit im Krankenhaus, Margaret wegen ihrer Alkoholprobleme, Andrea wegen ihrer Bulimie. In dieser Zeit kümmerte sich dann Doris' Vater um die Tochter, obwohl er eigentlich nicht in der Lage war, für sie zu sorgen, und diese Aufgabe dann auch lieber seiner eigenen Mutter überließ.

Oberflächlich betrachtet schien Doris merkwürdig reif für ein sechsjähriges Mädchen, trotz des Chaos, das um sie herum herrschte. Für sie waren andere Kinder »kindisch«, weil ihnen ihre Erfahrung fehlte. Sie glaubte nicht, dass ihre Art Reife ungewöhnlich war: Sie hatte Fotos von ihrer Mutter und Großmutter gesehen, als diese in ihrem Alter waren, und auf diesen Schnappschüssen hatten sie denselben Blick wie sie.

Über Generationen hinweg

Die Geschichte der Andersons ist in vielerlei Hinsicht typisch für Borderline-Fälle: Die Faktoren, die zum Borderline-Syndrom beitragen, erstrecken sich oft über Generationen. Die Genealogie der Borderline-Persönlichkeitsstörung steckt oft voller tiefer und lang anhaltender Probleme, einschließlich Selbstmord, Inzest, Drogenmissbrauch, Gewalt, Verlusten und Einsamkeit.

Man hat beobachtet, dass von Borderline Betroffene oft Mütter mit derselben Störung haben, deren Mütter wiederum unter demselben Syndrom gelitten hatten. Diese vererbte Neigung zu dieser Erkrankung führt zu einer Reihe von Fragen: Wie entwickeln sich Borderline-Merkmale? Wie werden sie in Familien weitergegeben? Und werden sie überhaupt weitergegeben?

Wenn wir die Wurzeln dieser Krankheit untersuchen, stehen wir wieder vor der traditionellen Frage »Veranlagung oder Erziehung« (oder *Temperament* oder *Charakter*). Die zwei Haupttheorien über die Ursachen der Borderline-Persönlichkeitsstörung, von denen die eine die (psychologischen) Entwicklungswurzeln betont, die andere die anlagebedingten (biologischen und genetischen) Ursprünge, spiegeln dieses Dilemma wider. Studien weisen darauf hin, dass etwa 42 bis 55 Prozent der Borderline-Merkmale genetischen Einflüssen zuzuschreiben sind, während sich die übrigen aus Umwelterfahrungen ableiten lassen.[97] [98] [99]

Neben zwischenmenschlichen Stressfaktoren und Qualen zählen soziokulturelle Faktoren, beispielsweise unsere schnelllebige, fragmentierte Gesellschaftsstruktur, die Auflösung der Kleinfamilie, hohe Scheidungsraten, die größere Bereitschaft, tagsüber Kinderkrippen und Kindertagesstätten zu nutzen, höhere geografische Mobilität und die sich verändernden Strukturen der Geschlechterrollen, zu den Umwelteinflüssen (siehe das Kapitel »Die Borderline-Gesellschaft«). Obwohl empirische Untersuchungen in Bezug auf diese Umweltelemente noch begrenzt sind, spekulieren viele Fachleute, dass diese Faktoren das Auftreten der Borderline-Persönlichkeitsstörung weiter steigern könnten.

Die vorhandenen Beweise weisen auf keine bestimmte Ursache oder Art der Ursache der Erkrankung hin. Es ist eher eine Kombination aus genetischen, neurobiologischen und sozialen Faktoren und aus Faktoren in der frühkindlichen Entwicklung, die zu der Krankheit beitragen.

Genetische und neurobiologische Wurzeln: Die Aspekte der »Veranlagung«

Untersuchungen von Familien legen nahe, dass Verwandte ersten Grades der von Borderline Betroffenen mit sehr viel häufigerer Wahrscheinlichkeit Anzeichen einer Persönlichkeitsstörung, insbesondere der Borderline-Persönlichkeitsstörung, zeigen als die Allgemeinheit. Bei diesen engen Familienmitgliedern ist es zudem sehr viel wahrscheinlicher, dass sie Stimmungs- und Impulsstörungen sowie Suchtverhalten aufweisen. In Familienstudien, deren Fokus auf vier wichtigen Bereichen lag, die die Borderline-Persönlichkeitsstörung definieren (Stimmung, zwischenmenschliche Beziehungen, Verhaltensweisen, kognitiver Bereich), war ein einzelnes genetisches Pfadmodell verantwortlich für die Konvergenz von Symptomen bei Familienmitgliedern. In einer Studie wurde festgestellt, dass die Wahrscheinlichkeit, selbst eine Borderline-Persönlichkeitsstörung zu entwickeln, bei Familienangehörigen eines von Borderline Betroffenen fast viermal so hoch ist wie bei nicht verwandten Personen.[100] Eine andere Studie mit Zwillingen, die alle neun Borderline-Kriterien untersuchte, kam ebenfalls zu dem Schluss, dass sich die meisten genetischen Auswirkungen auf die Borderline-Kriterien von einem vererbbaren allgemeinen Borderline-Faktor ableiten lassen. Diese Forschungsarbeiten kamen zu dem Ergebnis, dass das Impulsivitätsniveau bei von Borderline Betroffenen stärker vererbbar ist. Im Gegensatz dazu bestand bei zwischenmenschlichen Merkmalen und Selbstbildmerkmalen bei Familienmitgliedern ein geringerer Zusammenhang, was nahelegt, dass diese Symptome eher durch Lebenserfahrungen beeinflusst werden und weniger genetisch bestimmt sind.[101] Einige Forscher haben darauf hingewiesen, dass ein Sektor auf dem Chromosom 9, das viele Gene umfasst, mit der Borderline-Persönlichkeitsstörung zusammenhängen könnte.[102]

Es ist unwahrscheinlich, dass ein Gen die Borderline-Persönlichkeitsstörung vollständig bedingt. Vielmehr werden wie bei den meisten medizinischen Störungen bei der Entwicklung der von uns so bezeichneten Borderline-Persönlichkeitsstörung viele Chromosomenloci, wahrscheinlich beeinflusst von Umweltfaktoren, aktiviert oder unterdrückt. Gene, die bei der Geburt festgelegt sind, können zudem durch einen als Epigenetik bezeichneten Prozess geändert werden. Stress oder ein Trauma, beispielsweise PTBS, können in einer DNA-Methylierung resultieren – ein Prozess, der weit über den Rahmen dieses Buches hinausgeht. Belassen wir es an dieser Stelle dabei, dass es sich um einen Mechanismus handelt, der ein Gen ein- oder ausschaltet.[103] Biologische und anatomische Wechselbeziehungen zur Borderline-Persönlichkeitsstörung wurden demonstriert. In unserem Buch *Zerrissen zwischen Extremen* erörtern wir detaillierter, wie bestimmte Gene sich auf Neurotransmitter auswirken (dabei handelt es sich um Hormone im Gehirn, die Nachrichten zwischen den Gehirnzellen übermitteln).[104] Fehlfunktionen bei einigen dieser Neurotransmitter wie Serotonin, Norepinephrin, Dopamin, Glutamat und anderen werden mit Impulsivität, Stimmungsstörungen und anderen Merkmalen der Borderline-Persönlichkeit in Zusammenhang gebracht.

Diese Neurotransmitter wirken sich auch auf das Gleichgewicht der Glukose-, Adrenalin- und Steroidproduktion im Körper aus. Oxytocin, das im Zusammenhang mit dem mütterlichen Bonding, erhöhter Sozialisierung und verminderter Angst bisweilen als »Liebeshormon« bezeichnet wird, kann bei der Borderline-Persönlichkeitsstörung dysreguliert sein. In Studien zeigten sich paradoxe Reaktionen auf dieses Neuropeptid in der Borderline-Population.[105] [106] Bei von Borderline Betroffenen wird eine unterbrochene Sekretion von Cortisol beschrieben, einer wichtigen Substanz im Zusammenhang mit der Stressreaktion durch das endokrine System.[107] Einige Gene, die diese neurobiologischen Substanzen beeinflussen, wurden mit mehreren psychiatrischen Krankheiten in Verbindung gebracht. Doch Studien mit unterschiedlichen Ergebnissen zeigen, dass *mehrere* Gene (zusammen mit Umweltstressoren) zum Ausdruck der meisten medizinischen und psychiatrischen Störungen beitragen.

Bei der Borderline-Persönlichkeitsstörung könnte der häufige Missbrauch von Nahrung, Alkohol und anderen Drogen, der typischerweise als selbstzerstörerisches Verhalten interpretiert wird, auch als Selbstmedikation betrachtet werden. Borderline-Persönlichkeiten berichten häufig von der beruhigenden Wirkung der Selbstverletzung. Statt Schmerz zu verspüren, erleben sie beruhigende Erleichterung oder Ablenkung von psychologischen Schmerzen. Selbstverletzung kann wie jedes andere körperliche Trauma oder Stress zur Freigabe von Endorphinen führen, bei denen es sich um die natürlichen, narkotika-ähnlichen Substanzen des Körpers handelt, die während des Gebärens, bei körperlichen Traumata, beim Langstreckenlauf und anderen körperlich belastenden Aktivitäten Erleichterung bringen. Von Borderline Betroffene zeigen Änderungen im endogenen Opioidsystem des Körpers, das nicht nur die Schmerzwahrnehmung beeinflusst, sondern auch beruhigende, angenehme Empfindungen.[108] [109]

Änderungen im Stoffwechsel und in der Morphologie (oder Struktur) des Gehirns werden ebenfalls mit der Borderline-Persönlichkeitsstörung korreliert. Von Borderline Betroffene zeigen Hyperaktivität in dem Teil des Gehirns, der der Wut, Angst, Emotionalität und Impulsivität zugeordnet wird (limbische Bereiche, insbesondere die Amygdala), und verringerte Aktivität in dem Bereich, der rationales Denken und die Regulierung von Emotionen steuert (der präfrontale Kortex). Sehr vereinfacht ausgedrückt, legt dies nahe, dass bei der Borderline-Persönlichkeitsstörung der evolutionär stärker entwickelte, logisch denkende, »rationale« Teil des Gehirns überfordert und nicht in der Lage ist, den primitiveren, instinktiven, »impulsiven« Teil des mentalen Systems zu steuern. (Ein ähnliches Ungleichgewicht wird bei Patienten beobachtet, die unter Depressionen und Angst leiden.) Zudem werden Volumenänderungen in diesen Teilen des Gehirns ebenfalls mit der Borderline-Persönlichkeitsstörung in Verbindung gebracht und stehen im Zusammenhang mit diesen physiologischen Änderungen.[110] [111]

Als Reaktion auf eine äußere Verletzung oder inneren Stress stimuliert das Immunsystem stufenweise biologische Wechselwirkungen, die zu einer Entzündung führen. Diese wiederum stimuliert entzündungsfördernde und entzündungshemmende Faktoren, die im Blut gemessen werden können. Entzündungsprozesse werden mit mehreren bedeutenden psychiatrischen Erkrankungen in Verbindung gebracht. Zu ihnen zählen schwere Depressionen, bipolare Störungen, Schizophrenie, PTBS, Zwangserkrankungen und andere.[112] Es wäre nicht überraschend, wenn einige Borderline-Merkmale (Wut, Impulsivität usw.) mit dieser Art von autoimmuner Dysfunktion verbunden wären.

Diese Änderungen des Gehirns können mit Verletzungen oder Erkrankungen des Gehirns zu tun haben. Ein beträchtlicher Prozentsatz der von Borderline Betroffenen hat eine Vorgeschichte von Gehirntraumata, Gehirnentzündung, Epilepsie, Lernschwächen, ADHS und Schwangerschaftskomplikationen der Mutter.[113] Diese Erscheinungen spiegeln sich in Unregelmäßigkeiten der Gehirnwellen (EEG oder Elektroenzephalogramm), Fehlfunktionen des Stoffwechsels und Reduzierungen des Volumens an weißer und grauer Substanz wider.

Da eine fehlende Eltern-Kind-Bindung zu einer späteren Charakterpathologie führen kann, kann eine kognitive Beeinträchtigung aufseiten des Kindes bzw. Elternteils die Beziehung hemmen. Und da neueste Untersuchungen eindringlich nahelegen, dass die Borderline-Persönlichkeitsstörung zumindest zum Teil vererbt sein kann, können sowohl Elternteil als auch Kind eine Fehlfunktion der kognitiven und/oder emotionalen Bindung erleben. Schlechte Kommunikation kann die Unsicherheiten und die Impuls- und Affektfehler fortbestehen lassen, die zur Borderline-Persönlichkeitsstörung führen.

Wurzeln in der Entwicklung: Die Aspekte der »Erziehung«

Die Entwicklungstheorien über die Ursachen der Borderline-Erkrankung konzentrieren sich besonders auf die empfindlichen Interaktionen zwischen Kind und Bezugspersonen während der ersten Lebensjahre. Das Alter von 18 bis 30 Monaten, wenn das Kind um seine Selbstständigkeit kämpft, ist besonders bedeutsam. Manche Eltern widersetzen sich den Versuchen des Kindes, sich zu lösen, sehr stark und bestehen stattdessen auf einer kontrollierten, ausschließlichen, oft erstickenden Symbiose. Das andere Extrem sind Eltern, die sich über längere Zeiträume nur selten um das Kind kümmern (oder überhaupt nicht da sind), sodass den Gefühlen des Kindes und seinen Erfahrungen nicht genug Aufmerksamkeit gewidmet wird und diese nicht geachtet werden. Beide Extreme elterlichen Verhaltens – übermäßige verhaltensbezogene Kontrolle bzw. zu geringes emotionales Engagement – können dazu führen, dass das Kind kein positives, stabiles Ichgefühl entwickelt, sodass ein ständiges intensives Bedürfnis nach Bindung und die chronische Angst, verlassen zu werden, entsteht.

In vielen Fällen handelt es sich bei der gestörten Eltern-Kind-Beziehung um eine ernstere Form: Es kommt zu frühem elterlichem Verlust oder verlängerter, traumatischer Trennung. Oder zu beidem.

Wie bei Andrea haben viele Betroffene keinen Vater oder dieser ist psychisch gestört. Primäre Mutterfiguren (diese Rolle kann manchmal auch vom Vater übernommen werden) neigen zu Launenhaftigkeit, Depressionen und leiden selbst unter ernsten psychischen Erkrankungen, häufig Borderline-Persönlichkeitsstörungen. Für den familiären Hintergrund der Borderline-Persönlichkeit sind Inzest, Gewalt und/oder Alkoholismus bezeichnend. Vielen Fällen ist eine andauernde feindliche oder konfliktbeladene Beziehung zwischen Mutter und Kind vor Ausbruch des Borderline-Syndroms gemein.

Die Objektbeziehungstheorie und Ablösung und Individuation in der Kindheit

Die Objektbeziehungstheorie, ein Modell der kindlichen Entwicklung, betont die Bedeutung der Interaktionen des Kindes mit seiner Umgebung im Gegensatz zu inneren psychischen Instinkten und biologischen Trieben, die mit den Empfindungen von außen nicht in Beziehung stehen. Dieser Theorie zufolge entscheiden die Beziehungen des Kindes zu »Objekten« (Menschen und Dingen) in seiner Umgebung seine spätere Funktion.

Das primäre Objektbeziehungsmodell für die frühen Phasen der kindlichen Entwicklung wurde von Margaret Mahler und ihren Mitarbeitern entwickelt.[114] Sie stellten die These auf, dass die ersten beiden Lebensmonate des Kindes durch eine Vergesslichkeit gegenüber allem außer sich selbst charakterisiert seien (die *autistische Phase*). Während der nächsten vier bis fünf Monate, die als *symbiotische Phase* bezeichnet werden, beginne das Kind, andere in seiner Umgebung zu erkennen, aber nicht als getrennte Wesen, sondern als Erweiterungen seiner selbst.

In der darauffolgenden *Phase der Ablösung und Individuation*, die sich vom zweiten bis zum dritten Lebensjahr erstreckt, beginne das Kind, sich von seiner primären Bezugsperson zu lösen und zu befreien. Es entsteht ein eigenständiges Ichgefühl. Für Mahler und andere ist die Fähigkeit des Kindes, diese Entwicklungsphase erfolgreich zu durchlaufen, von größter Bedeutung für die spätere geistige Gesundheit.

Während der gesamten Phase von Ablösung und Individuation beginnt das sich entwickelnde Kind, Grenzen zwischen sich selbst und anderen zu ziehen. Diese Aufgabe wird durch zwei zentrale Konflikte erschwert: das Verlangen nach Selbstständigkeit steht dem Bedürfnis nach Nähe und der Abhängigkeit entgegen, und die Angst vor dem Verschlungenwerden steht der Angst, verlassen zu werden, gegenüber.

Ein Faktor, der das Ganze in dieser Zeit noch weiter kompliziert, ist die Tatsache, dass das sich entwickelnde Kind jeden Menschen in seiner Umgebung als zwei getrennte Wesen wahrnimmt. Die Mutter wird beispielsweise als »gut« empfunden, wenn sie Trost spendet und Sensibilität zeigt. Wenn sie dagegen nicht erreichbar oder nicht in der Lage ist, Trost und Beruhigung zu gewähren, wird sie als separate, »schlechte« Mutter wahrgenommen. Wenn sie aus dem Blickfeld des Kindes verschwindet, glaubt es, sie sei aus der Welt, für immer verschwunden, und es weint, damit sie zurückkehrt und seine Verzweiflung und Panik erleichtert. In der weiteren Entwicklung des Kindes wird diese normale »Spaltung« durch eine gesündere Integration der guten und schlechten Eigenschaften der Mutter ersetzt. Die Trennungsangst wird abgelöst durch das Wissen, dass die Mutter auch dann existiert, wenn sie nicht körperlich anwesend ist, und dass sie zu gegebener Zeit zurückkommen wird. Dieses Phänomen wird als *Objektkonstanz* bezeichnet (siehe unten). Das sich entwickelnde Gehirn des Kindes hat bei diesen Meilensteinen der Entwicklung die Oberhand, was die normale Anpassung sabotieren kann.

Mahler unterteilt die Phase der Ablösung und Individuation in vier sich überlappende Subphasen:

Die Differenzierungsphase (5–8 Monate)

In dieser Entwicklungsphase wird sich das Kind einer Welt bewusst, die getrennt von seiner Mutter besteht. Das »soziale Lächeln« entsteht. Gegen Ende dieser Phase zeigt das Kind die Umkehrung derselben Reaktion – das »Fremdeln« –, das Erkennen fremder Menschen in seiner Umgebung.

Wenn die Beziehung zur Mutter unterstützend und tröstlich ist, ist für die Reaktion auf Fremde hauptsächlich ein neugieriges Wundern bezeichnend. Wenn die Beziehung nicht unterstützend ist, herrscht eher Angst vor. Das Kind beginnt, positive und negative Emotionen anderen gegenüber zu unterscheiden, und verlässt sich dabei auf die Spaltung, um mit diesen widersprüchlichen Empfindungen zurechtzukommen.

(Wir wissen noch nicht, welche Auswirkungen die durch die Covid-19-Pandemie auferlegte soziale Distanzierung auf Kleinkinder im weiteren Verlauf ihres Lebens haben wird. Wenn soziale Interaktionen begrenzt sind, wird die Entwicklung differenzierender Reaktionen auf Mutterfiguren und Fremde gefährdet.)

Die Übungsphase (8–16 Monate)

Die Übungsphase ist gekennzeichnet durch die zunehmende Fähigkeit des Kindes, sich von seiner Mutter fortzubewegen, erst durch das Krabbeln und dann durch das Laufen. Diese kurzen Trennungen sind durch häufige Wiedervereinigungen gekennzeichnet, das Kind »meldet« sich, um »wieder aufzutanken«. Dieses Verhalten zeigt die Ambivalenz des Kindes gegenüber seiner sich entwickelnden Autonomie.

Die Phase der Wiederannäherung (16–25 Monate)

In dieser Phase taucht in der sich erweiternden Welt des Kindes die Erkenntnis auf, dass es eine Identität besitzt, die getrennt von den Menschen in seiner Umwelt besteht. Wiedervereinigungen mit der Mutter und das Bedürfnis nach ihrer Zustimmung führen zu der sich vertiefenden Erkenntnis, dass sie und andere getrennte, reale Wesen sind. Aber gerade in der Phase der Wiederannäherung stehen Mutter und Kind Konflikten gegenüber, die darüber entscheiden, ob das Kind in der Zukunft unter dem Borderline-Syndrom leiden wird.

Die Rolle der Eltern in dieser Zeit besteht darin, das Kind zu Experimenten mit seiner Individuation zu ermutigen, aber gleichzeitig ein konstantes, unterstützendes Reservoir zum Wiederauftanken zu bieten. Das normale Zweijährige entwickelt eine starke Bindung an die Eltern, lernt aber auch, sich vorübergehend von ihnen zu trennen. Dabei zeigt es eher Trauer als Zorn oder Wutausbrüche. Das sogenannte »Trotzalter« ist Hinweis auf die Konflikte während dieser Übergangszeit. Wenn es mit den Eltern wiedervereint ist, ist das Kind wahrscheinlich glücklich, aber auch böse wegen der Trennung. Die Mutter hat Mitleid mit dem Kind und akzeptiert seinen Zorn ohne Vergeltung. Nach vielen Trennungen und Wiedervereinigungen entwickelt das Kind ein andauerndes

Ichgefühl, Liebe und Vertrauen zu den Eltern (Bindung) und eine gesunde Ambivalenz anderen gegenüber.

Theoretisch reagiert die Mutter eines Kindes, das später unter einer Borderline-Persönlichkeitsstörung leiden wird, auf ihr Kind in anderer Weise. Sie stößt das Kind entweder vorzeitig von sich und hält es von der Wiedervereinigung ab (vielleicht weil sie selbst Angst vor Nähe hat) oder besteht auf einer klammernden Symbiose (vielleicht weil sie selbst Angst hat, verlassen zu werden, und Nähe braucht). In beiden Fällen wird das Kind durch starke Ängste vor dem Verlassenwerden und/oder Verschlungenwerden belastet, die ihm durch die eigenen Ängste der Mutter vorgespiegelt werden.

In einem solchen Fall wächst das Kind nie zu einem emotional getrennten Wesen heran. Später spiegelt die Unfähigkeit der Borderline-Persönlichkeit, in persönlichen Beziehungen Intimität zu erlangen, diese Stufe der kindlichen Entwicklung wider. Wenn eine erwachsene Borderline-Persönlichkeit mit Nähe konfrontiert wird, können die vernichtenden Gefühle des Verlassenwerdens aus der Kindheit, die den vergeblichen Versuchen, Nähe zu erfahren, immer folgten, wiedererstehen oder das Gefühl, durch das ständige Klammern der Mutter erstickt zu werden. Wenn der Betroffene sich über diese Kontrollen hinwegsetzt, riskiert er möglicherweise, die Liebe der Mutter zu verlieren, wenn er jedoch die Mutter zufriedenstellt, riskiert er, sich selbst zu verlieren.

Diese Angst vor dem Verschlungenwerden wird sehr schön von T. E. Lawrence (Lawrence von Arabien) illustriert, der im Alter von 38 Jahren über seine Angst vor der Nähe seiner herrischen Mutter schreibt: »Ich habe schreckliche Angst davor, dass sie irgendetwas über meine Gefühle oder Überzeugungen oder Lebensart wissen könnte. Wenn sie es wüsste, würden sie Schaden nehmen, würden zerstört werden, sie gehörten nicht länger mir.«[115]

Die Phase der Objektkonstanz (25–36 Monate)

Angenommen, die vorangegangenen Entwicklungsphasen wurden befriedigend abgeschlossen, so erlebt das Kind ab Ende des zweiten Lebensjahres die Phase der Objektkonstanz, in der es erkennt, dass das Fehlen der Mutter (und anderer wichtiger Bezugspersonen) nicht automatisch deren Verschwinden bedeutet. Das Kind lernt Ambivalenz und Frustration zu ertragen. Es erkennt, dass der mütterliche Zorn nur vorübergehender Natur ist. Das Kind beginnt auch zu verstehen, dass sein eigener Zorn die Mutter nicht zerstören wird. Es beginnt das Konzept der bedingungslosen Annahme zu verstehen und entwickelt die Fähigkeit, zu teilen und Mitleid zu haben. Das Kind reagiert nun stärker auf andere Menschen in seiner Umgebung. Das Selbstbild wird positiver, trotz der selbstkritischen Aspekte eines sich entwickelnden Gewissens.

Bei all diesen Aufgaben helfen dem Kind Übergangsobjekte – die bekannten Trostspender (Teddybären, Puppen, Schmusedecken), die die Mutter repräsentieren und die vom Kind überallhin mitgenommen werden, um den Trennungsschmerz zu verringern. Die Form des Objekts, der Geruch und die Beschaffenheit sind körperliche Repräsentationen der tröstenden Mutter. Übergangsobjekte sind einer der ersten Kompromisse, die das sich entwickelnde Kind eingeht, wenn es den Konflikt zwischen dem Bedürfnis nach Autonomie und dem Bedürfnis nach Abhängigkeit aushandelt. Dieser Konflikt der Gegensätze ist die erste »Dialektik«, die ein Kind zu bewältigen lernt. (Solche dialektischen Widerstände werden in der Dialektisch-Behavioralen Therapie (DBT), einer der Behandlungsansätze bei der Borderline-Persönlichkeitsstörung, angesprochen; im Kapitel »Spezifische psychotherapeutische Ansätze« gehen wir näher darauf ein.) In der normalen Entwicklung schließlich wird das Übergangsobjekt aufgegeben, wenn das Kind in der Lage ist, das permanente Bild einer beruhigenden, beschützenden Mutter zu verinnerlichen.

Den Entwicklungstheorien zufolge ist die Borderline-Persönlichkeit nie in der Lage, diese Phase der Objektkonstanz zu erreichen. Stattdessen ist der Betroffene in einer früheren Entwicklungsphase stehen geblieben, in der die Spaltung und andere Abwehrmechanismen vorherrschen.

Da erwachsene Borderline-Persönlichkeiten in einem ständigen Kampf gefangen sind, um Objektkonstanz, Vertrauen und eine eigene Identität zu erreichen, verlassen sie sich auch später noch auf Übergangsobjekte zur Beruhigung. Eine Frau trug beispielsweise in ihrer Handtasche immer einen Zeitungsartikel mit sich herum, der Zitate ihres Psychiaters enthielt. Wenn sie unter Stress stand, nahm sie ihn heraus. Den Artikel bezeichnete sie als ihre »Schmusedecke«. Wenn sie den Namen ihres Arztes gedruckt sah, wurde seine Existenz verstärkt und damit sein weiteres Interesse und seine Sorge um sie.

Prinzessin Diana suchte nach Aussage ihres Umfelds mit Übergangsobjekten, einer aus Stofftieren bestehenden Menagerie am Fußende des Bettes (die sie angeblich als ihre Familie bezeichnete), ebenfalls Trost. Wie ihr Geliebter James Hewitt bemerkte, lagen zahlreiche Kuscheltiere aus ihrer Kindheit dort, die sie trösteten und ihr Sicherheit vermittelten. Auf Reisen nahm Diana einen Lieblingsteddy mit.[116] Von Borderline Betroffene, die ins Krankenhaus eingewiesen werden, bringen oft ebenfalls einen Teddybären oder ein anderes vertrautes Objekt aus dem Schlafzimmer von zu Hause mit, das sie während der Behandlung trösten soll. Wenn ritualisierte, abergläubische Handlungen in extremer Weise ausgeführt werden, kann dies auf eine Nutzung von Übergangsobjekten durch die Borderline-Persönlichkeit hinweisen. Der Fußballspieler, der immer dieselben Socken trägt oder der sich weigert, sich in einer Gewinnphase zu rasieren, ist möglicherweise einfach nur abergläubisch wie viele Sportler. Ein solcher Mensch überquert die Grenze zum Borderline-Syndrom dann, wenn sein Verhalten zwanghaft und starr wiederholt wird und es seine routinemäßigen Funktionen stört.

Konflikte in der Kindheit

Das sich entwickelnde Gefühl der Objektkonstanz des Kindes wird ständig neu herausgefordert, wenn es weitere Meilensteine der Entwicklung durchläuft. Das Kleinkind, das von Märchen fasziniert ist, in denen nur Charaktere mit guten oder schlechten Eigenschaften vorkommen, begegnet unzähligen Situationen, in denen es den Spaltungsmechanismus als primäre Bewältigungsstrategie einsetzt. (Schneewittchen beispielsweise kann nur als gut konzeptualisiert werden, während die böse Stiefmutter als schlecht wahrgenommen wird. Das Märchen ruft keine Sympathien für eine Stiefmutter hervor, die das Ergebnis einer chaotischen Erziehung sein könnte, und übt keine Kritik an der Heldin, die mit sieben Männern zusammenlebt.) Obwohl es jetzt der ständigen Gegenwart der Mutter vertraut, muss das heranwachsende Kind dennoch mit der Angst fertig werden, ihre Liebe zu verlieren. Ein Vierjähriger, der ausgeschimpft wird, weil er »böse« war, kann sich durch den Entzug der mütterlichen Liebe weiterhin bedroht fühlen. Er begreift wahrscheinlich noch nicht, dass seine Mutter möglicherweise ihre eigenen Frustrationen ausdrückt und nicht so sehr sein schlechtes Verhalten meint. Er hat auch noch nicht gelernt, dass die Mutter böse sein und ihn gleichzeitig lieben kann.

Schließlich werden die Kinder bei Schuleintritt mit Trennungsangst konfrontiert. Die »Schulphobie« ist keine echte Phobie, noch bezieht sie sich ausschließlich auf die Schule. Sie stellt die subtile Wechselwirkung zwischen der Angst des Kindes und den Reaktionen der Eltern dar, die das Klammern des Kindes möglicherweise mit ihrer eigenen Ambivalenz gegenüber der Trennung verstärken.

Konflikte im Jugendalter

Die Probleme von Ablösung und Individuation werden in der Pubertät wiederholt, wenn Fragen von Identität und Nähe zu anderen wieder zu wichtigen Themen werden. Während der Phase der Wiederannäherung in der Kindheit und in der Jugend besteht die primäre Beziehungsmethode weniger darin, aktiv zu sein, sondern eher darin, auf andere zu *re*agieren, besonders auf die Eltern. Während der Zweijährige versucht, Zustimmung und Bewunderung der Eltern zu erhalten, indem er seine Identität so formt, dass die Bezugspersonen nachgeahmt werden, möchte der Jugendliche Gleichaltrigen nacheifern oder Verhaltensformen annehmen, die sich ganz bewusst von denen der Eltern unterscheiden oder sogar völlig gegensätzlich sind. In beiden Phasen basiert das Verhalten des Kindes weniger auf unabhängig bestimmten, inneren Bedürfnissen, sondern auf der *Re*aktion auf wichtige Menschen in der unmittelbaren Umgebung. Das Verhalten wird zu einer *Suche* nach Identität, statt eine bereits vorhandene Identität zu verstärken.

Ein unsicheres, junges Mädchen kann endlos lange über seinen Freund nachdenken, etwa in der Weise: »Er liebt mich, er liebt mich nicht«. Wenn es misslingt, diese positiven und negativen Emotionen zu integrieren und eine feste, beständige Wahrnehmung anderer zu entwickeln, führt dies zu fortgesetzter Spaltung als Verteidigungsmechanismus. Wenn es der Jugendliche nicht schafft, eine Objektkonstanz aufrechtzuerhalten, führt dies später zu Problemen, andauernde, vertrauensvolle Beziehungen zu gestalten, ein Kernidentitätsgefühl zu etablieren und Angst und Frustration zu tolerieren.

Oft übernehmen ganze Familien ein Borderline-System in ihrer Interaktion. Die undifferenzierten Identitäten der einzelnen Familienmitglieder verschmelzen miteinander und trennen sich wieder. Melanie, die Tochter einer solchen Familie, identifizierte sich in der Pubertät stark mit ihrer chronisch depressiven Mutter, die sich von ihrem Mann verlassen fühlte, da er anderen Frauen nachlief. Da ihr Mann oft unterwegs war und die anderen Kinder noch sehr klein waren, klammerte die Mutter sich stark an ihre Tochter. Sie erzählte ihr intime Einzelheiten der unglücklichen Ehe und drang mit aufdringlichen Fragen über Freunde und Aktivitäten in die Privatsphäre des Teenagers ein. Melanies Gefühl von Verantwortung für das Glück ihrer Mutter behinderte sie so stark, dass sie sich nicht um ihre eigenen Bedürfnisse kümmern konnte. Sie wählte sogar ein College ganz in der Nähe, damit sie weiterhin zu Hause wohnen konnte. Schließlich entwickelte Melanie eine Magersucht, die zu ihrem primären Mechanismus wurde, um ein Gefühl von Kontrolle, Unabhängigkeit und Trost zu haben.

Auf ähnliche Weise fühlte sich Melanies Mutter für die Krankheit ihrer Tochter verantwortlich und schuldig. Die Mutter suchte Erleichterung in extravaganten Einkäufen (die sie vor ihrem Mann geheim hielt) und bezahlte die Rechnungen dann mit Geld, das sie heimlich vom Konto ihrer Tochter abhob. Mutter, Vater und Tochter waren in einem dysfunktionalen Familienmorast gefangen, weigerten sich aber, sich damit auseinanderzusetzen, und konnten ihm nicht entkommen. Oft leiden andere, die mit der Borderline-Persönlichkeit involviert sind, in derartigen Fällen und tun sich schwer in der stressbeladenen häuslichen Atmosphäre.[117] Die Behandlung einer Borderline-Persönlichkeit kann die Behandlung der ganzen Familie erforderlich machen (siehe das Kapitel »Die Suche nach einer Therapie und die anschließende Behandlung«).

Eine solche Familientherapie kann neben der Schulung im Umgang mit der Borderline-Persönlichkeitsstörung auch eine Kompetenzschulung für Familienmitglieder und andere, die sich intensiv um die Betroffenen kümmern, umfassen. Dabei gibt es drei grundlegende Aspekte des Familienlebens, die bei der Unterstützung der Borderline-Persönlichkeit und von Angehörigen angesprochen werden können: (1) die Betreuung der Borderline-Persönlichkeit und ihrer Ursprungsfamilie, (2) die Betreuung der Borderline-Persönlichkeit und einer neuen erwachsenen Familie und (3) Hilfe für die Borderline-Persönlichkeit, damit diese ihre Elternrolle erfolgreich bewältigen kann.[118] In manchen Fällen richtet sich eine Einzeltherapie für den von Borderline Betroffenen am besten auf eine Distanzierung oder Trennung von einem unaufhörlich pathologischen Familiensystem hin aus.

Traumata

Schwere Traumata – Verlust der Eltern, Vernachlässigung, Abweisung, körperlicher oder sexueller Missbrauch – in den ersten Jahren der Entwicklung können die Wahrscheinlichkeit, dass in der Jugend oder im Erwachsenenalter eine Borderline-Persönlichkeitsstörung auftritt, steigern. Tatsächlich sind die Fallgeschichten der von Borderline Betroffenen typischerweise wüste Schlachtfelder, für die zerbrochene Elternhäuser, chronischer Missbrauch und emotionale Vernachlässigung charakteristisch sind.

Norman Mailer beschreibt die Auswirkungen, die das Nichtvorhandensein eines Elternteils auf Marilyn Monroe, die ihren Vater nicht kannte, hatte. Obwohl seine Abwesenheit zu ihrer emotionalen Instabilität im späteren Leben beitrug, war sie ironischerweise auch einer der motivierenden Kräfte in Marilyns Karriere. Das liege daran, dass große Schauspieler ihr Talent überhaupt erst dadurch entdecken würden, dass sie eine Identität suchten. Ihre Hauptantriebskraft sei enormer Ehrgeiz, der zum Beispiel durch uneheliche Geburt oder das Fehlen eines Elternteils erzeugt werde. Ein betroffenes Kind könne sich zum Schauspieler entfalten, weil die schöpferischste Art, eine passende Identität zu finden, die sei, eine auf den Leib geschriebene Rolle auszufüllen.[119]

Prinzessin Diana, die von ihrer Mutter abgelehnt und von einem kalten, verschlossenen Vater aufgezogen wurde, zeigte ähnliche Merkmale. Ihr früheres Kindermädchen Mary Clarke bemerkte, sie habe Diana immer für eine potenzielle gute Schauspielerin gehalten, weil sie jede von ihr gewählte Rolle ausgelebt hätte.[120]

Marilyn war einen Großteil ihrer Kindheit im Waisenhaus aufgewachsen und hatte gelernt, mit einem Minimum an Liebe und Aufmerksamkeit auszukommen. Es war ihr Selbstbild, das am meisten litt und das später zu manipulierendem Verhalten gegenüber ihren Liebhabern führte. Dianas Bruder Charles sagte in seiner Grabrede, ihre Beziehungen zu Männern sei vor allem durch das Gefühl ihrer eigenen Wertlosigkeit behindert worden. Sie selbst sagte wohl einmal, dass sie sich Freunde vom Leib gehalten habe, weil sie die Nähe emotional nicht ausgehalten hätte.[121]

Natürlich werden nicht alle Kinder, die ein Trauma erleiden oder missbraucht werden, als Erwachsene zu Borderline-Persönlichkeiten, und nicht alle Betroffenen haben unter einem Trauma oder Missbrauch gelitten. Außerdem basieren die meisten Untersuchungen über die Auswirkungen von Traumata in der Kindheit auf den Rückschlüssen aus Berichten von Erwachsenen und nicht auf Längsschnittstudien, die Kinder bis ins Erwachsenenalter begleiten. Schließlich haben andere Studien weniger extreme Formen des Missbrauchs in der Geschichte der von Borderline Betroffenen gezeigt, besonders Vernachlässigung (manchmal durch den Vater) und eine starre, enge eheliche Bindung, die ausreichenden Schutz und Unterstützung für das Kind ausschließt.[122] [123] [124] Dennoch zeigt die große Menge von anekdotischen und statistischen Beweisen, dass eine Verbindung zwischen verschiedenen Formen von Missbrauch, Vernachlässigung und Borderline-Erkrankungen besteht.

Veranlagung versus Erziehung

Die Frage, welchen Einfluss die Veranlagung bzw. die Erziehung hat, ist schon alt und wird immer noch kontrovers diskutiert. Sie bezieht sich auf viele Aspekte des menschlichen Verhaltens. Leidet man unter einer Borderline-Erkrankung, weil dies das biologische Schicksal ist, das man von den Eltern geerbt hat, oder aufgrund der angemessenen oder unangemessenen Erziehung durch die Eltern? Verursachen die biochemischen und neurologischen Anzeichen der Störung die Krankheit, oder werden sie *durch* die Krankheit verursacht? Warum leiden manche Menschen unter einer Borderline-Erkrankung, obwohl sie scheinbar normal erzogen wurden? Warum erkranken andere wiederum nicht daran, obwohl sie durch Traumata und Missbrauch in der Vergangenheit belastet sind?

Diese Frage, was zuerst da war, das Huhn oder das Ei, kann zu falschen Annahmen führen. Auf der Entwicklungstheorie basierend könnte man beispielsweise zu dem Schluss kommen, dass die ursächliche Richtung immer nach unten führt. Das heißt, eine distanzierte, gleichgültige Mutter würde ein unsicheres Borderline-Kind erziehen. Aber die Beziehung ist wahrscheinlich vielschichtiger und beeinflusst sich gegenseitig: Ein Säugling, der unter Koliken leidet, nicht reagiert und unattraktiv ist, kann in der Mutter Enttäuschung auslösen, was zu Distanz führt. Unabhängig davon, was zuerst vorhanden war, interagieren beide miteinander und setzen interpersonale Muster fort, die über Jahre hinweg andauern und sich auf andere Beziehungen erstrecken können. Die mildernde Wirkung anderer Faktoren – ein unterstützender Vater, bejahende Familienmitglieder und Freunde, eine bessere Ausbildung, körperliche und geistige Fähigkeiten – wird schließlich die emotionale Gesundheit des Einzelnen bestimmen.

Obwohl es bisher keinen Nachweis gibt, dass es ein spezielles Gen für die Borderline-Persönlichkeitsstörung gibt, können

Menschen aufgrund ihrer Chromosomen verwundbar sein, was sich später in einer bestimmten Krankheit ausdrücken und von einer Vielfalt an beitragenden Faktoren abhängen kann – Enttäuschungen und Traumata in der Kindheit, bestimmte Stressereignisse im Leben, gesunde Ernährung, Exponierung gegenüber Umweltveränderungen und Giftstoffen, Zugang zu medizinischer Versorgung usw. So wie einige Forscher glauben, dass erbliche, biologische Schwächen beim Alkoholstoffwechsel des Körpers mit der Neigung des Einzelnen zu Alkoholismus in Verbindung gebracht werden können, so besteht möglicherweise eine genetische Neigung zur Borderline-Erkrankung, bei der es sich um eine biologische Schwäche bei der Stabilisierung von Stimmungen und Impulsen handelt.

Viele von Borderline Betroffene müssen lernen, das Schwarz-Weiß-Denken, bei dem es nur ein Entweder-oder gibt, aufzugeben. Deshalb kommen die Forscher zu dem Schluss, dass das wahrscheinlichste Modell für die Borderline-Erkrankung (und für die meisten medizinischen und psychischen Erkrankungen) aus mehreren beitragenden Faktoren besteht, die auf Veranlagung *und* Erziehung zurückzuführen sind, gleichzeitig am Werk sind und in einer Wechselbeziehung zueinander stehen. Die Borderline-Persönlichkeit ist ein komplizierter Wandteppich, der mit unzähligen, sich kreuzenden Fäden reich bestickt ist.

4.
DIE BORDERLINE-GESELLSCHAFT

»Wo keine Weissagung ist, wird das Volk wild und wüst.«

Aus: *Die Sprüche Salomos 29,18*

»Staaten sind wie ihre Menschen;
sie erwachsen aus dem menschlichen Charakter.«

Aus: *Der Staat von Platon*

Von klein auf konnte Lisa niemandem etwas recht machen. Ihr älterer Bruder war die große Hoffnung: gute Noten, gute Umgangsformen, sportlich, perfekt. Ihre jüngere Schwester, die unter Asthma litt, wurde ebenfalls mit ständiger Aufmerksamkeit überschüttet. Lisa war nie gut genug, besonders nicht in den Augen ihres Vaters. Ständig erinnerte er alle Kinder daran, dass er mit nichts angefangen hatte, dass seine Eltern kein Geld hatten, sich nicht um ihn kümmerten und zu viel tranken. Dennoch hatte er sich behaupten können. Er hatte die Highschool und das College besucht und hatte in einer nationalen Investmentbank die Karriereleiter erklommen. 1999 hatte er ein Vermögen im Dotcom-Boom gemacht, aber ein Jahr später durch einige berufliche Fehltritte alles wieder verloren.

Lisas früheste Erinnerungen an ihre Mutter sahen so aus: Sie lag immer krank oder mit Schmerzen auf der Couch und kommandierte Lisa herum, sich um diese oder jene Hausarbeit zu kümmern. Lisa bemühte sich sehr, ihre Mutter zu pflegen und sie davon zu überzeugen, von den Schmerztabletten und Beruhigungsmitteln, die sie so benebelt und abweisend machten, abzulassen.

Lisa hatte das Gefühl, dass sie sich nur genug bemühen musste, damit es ihrer Mutter besser ginge und ihr Vater Gefallen an ihr finden würde. Obwohl ihre Noten immer sehr gut waren (sogar besser als die ihres Bruders), machte ihr Vater ihre Leistungen immer schlecht: Entweder war der Test zu einfach gewesen, oder sie hätte es noch besser machen können, als eine Zwei plus oder Eins minus zu bekommen. Einmal meinte sie, dass sie vielleicht Ärztin werden wolle, aber ihr Vater sagte, dass sie das nie schaffen würde.

Während ihrer Kindheit und Jugend zog die Familie ständig um, wenn ein neuer Job oder eine Beförderung ihres Vaters dies erforderte. Von Omaha nach St. Louis, dann nach Chicago und schließlich nach New York. Lisa hasste diese Umzüge und erkannte später, dass sie es ihrer Mutter übel nahm, dass diese nie dagegen protestierte. Alle zwei Jahre wurden Lisas Sachen zusammengepackt und in eine neue fremde Stadt verfrachtet, in der sie eine neue Schule mit neuen fremden Mitschülern besuchte. (Jahre später beschrieb sie ihrem Therapeuten, dass sie sich dabei »wie das Opfer eines Kidnappers oder wie eine Sklavin fühlte«.) Als die Familie nach New York zog, besuchte Lisa die Highschool. Sie schwor sich, nie wieder eine neue Freundschaft zu schließen, damit sie sich nie wieder von Freunden verabschieden musste.

Die Familie zog in ein schickes Haus in einem Nobelviertel von New York. Ja, das Haus war größer und der Rasen gepflegter, aber das konnte nicht für die Freundschaften entschädigen, die sie zurücklassen musste. Abends kam ihr Vater nur selten nach Hause, und wenn er schließlich kam, war es bereits spät und er begann zu trinken und Lisa und ihre Mutter für ihr Nichtstun zu beschimpfen. Wenn ihr Vater zu viel trank, wurde er gewalttätig und schlug die Kinder bisweilen stärker, als es seine Absicht war. Am schlimmsten war es, wenn er betrunken war und die Mutter sich mit Schmerztabletten vollgestopft hatte. Dann war niemand da, der sich um sie hätte kümmern können – außer Lisa, und sie hasste das.

Im Jahr 2000 geriet ihre Welt aus den Fugen. Irgendwie verlor die Firma, in der ihr Vater arbeitete (oder ihr Vater selbst – sie war sich da nicht sicher), alles, als es zum Börsenkrach kam. Plötzlich lief ihr Vater Gefahr, seinen Job zu verlieren, und in diesem Fall hätte die Familie erneut umziehen müssen – in ein kleineres Haus in einem weniger schicken Viertel. Er schien seiner Familie und insbesondere Lisa die Schuld daran zu geben. Als Lisa an einem klaren, strahlenden Morgen im September 2001 nach unten kam, fand sie ihren Vater auf der Couch mit tränenüberströmtem Gesicht vor. Wäre er nicht aufgrund eines Katers nach einem Trinkgelage am vorherigen Abend zu Hause geblieben, so wäre er in seinem Büro im World Trade Center ums Leben gekommen.

Monatelang fühlte sich Lisas Vater genau wie ihre Mutter hilflos. Schließlich ließen sich die beiden sechs Monate später scheiden. Während dieser Zeit fühlte sich Lisa verloren und isoliert. Ähnlich fühlte sie sich im Biologieunterricht, wenn sie sich umblickte und sah, wie die anderen Kinder in die Mikroskope schauten, sich Notizen machten und genau zu wissen schienen, worum es ging, während sie ein merkwürdiges Gefühl im Bauch hatte. Sie verstand nicht genau, was von ihr erwartet wurde, und hatte zu viel Angst zu fragen.

Nach einiger Zeit gab sie sich einfach keine Mühe mehr. Auf der Highschool schloss sie sich den »falschen Leuten« an. Sie achtete darauf, dass ihre Eltern sie sahen und bemerkten, wie ausgeflippt sie angezogen waren. Viele ihrer Freunde waren fast am ganzen

Körper mit Tätowierungen und Piercings übersät, und das örtliche Tätowierstudio wurde auch für Lisa fast zu einer zweiten Heimat.

Da ihr Vater davon überzeugt war, dass sie ein Medizinstudium nicht schaffen würde, wurde sie Krankenschwester. An ihrer ersten Arbeitsstelle im Krankenhaus traf sie einen »Freigeist«, der seine Erfahrung in der Krankenpflege in unterprivilegierten Regionen einsetzen wollte. Lisa war völlig in seinen Bann geschlagen und heiratete ihn, kurz nachdem sie sich kennengelernt hatten. Sein gewohnheitsmäßiges »soziales« Trinken nahm mit der Zeit immer mehr zu, und er begann sie zu schlagen. Lisa war mit Blutergüssen übersät, aber sie meinte, es sei ihre Schuld – sie war einfach nicht gut genug, konnte ihn nicht glücklich machen.

Sie hatte keine Freundinnen, was sie in Gesprächen darauf zurückführte, dass er es nicht zuließ, aber tief in ihrem Inneren wusste sie, dass dies mehr auf ihre eigenen Ängste vor Nähe zurückzuführen war. Sie war erleichtert, als er sie endlich verließ. Sie hatte die Trennung gewollt, konnte den Schritt aber nicht selbst tun. Nach der Erleichterung kam jedoch die Angst: »Und was nun?«

Mit der Unterhaltszahlung nach der Scheidung und ihrem Gehalt hatte Lisa genug Geld, um ihre Ausbildung wieder aufzunehmen. Dieses Mal war sie fest entschlossen, Ärztin zu werden, und zur großen Überraschung ihres Vaters wurde sie für das Studium tatsächlich zugelassen. Endlich fühlte sie sich wieder wohl, geschätzt und respektiert. Aber dann kehrten die Selbstzweifel zurück. Ihre Betreuer sagten, dass sie zu langsam sei, bei einfachen Prozeduren ungeschickt, nicht organisiert. Sie wurde kritisiert, weil sie nicht die richtigen Tests bestellte oder Laborergebnisse nicht rechtzeitig zurückkamen. Nur bei den Patienten fühlte sie sich wohl, denn bei ihnen konnte sie sich immer so verhalten, wie sie es gerade brauchten: freundlich und mitfühlend, konfrontierend und fordernd, je nachdem, was erforderlich war.

In der medizinischen Fakultät begegnete Lisa ebenfalls einer Menge Vorurteile. Sie war älter als die meisten anderen Studenten; sie hatte einen ganz anderen Hintergrund; und sie war eine Frau. Viele Patienten glaubten, sie sei die Krankenschwester, und einige der männlichen Patienten weigerten sich, von einer Frau behandelt zu werden. Sie fühlte sich verletzt und war zornig, weil die Gesellschaft und ihre Institutionen sie genau wie ihre Eltern ihrer Würde beraubt hatten.

Eine in Auflösung begriffene Kultur

Psychologische Theorien nehmen eine andere Dimension an, wenn man sie im Licht der Kultur und der Zeit betrachtet, aus der sie stammen. Als Freud um die vorherige Jahrhundertwende beispielsweise das System formulierte, das zur Grundlage der modernen Psychiatrie werden sollte, war der kulturelle Zusammenhang die formal strukturierte, viktorianische Gesellschaft. Seine Theorie, dass der primäre Ursprung für Neurosen in der Unterdrückung inakzeptabler (aggressiver und besonders sexueller) Gefühle und Gedanken zu suchen sei, war in diesem strengen sozialen Kontext völlig logisch.

Heute, mehr als ein Jahrhundert später, werden aggressive und sexuelle Impulse viel offener ausgedrückt, und das soziale Milieu ist viel verworrener. Was es heißt, ein Mann oder eine Frau zu sein, ist in der modernen westlichen Gesellschaft viel unklarer als im Europa des frühen 20. Jahrhunderts. Die sozialen, wirtschaftlichen und politischen Strukturen sind weniger festgelegt. Die Familieneinheit und die kulturellen Rollen sind weniger einheitlich definiert, und das Konzept des »Normalen« oder »Herkömmlichen« ist unklar.

Obwohl soziale Faktoren nicht unbedingt direkte Ursachen der Borderline-Persönlichkeitsstörung (oder von anderen Formen psychischer Erkrankungen) sind, gibt es zumindest wichtige indirekte Einflüsse. Soziale Faktoren haben auf vielfältige Weise mit der Borderline-Erkrankung zu tun und können nicht übersehen werden.

Erstens: Wenn die Borderline-Pathologie ihren Ursprung in der Kindheit hat – ein Großteil der Beweise deutet in diese Richtung –, ist eine Zunahme der Krankheit wahrscheinlich an sich verändernde soziale Muster der Familienstruktur und der Wechselbeziehung zwischen Eltern und Kind gebunden. Im Hinblick darauf lohnt es sich, soziale Veränderungen im Bereich der Kindererziehung, der Stabilität des häuslichen Lebens und bei Kindesmissbrauch und -vernachlässigung zu untersuchen.

Zweitens: Soziale Veränderungen allgemeinerer Natur haben eine verschlimmernde Wirkung bei Menschen, die bereits unter dem Borderline-Syndrom leiden. Die fehlende Struktur in der heutigen westlichen Gesellschaft ist beispielsweise für Borderline-Persönlichkeiten schwer zu handhaben. Für sie ist es typisch, dass sie ungeheure Probleme haben, für sich selbst eine Struktur zu schaffen. Durch die Rolle der Frau, die sich weiter verändert (Karriere versus Haushalt beispielsweise), werden Identitätsprobleme noch verstärkt. Tatsächlich führen einige Wissenschaftler das häufigere Auftreten von Borderline-Persönlichkeitsstörungen unter Frauen teilweise auf diesen sozialen Rollenkonflikt zurück, der heute in unserer Gesellschaft so weitverbreitet ist. Die Schwere der Erkrankung in diesen Fällen wiederum kann durch die Eltern-Kind-Interaktion auf zukünftige Generationen übertragen werden, sodass die Wirkungen sich mit der Zeit vervielfachen.

Drittens: Die Zunahme von Charakterstörungen im Allgemeinen und der Borderline-Persönlichkeit im Besonderen kann als natürliche und unausweichliche Reaktion auf unsere zeitgenössische

Kultur verstanden werden oder als ein Ausdruck dieser Kultur. Christopher Lasch bemerkt in *Das Zeitalter des Narzissmus:*

»Jede Gesellschaft reproduziert ihre Kultur – ihre Normen, die zugrunde liegenden Annahmen, die Art und Weise, wie Erfahrung organisiert wird – im einzelnen Menschen in Form seiner Persönlichkeit. Wie Durkheim sagte: Die Persönlichkeit ist der sozialisierte Einzelne.«[125]

Für viele hat die westliche Kultur den Kontakt mit der Vergangenheit verloren und keine Verbindung zur Zukunft. Die Überflutung mit technologischem Fortschritt und Informationen im späten 20. und frühen 21. Jahrhundert, bei denen vorwiegend Computer, Mobiltelefone usw. im Mittelpunkt stehen, macht es erforderlich, dass der Einzelne sich stärker dem Einzelstudium verpflichtet und praktische Aufgaben allein angeht, sodass Gelegenheiten für echte soziale Wechselwirkung verringert werden. Tatsächlich kann die Beschäftigung (oder auch Besessenheit) mit Computern und anderen Geräten insbesondere unter jungen Menschen in den »sozialen Medien« (Facebook, Twitter, Instagram, YouTube, Snapchat, TikTok usw.) paradoxerweise zu mehr Egozentrik und weniger echter Interaktion führen. Beim Senden von SMS, beim Bloggen, Posten und Twittern wird Augenkontakt oder sogar jeglicher direkter, persönlicher Kontakt vermieden. Solitäre Denkarbeit wird auf dem Altar von FOMO (die Angst, etwas zu verpassen) geopfert.

Steigende Scheidungsraten und höhere Mobilität haben zu einer Gesellschaft beigetragen, der es an Beständigkeit und Verlässlichkeit fehlt. Die Babyboomer sind die letzte Generation, die normalerweise dieselben Schulen und Kirchen wie ihre Eltern (und vielleicht sogar ihre Großeltern) besuchte. Heute werden persönliche, intime, andauernde Beziehungen aufgrund häufiger Umzüge schwer oder gar nicht mehr eingegangen, und tief sitzende Einsamkeit, Egozentrik, Leere, Angst, Depressionen und der Verlust von Selbstachtung sind die Folge.

Das Borderline-Syndrom stellt eine pathologische Reaktion auf diese Belastungen dar. Ohne äußere Quellen von Stabilität und der Bestätigung des Selbstwerts werden Borderline-Symptome, wie Schwarz-Weiß-Denken, Selbstzerstörung, extreme Stimmungsschwankungen, Impulsivität, stürmische Beziehungen, ein beeinträchtigtes Identitätsgefühl und Zorn, verständliche Reaktionen auf die Spannungen innerhalb unserer Kultur. Borderline-Merkmale, die viele Menschen in einem gewissen Ausmaß aufweisen können, werden durch die vorherrschenden sozialen Bedingungen in großem Umfang hervorgerufen, ja vielleicht sogar verursacht. Louis Sass, der für die *New York Times* schreibt, drückt es so aus:

»Jede Kultur braucht wahrscheinlich ihren Sündenbock als Ausdruck der Übel einer Gesellschaft. So wie der Hysteriker zu Freuds Zeiten für die sexuelle Repression jener Zeit als Beispiel diente, repräsentiert die Borderline-Persönlichkeit, deren Identität in viele Teile gespalten ist, das Zerbrechen stabiler Einheiten in unserer Gesellschaft.«[126]

Obwohl es im Allgemeinen heißt, dass die Borderline-Pathologie in den letzten Jahrzehnten zugenommen hat, glauben einige Psychiater, dass die Symptome zu Beginn des 20. Jahrhunderts genauso häufig waren. Sie behaupten, dass die Veränderung nicht in der Häufigkeit der Störung zu suchen sei, sondern in der Tatsache, dass sie heute offiziell identifiziert und definiert wurde und daher einfach häufiger diagnostiziert wird. Selbst einige der ersten Fälle Freuds könnten heute als Borderline-Persönlichkeiten diagnostiziert werden, wenn man sie im Lichte der heutigen Erkenntnisse untersuchte.

Diese Möglichkeit verringert jedoch keinesfalls die Bedeutung der wachsenden Zahl der von Borderline Betroffenen, die in den Praxen der Psychiater und Psychologen enden, und das zunehmende Auftreten von Borderline-Merkmalen in der allgemeinen Bevölkerung. Der Hauptgrund dafür, dass die Störung in der klinischen und populären Literatur identifiziert und so ausführlich beschrieben wurde, liegt ja in der weiten Verbreitung in therapeutischen Situationen und in der allgemeinen Kultur.

Der Zusammenbruch der Struktur: eine fragmentierte Gesellschaft

Fast jeder wird wohl zugeben, dass die westliche Gesellschaft seit Ende des Zweiten Weltkriegs bruchstückhafter geworden ist. Familienstrukturen, die seit Jahrzehnten bestanden – die Kleinfamilie, die erweiterte Familie, Haushalte mit einem Verdiener, geografische Stabilität – wurden durch eine große Vielfalt an Mustern, Bewegungen und Trends ersetzt. Die Scheidungsraten sind stark angestiegen. Drogen- und Alkoholsucht, beispielsweise die Methamphetamin- und Opioid-Epidemien in den 2010er-Jahren, sowie Berichte über Kindesvernachlässigung und Kindesmisshandlungen gibt es in einem bisher nie dagewesenen Ausmaß. Verbrechen, Terrorismus und Morde aus politischen Gründen sind weitverbreitet, bisweilen sogar alltäglich. Amokläufe und Schulmassaker, die früher seltene Verirrungen waren, sind heute leider mancherorts so gewöhnlich wie Brandschutzübungen. Zeiten wirtschaftlicher Ungewissheit, für die nervenaufreibende Auf- und Abschwünge ein Beispiel sind, sind nicht mehr die Ausnahme, sondern die Regel.

Einige dieser Veränderungen mögen mit dem Versagen der Gesellschaft in Beziehung stehen, eine Art »soziale Wiederannäherung« zu erreichen. Wie im Kapitel »Die Wurzeln des Borderline-Syndroms« beschrieben wurde, wagt das Kleinkind in der Ablösungs-Individuationsphase vorsichtig, die Mutter zu verlassen, kehrt aber wieder zurück, da es ihre Wärme, Vertrautheit und

Annahme braucht. Eine Störung dieses Annäherungszyklus resultiert oft in fehlendem Vertrauen, gestörten Beziehungen, Leere, Angst und einem unsicheren Selbstbild – Charakteristika, aus denen das Borderline-Syndrom sich zusammensetzt. Man könnte sagen, dass die gegenwärtige Kultur auf ähnliche Weise bei einer gesunden »sozialen Wiederannäherung« stört, indem der Zugang zu den Rettungsankern versperrt wird.

Noch nie war diese Störung offenkundiger als in den ersten Jahrzehnten des 21. Jahrhunderts, für die der Wirtschaftskollaps, Rezession, der Verlust von Arbeitsplätzen, Zwangsversteigerungen, durch Pandemien erforderliche Isolation usw. bezeichnend waren. In den USA sind viele Eltern gezwungen, die Erziehung ihrer Kinder anderen zu überlassen, weil zwei Gehälter nötig sind, um einen akzeptablen Lebensstandard aufrechtzuerhalten. Bezahlter Erziehungsurlaub oder Kinderkrippen in Firmennähe sind immer noch relativ selten und fast immer begrenzt. Der Beruf führt, ebenso wie wirtschaftlicher und sozialer Druck, zu häufigen Umzügen, und diese geografische Mobilität wiederum entfernt uns noch weiter von unseren stabilisierenden Wurzeln, wie dies bei Lisas Familie der Fall war. Wir verlieren die Vorzüge der Unterstützung durch Verwandte, die in der Nachbarschaft wohnen, und beständiger sozialer Rollen (oder haben sie bereits verloren).

Wenn Sitten und Gebräuche verschwinden, können diese durch ein Gefühl des Verlassenseins ersetzt werden, so als ob man in unbekanntem Gewässer umhertreibt. Unseren Kindern fehlt ein Geschichts- und Zugehörigkeitsgefühl – eine verankerte Gegenwart in der Welt. Um in einer entfremdeten Gesellschaft das Gefühl von Kontrolle und tröstlicher Vertrautheit zu etablieren, kann der Einzelne auf eine Vielfalt an pathologischen Verhaltensweisen zurückgreifen – Drogenmissbrauch, Essstörungen, kriminelles Verhalten usw.

Das Versagen der Gesellschaft, Wiederannäherung mit beruhigenden, stabilisierenden Bindungen zu bieten, spiegelt sich in einer unaufhörlichen Serie von radikalen gesellschaftlichen Bewegungen während der letzten fünfzig Jahre wider. Wir sind vom explosiven, außenbestimmten »Wir-Jahrzehnt« der 1960er-Jahre, in dem der Kampf um soziale Gerechtigkeit im Mittelpunkt stand, zum narzisstischen »Ich-Jahrzehnt« der 1970er-Jahre gestürmt, hin zu den materialistischen, ichbezogenen 1980er-Jahren. Auf die relativ wohlhabenden und stabilen 1990er-Jahre folgten von 2000 bis 2020 zwei turbulente Jahrzehnte: Berg- und Talfahrten an den Finanzmärkten (die Dotcom-Krise im Jahr 2000, die große Rezession im Jahr 2008), Naturkatastrophen (Katrina und andere Hurrikane, große Tsunamis, Erdbeben und Waldbrände, die sich abzeichnende Bedrohung durch den Klimawandel), durch Viren verursachte Pandemien (SARS, MERS, Ebola, Vogelgrippe, Coronavirus), lang andauernde Kriege im Irak und in Afghanistan und gesellschaftspolitische Bewegungen (gegen den Krieg, für LGBTQ-Rechte, Black Lives Matter, MeToo-Bewegung) bringen uns fast wieder zum Ausgangspunkt in den 1960er-Jahren zurück.

Einer der großen Verlierer bei diesen tektonischen Verschiebungen war die Gruppentreue – Hingabe an Familie, Nachbarschaft, Kirche, Beruf und Land. Da die Gesellschaft weiterhin die Distanz zu Menschen und Institutionen, die beruhigende Wiederannäherung bieten, fördert, reagiert der Einzelne mit Verhaltensweisen, die praktisch das Borderline-Syndrom definieren: das verringerte Gefühl einer bestätigten Identität, eine Verschlechterung der zwischenmenschlichen Beziehungen, Isolation und Einsamkeit, Langeweile und (da die stabilisierende Kraft des Gruppendrucks fehlt) Impulsivität.

Wie die Welt der Borderline-Persönlichkeit ist auch die unsrige eine Welt großer Widersprüche. Wir glauben angeblich an den Frieden, dennoch sind unsere Straßen, Schulen, die Kinofilme, das

Fernsehen, Videospiele und der Sport voll mit Aggressionen und Gewalttaten. Die amerikanische Nation ist fast ausschließlich auf dem Grundsatz der Nachbarschaftshilfe begründet, dennoch ist sie zu einer der politisch konservativsten, egozentrischsten und materialistischsten Gesellschaften in der Geschichte der Menschheit geworden. Selbstbewusstes Vorgehen und Tatkraft werden gefördert, Nachdenken und Selbstbeobachtung dagegen mit Schwäche und Inkompetenz gleichgesetzt.

Die zeitgenössischen sozialen Kräfte fordern uns auf, eine mythische Polarität anzunehmen – schwarz oder weiß, richtig oder falsch, gut oder schlecht, schuldig oder unschuldig. Dabei verlassen wir uns auf unsere Sehnsucht nach der Zeit, als alles noch einfach war, nach unserer eigenen Kindheit. Das politische System präsentiert Kandidaten, die polare Haltungen einnehmen: »Ich habe recht, der andere hat unrecht.« Amerika ist gut, während die Sowjetunion das »Reich des Bösen« war und dann der Iran, Irak und Nordkorea als die »Achse des Bösen« folgten. In den USA und in Europa ist die Politik heute polarisierter als je zuvor (siehe »Extreme Polarisierung« weiter unten in diesem Kapitel). Religiöse Splittergruppen beschwören uns, dass nur ihr Weg zur Erlösung führt. Das Rechtssystem, das auf der Prämisse beruht, dass ein Mensch entweder schuldig oder nicht schuldig ist, und das wenig Raum für Zwischentöne lässt, verewigt den Mythos, dass das Leben an sich fair ist und Gerechtigkeit erreicht werden kann. Das heißt, wenn dennoch etwas Schlechtes passiert, ist es notwendigerweise die Schuld eines anderen, und der soll dafür bezahlen.

Die Informationsflut und die Freizeitalternativen machen es schwierig, im Leben Prioritäten zu setzen. Es wäre ideal, wenn wir – als Einzelne und als Gesellschaft – ein Gleichgewicht erreichen könnten zwischen der Ernährung des Körpers und des Geistes, zwischen Arbeit und Freizeit, zwischen Altruismus und Eigennutz. Aber in einer immer stärker materialistisch orientierten

Gesellschaft ist es nur ein kleiner Schritt von selbstbewusstem Vorgehen zur Aggressivität, vom Individualismus zur Entfremdung und Isolation, von der Selbsterhaltung zur Egozentrik.

Die immer weiter wachsende Verehrung von Technologie hat zu einem zwanghaften Drang nach Präzision geführt. Taschenrechner haben das Kopfrechnen und den Rechenschieber ersetzt und wurden dann von Computern verdrängt, die in fast allen Aspekten unseres Lebens – in unseren Autos, Geräten, Mobiltelefonen – allgegenwärtig sind und die Maschinen oder Geräte steuern, in die sie integriert sind. Mikrowellenherde befreien Erwachsene davon, selbst kochen zu müssen. Seit es Schuhe mit Klettverschluss gibt, müssen Kinder nicht mehr lernen, eine Schleife zu binden. Kreativität und intellektueller Fleiß werden für Bequemlichkeit und Präzision geopfert.

All diese Versuche, einem Universum, das aus Zufällen und Ungerechtigkeiten besteht, Ordnung und gerechtes Verhalten aufzuzwingen, führen zum vergeblichen Kampf der Borderline-Persönlichkeit, nur schwarz oder weiß zu wählen, richtig oder falsch, gut oder böse. Die Welt ist jedoch weder gerecht noch exakt; sie setzt sich aus vielen Feinheiten zusammen, die weniger stark vereinfachende Methoden erforderlich machen. Eine gesunde Zivilisation kann unbequeme Mehrdeutigkeiten akzeptieren. Die Versuche, Unsicherheit auszurotten oder zu ignorieren, ermutigen eine Borderline-Gesellschaft mit den für sie typischen Polarisierungen nur weiter.

Es wäre naiv zu glauben, dass die kumulative Wirkung all dieser Veränderungen – der unerträgliche Zug von Kräften, die sich gegenüberstehen – keine Auswirkungen auf unsere Psyche gehabt hätte. In gewisser Weise leben wir alle in einer Art Grenzland – zwischen dem reichen, gesunden, hoch technologischen Amerika einerseits und der Schwachstelle von Armut, Heimatlosigkeit, Drogenmissbrauch und psychischen Krankheiten auf der anderen

Seite, zwischen dem Traum von einer gesunden, sicheren Welt und dem wahnsinnigen Albtraum eines Atomkriegs oder eines katastrophalen Klimaereignisses.

Der Preis der sozialen Veränderung hat uns in Form von Stress und stressbezogenen, körperlichen Störungen wie Herzinfarkt, Schlaganfällen, erhöhtem Blutdruck und Diabetes erreicht. Wir müssen uns jetzt mit der Möglichkeit auseinandersetzen, dass psychische Erkrankungen Teil des psychologischen Preises geworden sind, den wir zahlen.

Die Angst vor der Zukunft

Während der letzten fünf Jahrzehnte wurde in den Praxen der Therapeuten eine grundlegende Änderung bei psychischen Krankheiten festgestellt: Sie wechselten von Symptomneurosen zu Charakterstörungen. Bereits 1975 schrieb der Psychiater Peter L. Giovachinni: »Die Ärzte werden ständig mit der scheinbar wachsenden Zahl von Patienten konfrontiert, die nicht in die gebräuchlichen diagnostischen Kategorien passen. [Sie leiden nicht unter] definitiven Symptomen, sondern unter vagen, schlecht definierten Beschwerden ... Wenn ich von dieser Art Patient spreche, weiß praktisch jeder, was ich meine.«[127] Seit den 1980er-Jahren sind derartige Berichte häufig geworden, da Persönlichkeitsstörungen die klassische Neurose als eine der führenden Krankheiten ersetzt haben. Welche sozialen und kulturellen Faktoren haben diese Veränderung verursacht? Viele, unter ihnen Lasch, glauben, dass ein Faktor unsere Abwertung der Vergangenheit ist:

»Für den Augenblick zu leben ist eine weitverbreitete Leidenschaft – für sich selbst zu leben, nicht für die Ahnen oder die Nachkommen. Wir verlieren immer schneller das Gefühl geschichtlicher

Kontinuität, das Gefühl, zu einer Folge von Generationen zu gehören, die ihren Ursprung in der Vergangenheit haben und sich in die Zukunft erstrecken.«[128]

Dieser Verlust geschichtlicher Kontinuität wirkt sowohl in die Vergangenheit als auch in die Zukunft: Die Abwertung der Vergangenheit zerstört die Wahrnehmungsverbindung mit der Zukunft, die zu einem riesigen, unbekannten Faktor wird, eine Quelle nicht nur der Hoffnung, sondern auch der Angst, ein ausgedehnter Treibsand, aus dem wir uns nur unter enormen Schwierigkeiten befreien können. Die Zeit wird in isolierten Schnappschüssen wahrgenommen, nicht als eine logische, sich fortsetzende Kette von Ereignissen, die von Leistungen in der Vergangenheit, gegenwärtigen Handlungen und hoffnungsfroher Erwartung der Zukunft beeinflusst wird.

Die sich abzeichnende Möglichkeit eines Katastrophenfalls – die atomare Bedrohung, ein weiterer großer Terroranschlag wie am 11. September 2001, Umweltzerstörung aufgrund der Erderwärmung, globale Pandemien usw. – trägt mit dazu bei, dass wir unseren Glauben an die Vergangenheit verloren und Angst vor der Zukunft haben. Empirische Untersuchungen mit Jugendlichen und Kindern zeigen beständig ein »Bewusstsein der Gefahr, die Hoffnungslosigkeit, nicht zu überleben, eine verkürzte Zeitperspektive und eine pessimistische Haltung, die gesetzten Lebensziele zu erreichen. Selbstmord wird immer wieder als Strategie erwähnt, um mit der Bedrohung fertig zu werden.«[129] Andere Untersuchungen haben ergeben, dass die Bedrohung durch eine Weltkatastrophe Kinder zu einem überstürzten »frühen Erwachsenwerden« treibt, wie man es ähnlich bei jenen Prä-Borderline-Kindern (wie Lisa) antreffen kann, die gezwungen sind, die Kontrolle über Familien zu übernehmen, die aufgrund einer Borderline-Erkrankung, Alkoholismus und anderen psychischen Störungen außer Kontrolle geraten sind.[130] Einer Studie aus dem Jahr 2008 zufolge, die im *Journal of*

Adolescent Health veröffentlicht wurde, erwarten viele amerikanische junge Menschen im Alter von 14 bis 22, dass sie vor Erreichen des 30. Lebensjahres sterben werden. Die Studie kommt zu dem Schluss, dass einer von 15 jungen Menschen (6,7 Prozent) derart »unrealistischen Fatalismus« zum Ausdruck brachte. Die Untersuchungsergebnisse basieren auf Daten aus Umfragen, die über vier Jahre hinweg von 2002 bis 2005 mit 4 201 Befragten vom Adolescence Risk Communication Institute des Annenberg Public Policy Center durchgeführt wurden. Durch die Zunahme der Suizidrate unter den Zehn- bis 24-Jährigen ist Selbstmord die zweithäufigste Todesursache in dieser Altersgruppe.[131] [132] [133]

Vor mehr als fünfzig Jahren sangen *The Who* davon, dass sie hofften, zu sterben, bevor sie alt würden. Ein ähnliches Gefühl mag unter jungen Menschen immer noch umgehen. Die Häufigkeit von Amokläufen in den ersten zwei Jahrzehnten des 21. Jahrhunderts hat die Angst vor der Zukunft erhöht, insbesondere unter Jugendlichen und Kindern.[134] Wie wir bereits gesehen haben, fixiert die Borderline-Persönlichkeit diese Orientierung auf das »Jetzt«. Der Betroffene hat wenig Interesse an der Vergangenheit und leidet fast unter kulturellem Gedächtnisschwund. Sein Vorrat an angenehmen Erinnerungen (die ihn in schwierigen Zeiten unterstützen könnten) ist fast leer. Aus diesem Grund ist er dazu gezwungen, ohne Verschnaufpause Qualen zu erleiden, ohne konkrete Erinnerungen an glücklichere Tage, die ihm durch schwierige Zeiten helfen könnten. Unfähig, aus seinen Fehlern zu lernen, ist er dazu verdammt, sie zu wiederholen.

Eltern, die Angst vor der Zukunft haben, werden sich wahrscheinlich um die Bedürfnisse der nächsten Generation nicht kümmern. Moderne Eltern, die emotional distanziert und entfremdet sind, aber ihre Kinder gleichzeitig verwöhnen und ihnen zu viel durchgehen lassen, sind voraussichtlich Kandidaten, die zukünftige Borderline-Persönlichkeiten formen.

Der Dschungel zwischenmenschlicher Beziehungen

Die größten sozialen Veränderungen während der letzten sechzig Jahre fanden wahrscheinlich im Bereich der sexuellen Moral, Rollen und Praktiken statt – angefangen bei der unterdrückten Sexualität der 1950er-Jahre hin zu den Trends der »freien Liebe« und »wilden Ehe« der sexuellen Revolution der 1960er-Jahre, zu der großen sexuellen Neubewertung in den 1980er-Jahren (die größtenteils aus der Angst vor Aids und anderen sexuell übertragbaren Krankheiten erwuchs) bis hin zur LGBTQ-Bewegung während der letzten Jahrzehnte. Die enorme Ausbreitung von Dating- und Partner-Websites und sozialen Medien hat das Knüpfen von persönlichen Kontakten so leicht gemacht, dass die alte, konventionelle Kneipe immer mehr an Bedeutung verliert. Harmlose – oder illegale – romantische oder sexuelle Beziehungen können heute mit ein paar Mausklicks oder einer SMS initiiert werden. Ob der Cyberspace die Welt zwischenmenschlicher Beziehungen »zivilisiert« oder in einen noch gefährlicheren Dschungel verwandelt hat, bleibt abzuwarten.

Aufgrund dieser und anderer gesellschaftlicher Kräfte ist es zunehmend schwierig geworden, tiefe und andauernde Freundschaften, Liebesbeziehungen und Ehen aufzubauen und zu pflegen. Sechzig Prozent der Ehen von Paaren im Alter von zwanzig bis 25 Jahren enden mit einer Scheidung. Bei den über 25-Jährigen beträgt die Zahl fünfzig Prozent. (Diese Zahlen sind von 2008 bis 2016 etwas zurückgegangen, doch dieser Rückgang kann weniger und späteren Eheschließungen unter den Millenials zugeschrieben werden.)[135] [136] Bereits 1982 bemerkte Lasch: »Da das soziale Leben immer kriegerischer und barbarischer wird, nehmen persönliche Beziehungen, die angeblich Erleichterung von solchen Zuständen versprechen, den Charakter von Kampf an.«[137]

Ironischerweise sind Borderline-Persönlichkeiten für diese Art Kampf wahrscheinlich gut gerüstet. Das Bedürfnis des narzisstischen Mannes zu beherrschen und idealisiert zu werden, passt gut zum ambivalenten Bedürfnis der Borderline-Frau, die kontrolliert und bestraft werden will. Manche Borderline-Frauen heiraten jung, um dem Chaos des Familienlebens zu Hause zu entkommen, wie wir bei Lisa zu Beginn dieses Kapitels gesehen haben. Sie klammern sich an einen herrschsüchtigen Ehemann, mit dem sie die giftige Atmosphäre des Elternhauses wiedererweckt. Beide gehen möglicherweise ein sadomasochistisches Paarverhältnis ein, etwa nach dem Muster: »Ich hau dir gleich eine runter!« – »Danke, das habe ich gebraucht«. Weniger typisch, aber dennoch häufig ist die Umkehrung dieser Rollen, wobei ein Borderline-Mann mit einer narzisstischen Partnerin zusammen ist.

Masochismus ist eine herausragende Charaktereigenschaft von Borderline-Beziehungen. Abhängigkeit zusammen mit Schmerz führt zum populären Refrain, dass Liebe wehtut. In ihrer Kindheit hat die Borderline-Persönlichkeit oft Schmerz und Verwirrung erfahren, wenn sie versuchte, eine reifende Beziehung zu ihrer Mutter oder Bezugsperson aufzubauen. Später erneuern andere Partner – der Ehepartner, Freund, Lehrer, Arbeitgeber, Pastor, Arzt – diese frühe Verwirrung. Kritik oder Missbrauch bestärken das Selbstbild der Borderline-Persönlichkeit, wertlos zu sein, besonders stark. In Lisas späteren Beziehungen mit ihrem Mann und mit Betreuern am College wiederholen sich beispielsweise die tiefen Gefühle von Wertlosigkeit, die ihr durch die ständige Kritik ihres Vaters eingegeben worden waren.

Bisweilen verwandelt sich das masochistische Leiden der Borderline-Persönlichkeit in Sadismus.

Manchmal ermutigte Ann ihren Mann Larry zum Trinken, obwohl sie wusste, dass er ein Alkoholproblem hatte. Dann fing sie Streit an, obwohl sie sich Larrys Neigung zur Gewalt bewusst war, wenn er getrunken hatte. Wenn er sie geschlagen hatte, trug Ann ihre Blutergüsse wie Kriegsmedaillen zur Schau und erinnerte Larry damit immer an seine Gewalttätigkeit. Sie bestand darauf, mit ihm in die Öffentlichkeit zu gehen, wo sie ihre Verletzungen als »Unfälle« erklärte und sagte, sie sei »gegen die Tür gelaufen«. Nach einem solchen Vorfall zeigte Larry tiefes Bedauern und fühlte sich erniedrigt, während Ann sich als geduldige Märtyrerin hinstellte. Auf diese Weise benutzte Ann die Prügel, die sie bezog, um von Larry Bestrafung einzufordern. Die Frage, wer das wirkliche Opfer in dieser Beziehung war, lässt sich schwer beantworten.

Selbst wenn eine Beziehung scheinbar gestört ist, kommt jemand, der unter der Borderline-Persönlichkeitsstörung leidet, zurück, um weiter bestraft zu werden, weil er fühlt, dass er es nicht besser verdient. Bestrafung ist ihm bekannt und daher angenehm und lässt sich leichter handhaben als die schreckliche Aussicht auf Einsamkeit oder einen anderen Partner.

Das typische Szenario moderner sozialer Beziehungen ist das Muster des »überschneidenden Geliebten« – das Bedürfnis, eine neue Beziehung einzugehen, bevor die aktuelle beendet wird. Die Borderline-Persönlichkeitsstörung ist ein Beispiel für dieses ständige Bedürfnis nach Partnerschaft: Der Betroffene durchklettert ein Gerüst von Beziehungen und kann die letzte Stange erst loslassen, wenn er die nächste ergriffen hat. Daher verlässt er den gegenwärtigen, misshandelnden Partner erst, wenn ein neuer »weißer Ritter« zumindest am Horizont erkennbar ist.

Zeiten entspannter sozialer und sexueller Moral und weniger stark strukturierter romantischer Beziehungen (wie gegen Ende der 1960er- und zu Beginn der 1970er-Jahre) sind für die Borderline-Persönlichkeit schwieriger zu handhaben. Größere Freiheit und fehlende Struktur sind paradoxerweise wie ein Gefängnis für die Borderline-Persönlichkeit, die stark benachteiligt ist, sich ein eigenes Wertesystem zu schaffen. Umgekehrt kann die Zeit des sexuellen Rückzugs Ende der 1980er-Jahre (der teilweise auf Aids zurückzuführen ist) ironischerweise für die Borderline-Persönlichkeit therapeutisch hilfreich sein. Soziale Ängste zwingen strenge Grenzen auf, die nur unter der Gefahr großen körperlichen Schadens übertreten werden können. Impulsivität und Promiskuität haben jetzt schwere Konsequenzen in der Form von sexuell übertragbaren Krankheiten, gewalttätigen sexuellen Abweichungen und Ähnlichem zur Folge. Diese äußere Struktur kann helfen, den Betroffenen vor seiner Selbstzerstörung zu schützen.

Änderungen der geschlechtlichen Rollenmuster

Zu Anfang des letzten Jahrhunderts gab es viel weniger soziale Rollen, sie waren klarer umrissen und ließen sich leichter miteinander verbinden. Die Mutter blieb zu Hause, sie arbeitete im Haushalt und kümmerte sich um die Kinder. Interessen an der Außenwelt, beispielsweise Aufgaben in der Schule, Hobbys und die Arbeit in Wohltätigkeitsorganisationen, entstanden auf natürliche Weise aus diesen Pflichten. Der Beruf des Vaters und Arbeiten in der Gemeinde ließen sich ebenfalls gut miteinander kombinieren. Zusammen ergänzten sich ihre Rollen harmonisch.

Die Komplexität der modernen Gesellschaft diktiert jedoch, dass der Einzelne eine Überfülle an sozialen Rollen entwickelt, von denen viele nicht so leicht zusammenpassen. Die berufstätige Mutter beispielsweise hat zwei bestimmte Rollen und muss sich abkämpfen, um beiden gerecht zu werden. Die Interessenpolitik der meisten Arbeitgeber macht es erforderlich, dass die berufstätige Mutter Zuhause und Arbeitsplatz trennt. Daher haben viele Mütter Schuldgefühle oder befinden sich in einer schwierigen

Lage, wenn Probleme in einem Bereich Auswirkungen auf den anderen haben.

Auch für den berufstätigen Vater sind die Rollen im Berufsleben und zu Hause aufgeteilt. Er ist nicht mehr der Besitzer des örtlichen Lebensmittelladens, der über dem Geschäft wohnt. Wahrscheinlich arbeitet er stattdessen in ziemlich großer Entfernung von seinem Zuhause und hat viel weniger Zeit, bei der Familie zu sein. Zudem nimmt der moderne Vater viel stärkeren Anteil an den Aufgaben in der Familie.

Die Rollenmuster, die sich während der letzten Jahrzehnte so stark verändert haben, sind von zentraler Bedeutung dafür, warum Borderline-Persönlichkeitsstörungen besonders unter Frauen vorherrschen. In der Vergangenheit hatte eine Frau im Wesentlichen eine Lebensaufgabe: zu heiraten (meistens um die zwanzig herum), Kinder zu bekommen, zu Hause zu bleiben, um diese Kinder zu erziehen, und jeglichen Ehrgeiz, selbst berufstätig zu sein, zu unterdrücken. Heute steht eine junge Frau im Gegensatz dazu vor einer verwirrenden Ansammlung von Rollenmodellen und Erwartungen – angefangen bei der alleinstehenden Karrierefrau über die verheiratete Karrierefrau und die traditionelle, erziehende Mutter bis hin zur »Supermutter«, die versucht, Ehe, Karriere und Kinder erfolgreich unter einen Hut zu bringen.

Natürlich haben auch die Männer neue Rollen und Erwartungen, aber sie sind keinesfalls so weitreichend wie die der Frauen, auch besteht dieser große Widerspruch nicht. Frühere Generationen betrachteten den Vater, der sich frei nahm, um seiner Tochter bei einem Volleyballspiel zuzuschauen, als jemanden, der sich davor drückt, für seine Familie zu sorgen. Heute wird von den Männern erwartet, dass sie sensibler und offener sind und größeren Anteil an der Kindererziehung nehmen als früher. Dennoch passen diese Eigenschaften und Verantwortungen meistens zur allgemeinen Rolle des »Versorgers« oder »Mitversorgers«. Selten findet man einen Mann, der seinen beruflichen Ehrgeiz aufgibt, um die Rolle des »Hausmannes« zu übernehmen – auch wird dies üblicherweise nicht von ihm erwartet.

Männer müssen sich während der Entwicklung von Beziehungen und in der Ehe weniger anpassen. Umzüge werden beispielsweise meistens durch die Karriere des Mannes diktiert, da er oft der Hauptverdiener ist. In der Zeit von Schwangerschaft, Geburt und Kindererziehung treten im Alltag des Mannes wenig Veränderungen auf.

Die Frau erträgt nicht nur die körperlichen Anforderungen von Schwangerschaft und Geburt, sie ist es auch, die bei der Geburt eine berufliche Pause einlegen und den Übergang zurück in den Beruf schaffen oder ihre Karriere ganz aufgeben muss. Und dennoch übernimmt die Frau meistens den Hauptanteil an den Hausarbeiten, wenn beide Partner berufstätig sind, auch wenn dies nicht offen so ausgesprochen wird. Sie ist es, die normalerweise ihre Pläne ändert, um sich um ein krankes Kind zu kümmern oder auf einen Handwerker zu warten.

Obwohl die Frauen erfolgreich gekämpft haben, um größere soziale und berufliche Möglichkeiten zu erreichen, mussten sie dafür einen hohen Preis zahlen. Es wird zwar weitgehend akzeptiert, dass Frauen eine ausgezeichnete Mutter und gleichzeitig berufstätig sein können (und in vielen Haushalten sogar berufstätig sein müssen), dennoch können »traditionelle« Erwartungen Druck erzeugen und zwar in der Form von qualvollen Lebensentscheidungen im Bereich Karriere, Familie und Kinder, Belastungen der Beziehungen zu Mann und Kindern, Stress, der aus diesen Entscheidungen resultiert, und Verwirrung über das eigene Leben und die Lebensziele. Aus dieser Perspektive ist es verständlich, dass Frauen Borderline-Persönlichkeitsstörungen gegenüber anfälliger sind, denn bei dieser Störung sind Identitäts- und Rollenverwirrung zentrale Bestandteile.

Eine große Veränderung am eigentlichen Konzept der »Ehe« hat zu dieser Verwirrung weiter beigetragen. Die traditionelle jüdisch-christliche Norm der Eheschließung zwischen einem Mann und einer Frau wurde während der letzten zwanzig Jahre in erheblichem Maß infrage gestellt – nicht nur in religiösen Diskussionen, sondern auch im politischen und gesellschaftlichen Leben. Im Jahr 2004 waren die US-Amerikaner im Verhältnis von sechzig zu 31 Prozent gegen die gleichgeschlechtliche Ehe, doch 2019 hat sich die öffentliche Meinung völlig gewandelt: die Mehrheit der Amerikaner (61 Prozent) befürworten die gleichgeschlechtliche Ehe, während 31 Prozent dagegen sind.[138] Verbote der gleichgeschlechtlichen Ehe in 13 US-Staaten wurden 2015 vom Obersten Gerichtshof in dessen Urteil (Obergefell v. Hodges) als verfassungswidrig erklärt, eine Entscheidung, die die öffentliche Meinung widerspiegelt.

Die Anerkennung und Legalisierung der gleichgeschlechtlichen Ehe haben die öffentliche Debatte jedoch angeheizt, statt sie zu entschärfen: Homosexualität im Allgemeinen und die gleichgeschlechtliche Ehe im Besonderen haben sich bei der extremen Polarisierung des Landes zu zentralen Themen entwickelt.

Sexuelle Orientierung und Borderline

Die sexuelle Orientierung kann ebenfalls zu Rollenverwirrung der Borderline-Persönlichkeit beitragen. Jahrhundertelang war Homosexualität abhängig von der jeweiligen Gesellschaft und Ära ein kontroverses, ja explosives Thema, das das gesamte Spektrum von Akzeptanz über kleine Sünde bis hin zur Verdammung und Illegalität und Verbot unter Todesstrafe durchlief. Noch in den 1980er-Jahren galt Homosexualität als psychiatrische Erkrankung, bis das *Diagnostic and Statistical Manual* 1987 alle Referenzen darauf entfernte (DSM-III-R).

Parallel zu diesen gesellschaftlichen Turbulenzen ist die Entscheidung für schwule, lesbische oder transgender Menschen, sich zu »outen«, in der Regel mit Angst vor möglichen schweren Sanktionen durch die Gesellschaft und/oder Familie behaftet. Doch der gesellschaftliche Kontext hat sich geändert. Neueren Umfragen zufolge bezeichnen sich sieben Prozent der Millennials als homosexuell, während es 2011 nur 3,5 Prozent waren.[139]

Als ein Kriterium der BPS-Diagnose ist die Identitätsverwirrung stets von besonderem Interesse. Durch die LGBTQ-Bewegung ist das Verständnis dessen, was Männlichkeit oder Weiblichkeit ausmacht, vieldeutiger geworden. Bisweilen werden Forderungen laut, die Pronomen, welche die Betreffenden beschreiben, zu verändern. Wörter wie »ihn« oder »ihr« werden abgelehnt; stattdessen wird die Identifizierung durch die geschlechtsneutrale Pluralform »ihnen« bevorzugt. Die zunehmende Mehrdeutigkeit im Hinblick auf Identität und Sexualität und dessen, was als »normal« gilt, ist für die Borderline-Persönlichkeit besonders bedeutungsvoll. Die zunehmend erbitterte Debatte zwischen bibeltreuen Konservativen und religiösen Organisationen und liberalen LGBQT-Anhängern und Abtreibungsbefürwortern sorgt bei der Borderline-Persönlichkeit, die noch auf der Suche nach einem dauerhaften Identitätssinn und der Entwicklung stabiler Beziehungen ist, für Angst.

Familien- und Erziehungsmuster

Seit dem Ende des Zweiten Weltkriegs hat unsere Gesellschaft auffällige Veränderungen in den Familien- und Erziehungsmustern erfahren:

- Die Kleinfamilie hat stetig abgenommen. Schätzungsweise verbrachte die Hälfte der amerikanischen Kinder, die in den 1990er-Jahren geboren wurden, einen Teil ihrer Kindheit in einer Familie mit nur einem Elternteil, was größtenteils auf Ehescheidungen zurückzuführen ist.[140] Dem statistischen Bundesamt der USA zufolge fiel zwischen 1960 und 2016 der Prozentsatz der Kinder, die mit zwei Elternteilen zusammenlebten, von 88 auf 69 Prozent, und in sechs Prozent dieser Haushalte waren die Eltern nicht verheiratet. Im selben Zeitraum verdreifachte sich die Anzahl von Kindern, die nur mit ihrer Mutter zusammenlebten, von acht auf 23 Prozent. Im Jahr 2016 lebten vier Prozent der Kinder nur mit ihrem Vater zusammen.[141] Eine neuere Pew Research-Studie bestätigte, dass 23 Prozent der Kinder unter 18 Jahren in den USA nur mit einem Elternteil zusammenlebten, während der Prozentsatz in der übrigen Welt sieben Prozent beträgt.[142]
- Alternative Familienstrukturen (beispielsweise Patchworkfamilien, in denen sich ein alleinerziehender Elternteil mit Kindern mit einem anderen alleinerziehenden Elternteil zusammentut, um eine neue Familieneinheit zu bilden) haben dazu geführt, dass viele Kinder nicht mehr von ihren leiblichen Eltern erzogen werden. Unter anderem aufgrund der größeren geografischen Mobilität gibt es die traditionelle erweiterte Familie, in der Großeltern, Geschwister, Cousins und andere Verwandte in der Nähe leben, fast nicht mehr, sodass die Kleinfamilie nahezu ohne jede weitere familiäre Unterstützung zurechtkommen muss.
- Die Zahl der Frauen, die berufstätig sind, ist stark angestiegen. Vierzig Prozent der berufstätigen Frauen sind Mütter von Kindern unter 18 Jahren. 71 Prozent aller alleinerziehenden Mütter sind berufstätig.[143]

- Die zunehmende Berufstätigkeit der Frauen führt dazu, dass immer mehr Kinder in den unterschiedlichsten Tageseinrichtungen betreut werden – und dies zu einem immer frühzeitigeren Zeitpunkt in ihrem Leben. Die Zahl der Kinder in derartigen Tageseinrichtungen ist in den 1980er-Jahren um 45 Prozent gestiegen.[144]
- Zahlreiche Hinweise belegen eindeutig, dass Kindesvernachlässigung sowie körperlicher und sexueller Missbrauch von Kindern während der letzten Jahre des 20. Jahrhunderts beträchtlich zugenommen hat.[145]

Wie sehen die psychischen Auswirkungen für Eltern und Kinder durch diese Veränderungen in der Kinderbetreuung aus? Psychiater und Fachleute für Entwicklungsfragen sind sich im Allgemeinen einig, dass Kinder, die mit familiärer Unruhe, Instabilität oder Missbrauch aufwachsen, ein viel größeres Risiko laufen, in der Jugend oder im Erwachsenenalter unter emotionalen oder psychischen Problemen zu leiden. Zudem sind Eltern unter derartigen Umständen viel eher in Gefahr, Stress, Schuldgefühle, Depressionen oder ein niedriges Selbstwertgefühl zu entwickeln – alles Merkmale, die mit Borderline-Persönlichkeitsstörungen in Verbindung stehen.

Man möge uns nicht missverstehen: Wir wollen damit nicht sagen, dass grundsätzlich Alleinerziehende oder Haushalte mit zwei berufstätigen Eltern in irgendeiner Weise der traditionellen Kleinfamilie unterlegen sind und psychische Erkrankungen fördern – es gibt keine Beweise, die dies untermauern.[146] Tatsächlich besteht nur eine Minderheit der amerikanischen Haushalte heute aus der traditionellen Kleinfamilie mit zwei Elternteilen, und nur ein Drittel der Amerikaner leben in einer solchen Familienstruktur. Millionen von Eltern in anderen familiären Situationen sind durchaus in der Lage, mit dem emotionalen und finanziellen Stress einer

Scheidung umzugehen und tun dies mit Erfolg. Dasselbe gilt für den Wunsch der Eltern, berufstätig sein und einer Karriere nachgehen zu wollen, auch in den Fällen, in denen dies einfach aus wirtschaftlicher Notwendigkeit geschieht.

Tatsächlich ist ein Haushalt mit einem Elternteil oder einer mit zwei berufstätigen Elternteilen oft sogar eine Verbesserung gegenüber der unglücklichen, turbulenten Situation, die (zum Beispiel vor einer Scheidung oder unter schlechten wirtschaftlichen Bedingungen) bestanden hat. Es gibt auch keine Beweise dafür, dass die vermehrte Kindertagesbetreuung zu einer Zunahme psychischer Erkrankungen oder Kindesmisshandlungen geführt hat. Dennoch bleibt das Angebot günstiger, qualitätsvoller Tagesbetreuung zur Unterstützung berufstätiger Eltern hinter dem Bedarf von Haushalten, in denen beide Eltern berufstätig sind, nach wie vor zurück.

Wir halten es auf jeden Fall für ratsam, dass Eltern und Kinder den damit möglicherweise einhergehenden Stress vorhersehen und Fähigkeiten zum Umgang mit diesem Stress entwickeln sollten, beispielsweise durch das Lesen entsprechender Literatur, Beratung/Therapie oder den Austausch mit Angehörigen und Freunden.

Kindesmisshandlungen und Vernachlässigung: Zerstörer des Vertrauens

Kindesmisshandlungen und Vernachlässigung werden immer erkennbarer zu gravierenden Problemen. 2007 waren etwa 5,8 Millionen Kinder in den USA von etwa 3,2 Millionen Anzeigen von Kindesmisshandlungen betroffen.[147] Einige Untersuchungen schätzen, dass 25 Prozent der Mädchen bis zum Erreichen des Erwachsenenalters irgendeine Form des sexuellen Missbrauchs erfahren (durch die Eltern oder andere Personen).[148]

Zu den Merkmalen bei körperlich misshandelten Kindern im Vorschulalter zählen: Hemmungen, Depressionen, Bindungsschwierigkeiten, Verhaltensprobleme (beispielsweise Hyperaktivität und schwere Wutanfälle), schlechte Impulskontrolle, Aggressivität und Probleme im Umgang mit Gleichaltrigen.

Wie schon John Lennon erklärte, führt Gewalt zu Gewalt,[149] und dies trifft besonders im Fall von misshandelten Kindern zu. Da Menschen, die misshandelt werden, selbst oft zu Misshandelnden werden, kann sich dieses Problem über viele Jahrzehnte und Generationen fortpflanzen. Tatsächlich misshandeln etwa dreißig Prozent von misshandelten und vernachlässigten Kindern später ihre eigenen Kinder und setzen damit den Teufelskreis fort.[150]

Die Häufigkeit von Missbrauch oder Vernachlässigung unter von Borderline Betroffenen ist hoch genug, um als Faktor zu gelten, der Borderline-Persönlichkeitsstörungen von anderen Persönlichkeitsstörungen trennt. Verbaler oder psychischer Missbrauch ist die häufigste Form, gefolgt von körperlichem und schließlich sexuellem Missbrauch. Körperlicher und sexueller Missbrauch mag dramatischer wirken, aber das emotional missbrauchte Kind kann unter einem völligen Verlust der Selbstachtung leiden.

Der emotionale Missbrauch bei Kindern kann sich in verschiedenen Formen ausdrücken:

- *Erniedrigung*: die ständige Abwertung der Leistungen des Kindes und die Überbewertung eines unangemessenen Verhaltens. Nach einer Weile ist das Kind überzeugt davon, dass es wirklich schlecht oder wertlos ist.
- *Unerreichbarkeit/Vernachlässigung*: Emotional abwesende Eltern zeigen wenig Interesse an der Entwicklung des Kindes und geben ihm keine Zuneigung, wenn es sie braucht.
- *Herrschaft*: extreme Drohungen, um das Verhalten des Kindes zu kontrollieren. Einige Fachleute für kindliche Ent-

> wicklung haben diese Form des Missbrauchs mit den Techniken verglichen, mit denen Terroristen ihre Gefangenen einer Gehirnwäsche unterziehen.[151]

Aus Lisas Geschichte wissen wir, dass sie wahrscheinlich unter all diesen Formen emotionalen Missbrauchs litt: Ihr Vater bläute ihr ständig ein, dass sie »nicht gut genug« war. Lisas Mutter trat kaum für ihre Tochter ein und fügte sich bei fast allen wichtigen Entscheidungen immer ihrem Ehemann. Und Lisa empfand die zahlreichen Umzüge der Familie wie »Entführungen«.

Das Muster des vernachlässigten Kindes, wie es vom Psychologen Hugh Missildine beschrieben wird, spiegelt das Dilemma von Borderlinern im späteren Leben wider. Missildine beschreibt, dass Vernachlässigung die Betroffenen dazu veranlasse, immer wieder aufs Neue bei jemandem anderen danach zu suchen, was Ihnen fehle. Stets fühlten sich die Betroffenen unruhig und ängstlich, da sie dies niemals finden würden. Allein ihre unruhige und impulsive Suche rufe aber in ihnen die Illusion hervor, ein Gefühlsleben zu haben. Deshalb würden sie unter Umständen zum Beispiel eine Verlobung eingehen und gleichzeitig mit anderen Partnern sexuelle Beziehungen unterhalten. Da ihr Bedürfnis nach Zuneigung sehr groß sei, ziehe sie jeder an, der ihnen Bewunderung und Respekt entgegenbringe, und sie gingen wahllos Beziehungen ein.[152]

Was wir bisher von den Wurzeln der Borderline-Persönlichkeitsstörung verstehen (siehe das Kapitel »Die Wurzeln des Borderline-Syndroms«), führt zu der Folgerung, dass Misshandlungen, Vernachlässigung oder längere Trennungen in der frühen Kindheit dafür verantwortlich sind, dass sich in dem entwickelnden Kind nur schwer Vertrauen ausbilden kann. Selbstachtung und Autonomie bleiben unterentwickelt. Die Fähigkeit, mit Trennungen fertig zu werden und eine Identität zu formen, entwickelt sich nicht normal. Auf dem Weg zum Erwachsenwerden wiederholen misshandelte Kinder wahrscheinlich frustrierende Beziehungen mit anderen. Schmerz und Bestrafung werden mit Nähe assoziiert – schließlich glauben sie, dass »Liebe wehtut«. Wenn ein Kind oder Jugendlicher mit Borderline-Personalität älter wird, kann Selbstverletzung zum Ersatz für den misshandelnden Elternteil werden.

Scheidungswaisen: Der Vater verschwindet

Aufgrund der hohen Scheidungsraten wachsen immer mehr Kinder ohne die körperliche und/oder emotionale Gegenwart ihres Vaters auf. Da die Gerichte die Kinder meistens der Mutter zusprechen, steht diese der großen Mehrzahl alleinerziehender Haushalte vor. Selbst in Fällen, in denen beide Eltern das Sorgerecht haben oder liberale Besuchszeiten festgelegt werden, tritt der Vater nach wie vor bei der Erziehung des Kindes immer mehr in den Hintergrund, da er wahrscheinlich nach der Scheidung eher wieder heiratet und eine neue Familie gründet.

Durch den neuen Trend in der Kindererziehung hin zur größeren Teilung der elterlichen Verantwortung zwischen Vater und Mutter wird eine Scheidung für das Kind sogar schlimmer. Die Zuwendung von beiden Eltern ist für Kinder ganz klar von Vorteil, aber sie verlieren auch mehr, wenn die Ehe in die Brüche geht. Dies ist besonders dann der Fall, wenn dieser Bruch während der frühen Entwicklungsjahre des Kindes auftritt, wenn es noch einige wichtige Entwicklungsstufen vor sich hat.

Untersuchungen zu Auswirkungen von Ehescheidungen zeigen, dass Kinder im Vorschulalter auf die Angst vor dem Verlassenwerden meist mit starker Bestürzung, Bedürftigkeit, Regression und akuter Trennungsangst reagieren.[153] Eine beträchtliche Zahl ist depressiv[154] oder zeigt in späteren Entwicklungsstufen in der Kindheit antisoziales Verhalten.[155] Tatsächlich ist es nicht nur wahrscheinlicher, dass Jugendliche, die in einer Einelternfamilie leben, Selbstmord begehen, sondern auch wahrscheinlicher, dass sie im Vergleich zu Gleichaltrigen, die in intakten Familien leben, unter psychischen Störungen leiden.[156]

Während einer Trennung und Scheidung nimmt das Bedürfnis des Kindes nach körperlicher Nähe zu. So ist es für ein Kleinkind zur Zeit der Trennung typisch, dass es den Elternteil bittet, bei ihm im Bett schlafen zu dürfen. Wenn diese Praxis fortgesetzt wird und schließlich auch für den Elternteil zu einem Bedürfnis wird, kann das kindliche Gefühl von Autonomie und körperlicher Integrität bedroht werden. In Kombination mit Einsamkeit und der schweren narzisstischen Verletzung durch die Scheidung besteht bei einigen Kindern das große Risiko, dass es zu einem Entwicklungsstillstand kommt, oder, wenn das Bedürfnis nach Zuneigung und Anerkennung zu heftig wird, zu sexuellem Missbrauch. Der Vater, der von der Familie getrennt lebt, fordert möglicherweise, mehr Zeit mit dem Kind zu verbringen, um seine eigenen Gefühle von Einsamkeit und Verlust ertragen zu können. Wird das Kind zum Blitzableiter für den Unmut und die Verbitterung des Vaters, kann sich das Risiko des kindlichen Missbrauchs erhöhen.

Wenn Eltern sich trennen, wird das Kind in vielen Fällen zum Pfand in einem zerstörerischen Kampf zwischen den Eltern. David, ein geschiedener Vater, der sein Besuchsrecht die meiste Zeit über ignorierte, forderte immer dann, wenn er wütend auf die Mutter war, dass seine Tochter mehr Zeit bei ihm verbringen solle. Diese Besuche waren für das Kind, für den Vater und seine neue Familie meistens unangenehm, wurden aber dennoch als Bestrafung für die ehemalige Ehefrau eingesetzt, die sich gegenüber seinen Forderungen schuldig und machtlos fühlte. Robert dagegen wurde in die Konflikte zwischen den geschiedenen Eltern hineingezogen, weil die Mutter den Vater regelmäßig zu höheren Unterhaltszahlungen verpflichtete. Bestechungsversuche mit Geschenken oder die Drohung, die Unterstützung für Schul- oder Haushaltszahlungen einzustellen, werden häufig als Waffen zwischen sich bekämpfenden Eltern eingesetzt. Sie wirken für die Kinder jedoch meistens schlimmer als für die Eltern.

Kinder werden sogar in die Kämpfe vor Gericht hineingezogen und gezwungen, gegen ihre Eltern auszusagen. In solchen Situationen können weder die Eltern noch das Gericht oder das Jugendamt das Kind schützen. Es erfährt entweder ein Gefühl von überwältigender Hilflosigkeit (die Konflikte werden trotz seiner Anstrengungen nicht beendet) oder von berauschender Macht (seine Zeugenaussage kontrolliert den Kampf zwischen den Eltern). Das Kind ist in dieser Notlage möglicherweise außer sich vor Wut und hat trotzdem Angst, dass es von allen verlassen werden könnte. All diese Umstände sind fruchtbarer Boden für die Entwicklung der Borderline-Pathologie.

Neben Scheidungen haben in den vergangenen Jahrzehnten auch andere einflussreiche gesellschaftliche Kräfte zum »Syndrom des abwesenden Vaters« beigetragen. Das gilt vor allem für Soldaten, die an Kampfeinsätzen teilnahmen. Viele dieser Väter waren nicht nur während eines wichtigen Teils der Entwicklung ihrer Kinder abwesend, sondern entwickelten auch eine posttraumatische Belastungsstörung, die die Entwicklung ihrer Kinder ebenfalls beeinflusste.[157] Viele amerikanische Veteranen sind durch Selbstmord, Mord oder Autounfall (wobei es sich in den meisten Fällen um Unfälle mit einem Autoinsassen handelte) gewaltsam zu Tode gekommen. Der US-Armee zufolge unternahmen 2007 fünf Soldaten pro Tag einen Suizidversuch, im Vergleich zu weniger als einem pro Tag vor dem Krieg.[158]

Auch die Kinder von Überlebenden des Holocausts haben oft schwere emotionale Schwierigkeiten, die in dem massiven psychischen Trauma der Eltern verwurzelt sind.[159]

Das Syndrom des abwesenden Vaters kann zu Krankheiten führen. In Familien, die durch Scheidung oder Tod auseinandergerissen wurden, versucht die Mutter zu kompensieren, indem sie zur »idealen« Mutter wird und sich um jeden Aspekt im Leben ihres Kindes kümmert. Natürlich hat das Kind dann nur begrenzte Möglichkeiten, eine eigene Identität zu entwickeln. Ohne den Puffer durch den anderen Elternteil kann die Mutter-Kind-Verbindung zu eng werden, sodass keine gesunde Ablösung zustande kommt.

Obwohl die Mutter häufig versucht, den fehlenden Vater zu ersetzen, ist es in vielen Fällen das Kind, das den abwesenden Vater zu ersetzen sucht. Durch das Nichtvorhandensein des Vaters wird die symbiotische Intensität der Bindung an die Mutter stark vergrößert. Das Kind idealisiert die Mutter und will ihr immer gefallen. Von Elternseite aus kann ebenfalls eine Abhängigkeit von dem Kind bestehen. Diese kann sein Wachstum und seine Individuation behindern, sodass hier die Wurzeln für die Borderline-Persönlichkeitsstörung gelegt werden.

Moderne Praktiken in der Kindererziehung

Die modernen Praktiken in der Kindererziehung, in denen traditionelle Elternfunktionen auf Institutionen außerhalb der Familie übertragen werden – Schule, Massenmedien, Industrie –, haben die Eltern-Kind-Beziehung stark verändert. Der elterliche »Instinkt« wurde durch das Vertrauen auf Bücher und Fachleute für Kindererziehung verdrängt. Die Kindererziehung steht in vielen Haushalten im Hintergrund, da beide Eltern im Beruf gefordert sind. »Qualitätszeit« wird aufgrund von Schuldgefühlen zu einem beschönigenden Ausdruck für »nicht genug Zeit«. Viele Eltern versuchen dies wiedergutzumachen, indem sie viel Aufmerksamkeit auf die praktischen Bedürfnisse und die Freizeitinteressen des

Kindes richten, aber dadurch nicht mehr echte Wärme geben. Narzisstische Eltern nehmen ihre Kinder als Erweiterungen ihrer selbst wahr oder als Objekte/Besitztümer, nicht jedoch als eigenständige Menschen. Dadurch erstickt das Kind in emotional distanzierter Aufmerksamkeit, was zu einem übertriebenen Gefühl der eigenen Bedeutung führt, zu zurückgebildeten Abwehrmechanismen und zu einem Verlust des Ichgefühls.

Geografische Mobilität: Wo ist das Zuhause?

Wir ziehen mehr als je zuvor um. Größere geografische Mobilität kann dem Kind große Vorteile bringen, aber auch Wurzellosigkeit befördern. Einige Wissenschaftler haben herausgefunden, dass Kinder, die häufig umziehen und immer nur für kurze Zeit an einem Ort bleiben, verwirrte Antworten oder überhaupt keine Antwort auf die einfache Frage nach dem Zuhause geben.

Da starke Mobilität normalerweise in Zusammenhang mit einem karriereorientierten Lebensstil und beruflichen Anforderungen steht, arbeitet ein Elternteil oder beide in mobilen Familien relativ lange und ist daher für die Kinder weniger erreichbar. Die Kinder haben nur wenige Konstanten in ihrer Umgebung, die ihnen in ihrer Entwicklung Halt geben, und die Mobilität ist eine weitere zerstörerische Kraft – die Welt wird zu einer Menagerie wechselnder Orte und Gesichter. Solche Kinder können gelangweilt und einsam aufwachsen und nach ständiger Anregung suchen. Da sie stetig gezwungen sind, sich neuen Situationen und Menschen anzupassen, können sie das stabile Ichgefühl verlieren, das durch eine feste Verankerung in der Gemeinschaft aufgebaut wird. Obwohl sie ein sehr angenehmes Sozialverhalten zeigen, haben sie wie Lisa das Gefühl, dies nur vorzugeben.

Mit wachsender geografischer Mobilität wird die Stabilität der Nachbarschaft, der Schulsysteme, der Kirche und ziviler Einrichtungen und Freundschaften geschwächt. Traditionelle Verbindungen gehen verloren. Etwa 44 Prozent der Amerikaner geben eine andere Religion als die, mit der sie aufgewachsen sind, als ihre Religionszugehörigkeit an.[160] Generationen sind durch große Entfernungen voneinander getrennt, und die erweiterte Familie, die früher emotionale Unterstützung und Hilfe geboten hat, ist nicht mehr vorhanden. Kinder wachsen auf, ohne ihre Großeltern, Tanten, Onkel und Cousins zu kennen, sodass ihnen eine starke Verbindung zur Vergangenheit und eine Quelle der Liebe und Wärme für gesundes emotionales Wachstum fehlt.

Der Aufstieg der unechten Familie

In unserer auseinanderbrechenden Gesellschaft mit ihren Ehescheidungen und Familienauflösungen ist es kein Zufall, dass das letzte Jahrzehnt zum Aufstieg der »unechten Familie« oder virtuellen Gemeinschaft geführt hat, die die realen Gemeinschaften der Vergangenheit ersetzt. Diese Sehnsucht nach »Stammeszugehörigkeit« manifestiert sich auf vielfältige Weise: Fußballfans identifizieren sich mit ihrem Verein, Millionen warten jede Woche stundenlang, um für ihren Superstar zu stimmen und damit Mitglieder einer größeren Gruppe mit einem »gemeinsamen« Zweck zu sein, und Millionen junger Menschen werden Mitglied bei Facebook, Instagram, YouTube, Snapchat und Twitter, um an einem gewaltigen elektronischen sozialen Netzwerk teilzunehmen. Vor sechzig Jahren bezeichnete Kurt Vonnegut in seinem Roman *Katzenwiege* solche »Verbindungen« scherzhaft (aber prophetisch) als »Granfalloon« – eine Gruppe von Menschen, die eine gemeinsame Identität oder Absicht haben, deren gemeinsame Verbindung jedoch bedeutungslos ist. Der Autor offerierte zwei Beispiele: die Töchter der Amerikanischen Revolution und die General Electric Company.[161] Wenn Vonnegut den Roman heute schriebe, könnten die Beispiele durchaus durch breite Teilnehmerkreise von Facebook oder Twitter ersetzt werden.

Seit 2003 sind soziale Netzwerk-Websites aus einer Nischenaktivität zu einem Phänomen angewachsen, an dem sich zig Millionen Internetbenutzer beteiligen. 2007 nutzten mehr als die Hälfte (55 Prozent) aller amerikanischen Jugendlichen im Alter von zwölf bis 17 Jahren, die online sind, soziale Medien.[162] Laut einer neueren Studie des Pew Research Center berichten neunzig Prozent der Jugendlichen im Jahr 2018, dass sie »fast ständig« oder »mehrmals täglich« online sind.[163] Erste Nachweise legen nahe, dass Jugendliche diese Websites hauptsächlich nutzen, um miteinander zu kommunizieren, in Kontakt zu bleiben, Pläne mit Freunden zu schmieden und neue Freundschaften zu schließen. Doch ihre Motivation ist möglicherweise nicht so »selbstlos«. So wurde beispielsweise in einer Untersuchung von Microsoft festgestellt, dass das »Ego« der größte Treiber für die Teilnahme ist: Die Betreffenden machen mit, um »ihr soziales, intellektuelles und kulturelles Kapital zu erhöhen«.[164]

Twitter, eine der populärsten elektronischen »Moden«, die über uns hinwegfegen, zeigt seine narzisstische Neigung unverfroren. Beim »Twittern« teilt man einer Gruppe von »Followern« in sehr wenigen Worten mit, »was man gerade macht« oder »was man gerade denkt«. Es wird dabei nicht einmal mehr so getan, als ob die Kommunikation wechselseitig sein sollte.

Kaum jemand wird den zunehmenden Narzissmus in der westlichen Kultur bestreiten. Der narzisstische Impuls, der ursprünglich 1976 in Tom Wolfes bahnbrechendem Artikel »The Me Decade«[165] und 1978 von Christopher Lasch in *Das Zeitalter des Narzissmus* dokumentiert wurde, wird seitdem in einer umfangreichen

Sammlung kultureller Tendenzen sichtbar: Reality-TV, das die in ihm verheizten Teilnehmer sofort zu »Berühmtheiten« werden lässt, die Schönheitschirurgie, die rasant zu einer Wachstumsbranche wird, Wohlstandsverwahrlosung, die Anbetung Prominenter, die Lust am materiellen Reichtum und die neuen sozialen Netzwerke, mit denen eine eigene Gruppe falscher Freunde geschaffen wird. Jean M. Twenge und W. Keith Campbell merken 2009 in *The Narcissism Epidemic* dazu an: »Das Internet führte nützliche Technologien ein, aber gleichzeitig die Möglichkeit sofortiger Berühmtheit und eine Mentalität, bei der die eigene Person im Vordergrund steht … Die Betreffenden streben das Kreieren einer ›persönlichen Marke‹ an (auch als ›Selbst-Branding‹ bezeichnet) und verpacken sich wie ein Produkt, das verkauft werden soll.«[166]

Die turbulenten Zehnerjahre: Ein Jahrzehnt massiver Veränderungen

Stellen Sie sich kurz vor, dass Sie eine Zeitreise zurück in das Jahr 2009 unternehmen. Barack Obama ist in den USA gerade zum Präsidenten gewählt worden und versucht gemeinsam mit anderen führenden Politikern und den Notenbanken, die Welt vor der schlimmsten Wirtschaftskrise seit der Großen Depression zu retten. Etwa 77 Prozent der amerikanischen Bevölkerung sind in Besitz eines Mobiltelefons – die große Mehrheit sind Teenager, die es in den letzten fünf Jahren gekauft haben.[167] Facebook, Twitter und YouTube stecken noch in den Kinderschuhen, Instagram und Snapchat existieren nicht einmal. In 45 US-Staaten ist die gleichgeschlechtliche Ehe illegal. Es kommt zu etwa fünf Amokläufen pro Jahr.[168] Die Begriffe *Stammespolitik, Cybermobbing, Selfie* und *Emoji* haben noch nicht Einzug in die Alltagssprache gehalten.

Unabhängig von jeglicher politischen Ideologie werden nur wenige Menschen ein Jahrzehnt später die Meinung vertreten, dass die Welt keine bedeutsame soziale, kulturelle, politische und technologische Änderung durchlaufen hat. Mobiltelefone sind mittlerweile das primäre Kommunikationsgerät unserer Zeit. Die sozialen Medien gedeihen als primäre (wenn auch kontroverse) Kommunikationsweise, insbesondere unter jungen Leuten. Amokläufe und Schulmassaker sind in den USA zu fast alltäglichen Katastrophen geworden – in den 2010er-Jahren gab es 194 Massenschießereien, was fast einer Verdreifachung der Zahl aus dem vorhergehenden Jahrzehnt entspricht.[169] Polarisierte Konflikte zwischen Demokraten und Republikanern haben häufig zu festgefahrenen Situationen auf Kommunalebene und im US-Kongress geführt.

Für unser Thema besteht der zentrale Punkt dieser Entwicklungen darin, dass diese gesellschaftlichen Kräfte gemeinsam die »Samen« für psychische Erkrankungen oder zumindest eine Petrischale bilden, in der die »Keime« von Angst, Stress und psychischen Erkrankungen gedeihen können. Neueren Studien und Umfragen in den USA zufolge ist es beim Stressniveau, Besuchen beim Therapeuten und der Anzahl von Diagnosen und der Schwere von psychischen Störungen in den 2010er-Jahren, insbesondere von 2016 bis 2019, zu einer drastischen Zunahme gekommen.[170] [171]

Diese Zeiten sind natürlich für alle verwirrend, aber noch sehr viel verwirrender für jene Menschen, die unter psychischen Erkrankungen im Allgemeinen und der Borderline-Persönlichkeitsstörung im Besonderen leiden. Viele der im Folgenden beschriebenen sozialen Veränderungen belasten die Gedanken, Gefühle und Verhaltensweisen (also die neun BPS-Kriterien) der Betroffenen vielleicht mehr als bei allen anderen psychischen Erkrankungen. Die Aufgabe des behandelnden Psychotherapeuten ist ebenfalls schwieriger geworden. Wie alle anderen Menschen leben auch

Fachkräfte für die Psychiatrie in der Wirklichkeit und nicht in einem Elfenbeinturm. Sie sind denselben gesellschaftlichen Kräften wie ihre Patienten ausgesetzt und bemühen sich, diese Kräfte zu verstehen und zu navigieren, während sie ihren Patienten dabei helfen, dasselbe zu tun.

Extreme Polarisierung und Stammespolitik

Extreme Polarisierung und Stammespolitik haben Auswirkungen, die weit über Entscheidungen am Wahltag hinausgehen. Mehr denn je wird auf Posts in den sozialen Medien, die beispielsweise für Schwulenrechte oder die reproduktive Selbstbestimmung der Frau plädieren, eher mit Gewalt- oder Todesdrohungen reagiert als damit, seiner abweichenden Meinung rational Ausdruck zu verleihen. Tatsächlich gingen vielen Fällen von Amokläufen, Attentaten und Hassverbrechen entsprechende Posts in den sozialen Medien voraus.[172] Insgesamt waren die Gesetzgebungsorgane, Strafverfolgungsbehörden oder die Plattformen selbst nicht sorgfältig genug oder schlicht gar nicht in der Lage, um die sozialen Medien im Hinblick auf diese Form von kriminellem Verhalten zu regulieren oder zu überwachen; als Begründung werden beispielsweise die Redefreiheit, die kreative Freiheit, Inhalte einzustellen, Kosten oder andere Dinge angeführt.[173]

Die der Stammespolitik zugrunde liegenden Mantras – »Wir haben immer Recht und die andere Seite ist im Irrtum« und »Wir sind die Guten, die anderen die Bösen« – fungieren gleichsam als Bestätigung der schwarzweißen Fehlwahrnehmung, die die Borderline-Persönlichkeit im Hinblick auf sich selbst und die Menschen in ihrer unmittelbaren Umgebung hat. Dabei handelt es sich um den BPS-Mechanismus der »Spaltung« (siehe »Die Welt der Borderline-Persönlichkeitsstörung«). Wenn die Fernsehnachrichten und sozialen Medien täglich – und sogar *stündlich* – die faktische Realität der Stammespolitik verbreiten, wird dies zu einem enormen, unüberwindlichen Hindernis für den Betroffenen, der mit schwarzweißen Wahrnehmungen zu kämpfen hat. Dasselbe gilt für den Therapeuten, der versucht, dem von Borderline Betroffenen zu helfen, damit dieser die Grautöne der Welt wahrnehmen kann. Einer neueren Umfrage zufolge geben 87 Prozent der Therapeuten an, dass sie mit ihren Patienten über politische Themen gesprochen haben.[174] Dies illustriert nicht nur die Verbreitung der gesellschaftlichen Polarisierung in den Ansichten von Menschen, die psychologische Hilfe suchen, sondern auch unter den Therapeuten in einer Umgebung, in der traditionell persönliche Probleme im Mittelpunkt stehen.

Katastrophale Ereignisse und globale Pandemien

Es sollte niemanden, der in den USA lebt, überraschen, dass die Anzahl von Anschlägen und Amokläufen und deren Opfer in den letzten zehn Jahren in die Höhe geschnellt ist. Was jedoch überraschen mag, ist der relative Mangel an wissenschaftlichen Studien zu den Folgen von Amokläufen für die psychische Gesundheit. Die wenigen vorliegenden Forschungsarbeiten legen jedoch nahe, dass solche Attentate zu einer Reihe von psychischen Gesundheitsproblemen bei Mitgliedern der betroffenen Bevölkerungsgruppen und den indirekt exponierten Populationen führen können.[175]

Diese Untersuchungen weisen bei jüngeren gesellschaftlichen Populationen auf eine erhöhte Prävalenz von schweren depressiven Störungen, PTBS und generalisierten Angststörungen unmittelbar nach einer Schießerei und auch langfristig hin.[176] Wie die Babyboomer, die sich vor der Atombombe fürchten mussten, müssen sich die Kinder heute vor Amokläufern und Attentätern sorgen. Bei gefährdeten Menschen mit Borderline-Symptomen werden Empfindungen wie Angst und Furcht beträchtlich verstärkt.

Globale Pandemien wie die Coronavirus-Krise (Covid-19), bei der weltweit Millionen von Menschen infiziert wurden und Hunderttausende verstarben, während wir diesen Text verfassten, können für Menschen aller Altersstufen eine noch größere Quelle der Angst darstellen als der Anstieg an Amokläufen, Attentaten und Schulmassakern. Um die Pandemie zu bekämpfen, wurden die Bevölkerungen aller Länder angewiesen, sich im »Social Distancing« zu üben, und in vielen Regionen der Welt wurden vollständige Lockdowns oder Einschränkungen angeordnet, bei denen gesellige Treffen jeglicher Größe verboten wurden. Psychosoziale Fachkräfte haben schnell auf die psychologischen Gefahren des Social Distancing hingewiesen. »Da die Menschen räumlich auf Distanz gehen, wird es [neben einer ökonomischen] auch zu einer sozialen Rezession kommen«, erklärte Dr. Vivek Murthy, ehemals Leiter des öffentlichen Gesundheitsdienstes der USA. »Einsamkeit und soziale Isolation sind riesige Probleme in unserem Land… [sie führen] zu einer kürzeren Lebenserwartung, hohen Risiken für Herzerkrankungen, Diabetes, Demenz, Depressionen, Angst…« Das U.S. Department of Health Resources and Services Administration war sogar noch deutlicher: »Einsamkeit kann so schädlich sein wie 15 Zigaretten pro Tag.«[177]

Zweifellos erleben große Teile der Weltbevölkerung bei Pandemien Angst, Stress und Einsamkeit, doch für Menschen mit der Borderline-Persönlichkeitsstörung können Isolation und Alleinsein unerträglich schmerzhaft sein, eine »Seuche«, die es ebenso sehr oder mehr als das Virus selbst zu vermeiden gilt. Isolation kann Gefühle von Hoffnungslosigkeit, Leere, Angst vor dem Verlassenwerden und Paranoia auslösen – alles primäre Kriterien der

Borderline-Persönlichkeitsstörung. Social-Distancing-Verordnungen und die Anordnung, über längere Zeiträume zu Hause zu bleiben, reduzieren die Teilnahme an dringend erforderlichen Gruppen- und Einzeltherapien und vergrößern so diesen Schneeballeffekt noch. Darüber hinaus können durch solche Maßnahmen bei Partnern/Ehepartnern, die zur Isolation gezwungen werden – in vielen Fällen unter beengten Verhältnissen, gemeinsam mit ihren Kindern –, unbeständige und intensive zwischenmenschliche Beziehungen und Wut, bei denen es sich ebenfalls um Borderline-Kriterien handelt, noch verschärft werden. Da die Coronavirus-Pandemie ein sehr neues Ereignis ist, sind die langfristigen Auswirkungen längerer oder auch kurzer Isolationszeiten für Erwachsene – *und* Kinder – unbekannt, doch zukünftige Studien werden wahrscheinlich ergeben, dass die schädlichen Wirkungen für Menschen mit Borderline-Persönlichkeitsstörung und anderen psychischen Erkrankungen länger anhalten werden.

Technologie: Antisoziale Medien, Identitätsdiebstahl und Dating-Oasen

Die Geschichte lehrt uns, dass technologische Innovation stets ein zweischneidiges Schwert ist. Die Automatisierung in Fertigungsprozessen führt zu größerer Produktivität, resultiert jedoch häufig im Arbeitsplatzabbau. Online-Shopping u. ä. ist im Alltagsleben ungemein bequem, hat jedoch auch Nebenwirkungen wie die Schließung von Geschäften, Identitätsdiebstahl, digitale Korruption. Der plötzliche Verlust des Arbeitsplatzes oder der Ersparnisse ist für jeden Menschen schrecklich, doch für jemanden, der unter der Borderline-Persönlichkeitsstörung leidet, stellt ein so tiefgreifender Zusammenbruch des Lebens eine Katastrophe dar.

Das Internet ermöglicht hohe Zeitersparnisse und Zugriff auf wissenschaftliche Arbeiten aus unzähligen Fachgebieten, gleichzeitig stellt es aber aufgrund unzuverlässiger Daten und faktischer Ungenauigkeiten auch eine beträchtliche Herausforderung dar. Die sozialen Medien und Dating-Websites haben für Millionen von Menschen sofortige Verbindungen geschaffen, aber zugleich zu Cybermobbing und gefährlichen Liebschaften geführt. Tatsächlich lässt sich die jüngste amerikanische Geschichte als die Unfähigkeit von Regierungs-, Bildungs- und gesellschaftlichen Institutionen beschreiben, mit technologischer Innovation in Bereichen wie (nuklearer) Kriegswaffen, Amokläufen, Straßenkriminalität oder negativer sozialer Interaktionen Schritt zu halten, geschweige denn, sie zu kontrollieren.

Antisoziale Medien

Mobbing an Schulen gibt es bereits so lange, wie es Schulen gibt, doch das *Cybermobbing* ist ein relativ neues Phänomen, das parallel zum Wachstum der sozialen Medien zugenommen hat. Neuen Studien zufolge hat die Anzahl Jugendlicher, die Cybermobbing ausgesetzt waren, abhängig von der Altersgruppe und davon, wie Cybermobbing definiert wird, von zehn auf vierzig Prozent zugenommen.[178] Eine häufig verwendete Definition des Phänomens lautet: »eine aggressive, absichtliche Handlung oder Verhaltensweise, die von einer Gruppe oder einem Einzelnen mithilfe elektronischer Kontaktformen wiederholt und über einen längeren Zeitraum gegenüber einem Opfer ausgeführt wird, das sich nicht leicht verteidigen kann.«

Schädliches Mobbing-Verhalten, das besonders unter Teenagern verbreitet ist, die soziale Medienplattformen wie Twitter und Facebook nutzen (aber auch Online-Gaming-Websites und Messenger-Apps), kann das Posten von Gerüchten, Drohungen, sexuellen

Kommentaren, das Preisgeben privater Daten des Opfers und abschätzige Bemerkungen (also Hassbotschaften) umfassen. Die Opfer des Cybermobbing leiden in der Regel unter einem geringeren Selbstwertgefühl, vermehrten Selbstmordgedanken und Selbstmordversuchen und einer Vielfalt negativer Empfindungen wie Furcht, Angst, Frustrationen und Depressionen.[179]

Es ist nicht schwer, daraus zu schließen, dass Menschen, die unter der Borderline-Persönlichkeitsstörung leiden und bereits viele dieser Symptome zeigen (siehe Kapitel »Chaos und Leere«), besonders verletzbar sind. Wenn man zudem die gegensätzlichen sadistischen und masochistischen Neigungen der Borderline-Persönlichkeitsstörung in Betracht zieht, kann der Betroffene sich bisweilen an die Rolle des Mobbers oder des Gemobbten anpassen.

Identitätsdiebstahl

Obwohl uns versichert wird, dass unsere persönlichen Daten sicher und vertraulich gespeichert werden, kommt es in Großunternehmen, Banken und Institutionen dennoch immer wieder zu Datenpannen im großen Umfang: Yahoo, JP Morgan Chase, Marriott, eBay und Facebook sind nur einige von vielen Unternehmen, in denen die Daten von fünfzig Millionen und mehr Kunden missbraucht wurden. Die Fälle von Identitätsdiebstahl in den USA haben sich 2016 im Vergleich zu 2005 fast verdreifacht, sei es durch interne Patzer, Korruption oder verbrecherische Handlungen von Hackern. Mehr als ein Drittel der Opfer, die sechs Monate oder länger brauchten, um ihre Finanz- und Kreditprobleme zu lösen, litten unter starkem emotionalem Stress.[180]

Neben den finanziellen Schwierigkeiten, praktischen Problemen und dem emotionalen Leid, das diese Diebstähle verursachen, fordern sie auch einen psychologischen Tribut. Für einen psychisch gesunden Menschen ist Identitätsdiebstahl ein ziemlich harter Schlag. Doch bei einem Menschen mit Borderline-Persönlichkeitsstörung, der bereits unter einem schwachen Identitätsgefühl leidet, kann der Diebstahl der Identität (siehe das Kapitel »Die Welt der Borderline-Persönlichkeitsstörung«) – oder die weitverbreitete *Bedrohung* durch Diebstahl – bestenfalls Angst auslösen oder schlimmstenfalls verheerende Folgen haben.

Dating-Oasen

Die Mitgliedschaft bei Online-Dating-Websites hat in den vergangenen dreißig Jahren ständig zugenommen und zu Tausenden neuer Beziehungen und Ehen geführt. Im Lauf der Zeit haben die Mitglieder die Vorteile dieser Websites, beispielsweise ihre Effizienz, aber auch die verborgenen Risiken erkannt, wenn sich etwa herausstellte, das sich hinter dem Profil eines flotten vierzigjährigen Millionärs in der Realität ein unscheinbarer sechzigjähriger Vorbestrafter verbarg, der zu Hause im Keller bei seiner Mutter lebte. Unter den angehenden Nutzern dieser Websites entwickelten sich mit der Zeit gewisse »Benimmregeln« – E-Mails, dann Telefonanrufe und schließlich das erste Treffen in der Öffentlichkeit, etwa in einem Café. Das heißt, die meisten Singles sind sich der Risiken bewusst, dämpfen ihre Erwartungen und ergreifen Vorsichtsmaßnahmen.

Doch in den 2010er-Jahren hat der Aufstieg von Websites, die oft für eine schnelle Affäre genutzt werden, die Online-Dating-Landschaft verändert. Ganz vereinfacht ausgedrückt, ist es die Absicht derartiger Dating-Apps, einen One-Night-Stand zu arrangieren, indem die Betreffenden bei einem Foto und Kurzprofil nach rechts oder links wischen. Danach ist alles möglich, aber die Erwartungen sind eher gering und es werden kaum oder gar keine Vorsichtsmaßnahmen ergriffen – etwa weitere Erkundungen eingezogen oder ein näheres Kennenlernen anberaumt –, bevor man sich persönlich trifft. Sowohl Tinder als auch Grindr (die Tinder-Version für Homosexuelle) sind seit ihrer Gründung 2012 beziehungsweise 2009 exponentiell gewachsen und die überwiegende Mehrheit der Nutzer ist 18 bis 35 Jahre alt.[181] Tinder- und Grindr-Affären stehen prozentual viel häufiger im Zusammenhang mit gewalttätigen und gewaltfreien Verbrechen als die traditionellen Dating-Websites, ein Trend, der zuerst in Großbritannien beobachtet und durch Studien in den USA bestätigt wurde.[182]

Mehreren neueren Studien unter Personen im Studentenalter zufolge haben Tinder-Nutzer – sowohl Männer als auch Frauen – weniger Selbstwertgefühl, sie sind unzufriedener mit ihrem Körper und leiden stärker unter Stimmungsschwankungen.[183] Es bedarf keiner großen Fantasie, um die Verlockung – und potenzielle Gefahr – der neueren Dating-Apps für die Borderline-Persönlichkeit zu sehen, die zu Impulsivität, Promiskuität, chronischen Gefühlen von Leere sowie unstetigen und intensiven Beziehungen neigt. In der Realität kann die Zustimmung der Borderline-Persönlichkeit zu sexueller Intimität tatsächlich zu spielerischer Verführung, grausamer Manipulation oder zerstörerischer Ausnutzung führen.

Der große Einfluss des mikroskopisch Kleinen

Von Kindesbeinen an werden wir von der Filmindustrie so konditioniert, dass wir glauben, das Chaos komme in der Form von riesigen Ungeheuern wie Godzilla, King Kong, den entflohenen Raptoren in *Jurassic Park*, dem riesigen, hungrigen Hai in *Der weiße Hai* oder den Außerirdischen in *Krieg der Welten*. Oder in der Form von gewaltigen Naturkatastrophen – Wirbelstürme, Erdbeben, Orkanen, Tsunamis oder Asteroiden – wie sie in *Twister, Armageddon* und *The Day After Tomorrow* gezeigt werden. Oder in Form von riesigen Atomkatastrophen, Bomben und Raketen, die in Filmen wie *The*

Road, Dr. Seltsam oder *Angriffsziel Moskau* über dem apokalyptischen Genre schweben.

Doch Kinofilme sind realitätsfern, und in den letzten zwei Jahrzehnten haben wir erfahren, dass winzig kleine und für uns unsichtbare Dinge ebenfalls Chaos stiften können. Viren und elektronische Codes, nicht wahrnehmbare, die Umwelt verschmutzende Wirkstoffe sowie schädliche Fehlkommunikationen und Desinformationen, die über mikroskopische kleine Synapsen im Gehirn vermittelt werden, können großen psychologischen und körperlichen Schaden anrichten. Zusammen mit den Handlungen des Einzelnen muss eine moderne Gesellschaft darauf vorbereitet und gewillt sein, so viel wie nötig auszugeben, damit es um der körperlichen – und seelischen – Gesundheit ihrer Menschen willen gelingt, mit diesen unsichtbaren Feinden der Gesellschaft fertigzuwerden.

5.

DAS SET-UP-SYSTEM DER KOMMUNIKATION

»Also ... was soll ich sagen? Soll ich sagen, es ist komisch, damit du mir widersprechen und sagen kannst, es sei traurig? Oder soll ich sagen, es ist traurig, damit du dich umdrehen und sagen kannst, nein, es ist komisch? Du kannst dieses verdammte kleine Spiel meinetwegen spielen, wie du willst!«

Aus: *Wer hat Angst vor Virginia Woolf?* von Edward Albee

Der von Borderline Betroffene verschiebt seine Persönlichkeit wie ein Kaleidoskop und ordnet seine fragmentierten Anteile in immer neuen Formierungen an – jede Collage ist anders, spiegelt aber gleichzeitig den Betreffenden wider. Wie ein Chamäleon verwandelt sich die Borderline-Persönlichkeit in jede beliebige Form, die dem Betrachter ihrer Meinung nach gefallen wird.

Wie wir bereits gesehen haben, kann es für jeden, der regelmäßigen Kontakt zu von Borderline Betroffenen hat, frustrierend sein, sich mit deren Verhalten auseinanderzusetzen. Die Wutausbrüche, die Sprunghaftigkeit in der Stimmung, die nicht voraussagbaren Reaktionen, die selbstzerstörerischen Handlungen und die unbeständige Kommunikation bringen alle Menschen in ihrer Umgebung durcheinander.

In diesem Kapitel beschreiben wir eine beständige, strukturierte Methode der Kommunikation mit der Borderline-Persönlichkeit – das SET-UP-System –, das leicht verständlich ist und von der Familie, den Freunden und Therapeuten für den täglichen Gebrauch genutzt werden kann. Es kann denjenigen, der unter Borderline-Symptomen leidet, möglicherweise sogar davon überzeugen, eine Therapie zu machen.

Das SET-UP-System entstand ursprünglich in einem Krankenhaussystem, das speziell auf von Borderline Betroffene ausgerichtet war. Es entwickelte sich weiter als strukturierter Kommunikationsrahmen mit von Borderline Betroffenen, die sich in der Krise befanden. Anfänglich war es auf das Krankenhauspersonal ausgerichtet, bevor es für Angehörige und nahestehende Personen angepasst wurde. In Zeiten von Stress wird die Kommunikation mit dem von Borderline Betroffenen durch sein undurchdringliches, chaotisches inneres Kraftfeld behindert, das hauptsächlich durch drei Gefühlszustände charakterisiert wird: schreckliche Angst, das Gefühl, missverstanden zu werden, und überwältigende Hilflosigkeit.

Daraus ergibt sich, dass Verwandte, Freunde und Kollegen nicht in der Lage sind, mit der Borderline-Persönlichkeit ruhig und vernünftig zu reden. Stattdessen sind sie gezwungen, sich mit Wutausbrüchen, impulsiver Zerstörung, Selbstmorddrohungen oder -versuchen und unvernünftigen Forderungen nach Zuwendung auseinanderzusetzen. Das SET-UP-System hilft Ihnen, diesen Ansturm von Emotionen mit integrierten SET-UP-Reaktionen zu handhaben, die dazu dienen können, zugrunde liegende Ängste anzusprechen, den »Borderline-Großbrand« zu löschen und die »Kernschmelze« in einen größeren Konflikt zu verhindern.

Dieses Kommunikationssystem ist keine formalisierte Therapie. Anders als standardmäßige Behandlungsprogramme, die auf anhaltende Verhaltensänderungen ausgerichtet sind, wurde

SET-UP so konzipiert, dass es akuten, situativen Vorkommnissen entgegentritt, die Kommunikation erleichtert und eine Eskalation in potenziellen Konfliktsituationen vermeidet. Dennoch stimmen die von Laien genutzten Ziele von SET-UP mit denen von formalisierten, von Klinikern durchgeführten Programmen überein.

1. Wie die KVT (Kognitive Verhaltenstherapie) identifiziert SET-UP negative Denkmuster und unproduktive Verhaltensweisen und arbeitet mit dem von Borderline Betroffenen daran, Anpassungen vorzunehmen.
2. Wie die DBT (Dialektisch-Behaviorale Therapie) priorisiert SET-UP zerstörerische Impulse und bietet produktive und logische Reaktionen auf seelische Belastungen.
3. Wie die MBT (Mentalisierungsbasierte Therapie) betont SET-UP die Selbstbewusstheit und das Wahrnehmen anderer und begegnet Vertrauens- und Beziehungsproblemen.
4. Wie die TFP (Transferenzfokussierte Psychotherapie) versucht SET-UP, verfälschte Repräsentationen des Borderline-Ichs und anderer zu ändern.
5. Wie die SFT (Schematherapie) behandelt SET-UP die Überempfindlichkeit gegenüber Ablehnung und die Angst vor dem Verlassenwerden.
6. Wie die Konfrontationstherapie, die bei der Behandlung von Phobien und PTBS (Posttraumatische Belastungsstörung) eingesetzt wird, konfrontiert SET-UP gefürchtete oder traumatische Situationen.

Diese formalisierten Programme werden umfassender im Kapitel »Spezifische psychotherapeutische Ansätze« erörtert. Wie diese und andere standardmäßige Therapieprogramme unterstützt SET-UP die Mentalisierung und Achtsamkeit und ermutigt den Betreffenden, sich mit schmerzlichen Realitätsdilemmas auseinanderzusetzen. (Die Konzepte der Mentalisierung und Achtsamkeit beinhalten die Konzentration auf den gegenwärtigen Augenblick und das Verstehen des eigenen mentalen Zustands und des mentalen Zustands anderer, der deren Verhaltensweisen zugrunde liegt. Bei diesem Prozess werden reflexartige emotionale Reaktionen gedämpft.) Obwohl das SET-UP-Programm ursprünglich speziell für die Borderline-Persönlichkeit in der Krise entwickelt wurde, kann das System auch anderen helfen, die präzise, konsequente Kommunikation brauchen, auch wenn sie sich nicht in einer Krisensituation befinden.

Die SET-UP-Kommunikation

»SET« – *Support* (Unterstützung), *Empathy* (Mitgefühl), *Truth* (Wahrheit) – ist ein dreiteiliges Kommunikationssystem (siehe Abbildung 2). Wenn man sich mit destruktivem Verhalten auseinandersetzt, in Sitzungen, in denen wichtige Entscheidungen getroffen werden, oder in anderen Krisensituationen, sollte die Interaktion mit der Borderline-Persönlichkeit alle drei Elemente in einem ausgewogenen Verhältnis beinhalten. Dieser SET-Teil ist die primäre, kontinuierliche Strategie, um eine konstruktive Interaktion *im Augenblick* aufrechtzuerhalten. UP steht für *Understanding* (Verständnis) und *Perseverance* (Beharrlichkeit) – die übergreifenden Einstellungen, die zu fortwährendem Engagement im Hinblick auf die Beziehung ermutigen, und die Ziele, die alle Beteiligten *langfristig* zu erreichen und aufrechtzuerhalten versuchen.

Der »S«-Teil des SET-Systems, die »Unterstützung«, ist eine persönliche Stellungnahme, eine »Ich«-Botschaft, die Sorge ausdrückt. »Ich mache mir wirklich Sorgen um dich«, »Ich bin besorgt darüber, mit welchen Problemen du zu kämpfen hast« und »Ich möchte dir helfen« sind Beispiele für solche unterstützenden Aussagen. Die Betonung liegt auf den Gefühlen des Sprechers und ist im Wesentlichen das persönliche Bekenntnis, helfen zu wollen.

Mit dem »E«-Teil (Mitgefühl) versucht man das Leid und die chaotischen Gefühle der Borderline-Persönlichkeit mit einer »Du«-Botschaft anzuerkennen: »Du musst dich wirklich schrecklich fühlen ...«, »Das muss eine schwierige Zeit für dich sein«, »Du warst sicherlich sehr verzweifelt, um so etwas zu tun«, »Es ist schwer, sich vorzustellen, was du durchmachst.« Es ist wichtig, Mitgefühl nicht mit Mitleid zu verwechseln (»Du tust mir so leid ...«, »Du Ärmste...«), denn dies könnte zu einem Wutausbruch führen, da der Betroffene sich herablassend behandelt fühlt. Das Mitgefühl sollte zudem neutral ausgedrückt werden und mit möglichst wenig Bezugnahme auf die eigenen Gefühle. Die Betonung liegt hier auf der schmerzlichen Erfahrung der Borderline-Persönlichkeit, nicht auf der des Sprechenden. Eine Aussage wie »Ich weiß genau, wie schlecht du dich fühlst« könnte zu der spöttischen Antwort führen, dass das ja gar nicht stimme, sodass sich der Konflikt nur verstärkt.

Der »T«-Teil, der die Wahrheit oder Realität repräsentiert, erkennt die Realität der Situation an und betont, dass die Borderline-Persönlichkeit zu guter Letzt für ihr Leben selbst verantwortlich ist

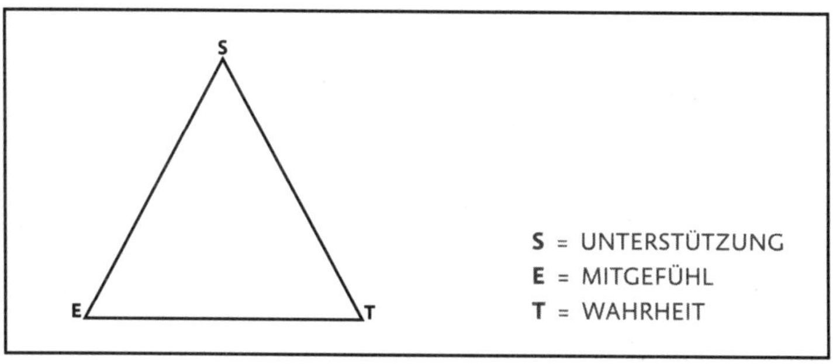

Abb. 2

und dass die Hilfeversuche anderer ihr diese Eigenverantwortung nicht abnehmen können. Während Unterstützung und Mitgefühl subjektive Aussagen sind, die anerkennen, wie der Betroffene sich fühlt, und in der Regel zuerst vermittelt werden, zeigen die Wahrheits-Aussagen, dass ein Problem besteht. Sie beziehen sich auf die praktische Frage, was man tun kann, um eine Lösung zu finden: »Was können wir deiner Meinung nach tun?« Andere charakteristische Wahrheitsäußerungen beziehen sich auf Aktionen, zu denen der Sprechende sich verpflichtet fühlt, um auf Verhaltensweisen der Borderline-Persönlichkeit zu reagieren. Diese Wahrheits-Aussagen sollten sachlich und neutral geäußert werden (»Das ist geschehen ... So sehen die Folgen aus ... Das kann ich dazu beitragen ... Was gedenkst du zu unternehmen?«). Sie sollten jedoch so ausgesprochen werden, dass keine Schuld zugewiesen oder eine Strafe ausgesprochen wird. (»Da hast du uns aber in eine ganz schön blöde Situation gebracht!«, »Du hast es angerichtet, sieh zu, wie du damit fertig wirst!«) Mit dem Wahrheitsteil sollte auch über mögliche Lösungen nachgedacht und Hoffnungs- und Hilflosigkeit entgegengewirkt werden. Der Wahrheitsteil des SET-Systems ist für die Borderline-Persönlichkeit der wichtigste und zugleich schwierigste, da ein großer Teil seiner Welt realistische Konsequenzen ausschließt oder zurückweist.

Die Kommunikation mit der Borderline-Persönlichkeit sollte alle drei Botschaften umfassen. Aber selbst wenn dies der Fall ist, kann die Borderline-Persönlichkeit sie möglicherweise nicht alle gleichzeitig integrieren. Es kommt zu vorhersehbaren Antworten, wenn eine der Botschaften entweder nicht klar ausgedrückt oder nicht »gehört« wird.

Wenn die Unterstützungsstufe dieses Systems umgangen wird (siehe Abbildung 3), ist es typisch für die Borderline-Persönlichkeit, den anderen zu beschuldigen, dass er nicht verständnisvoll sei oder nichts mit ihr zu tun haben wolle. Die Borderline-Persönlichkeit

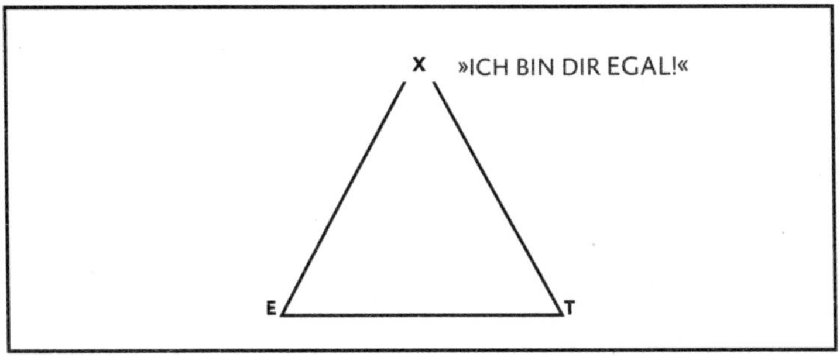

Abb. 3

schaltet sich dann aus weiteren Gesprächen aus, weil sie der Meinung ist, dem anderen sei es egal oder er wolle Böses. Die Beschuldigung »Ich bin dir egal!« weist meistens darauf hin, dass die Unterstützungsaussage nicht integriert oder kommuniziert wurde. In dieser Situation ist es hilfreich, über weitere unterstützende Zusicherungen nachzudenken.

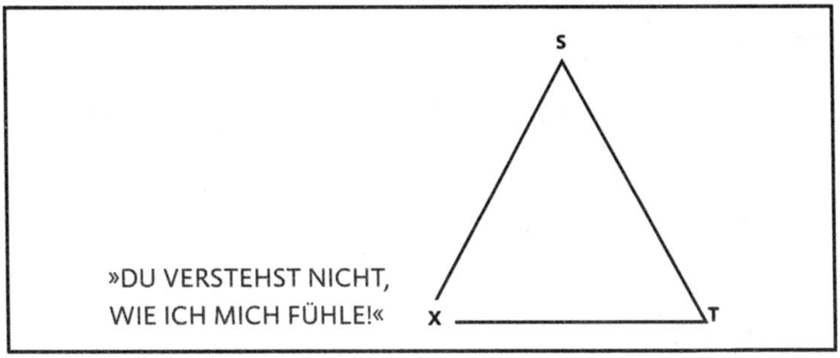

Abb. 4

Die Unfähigkeit, Mitgefühl erfolgreich rüberzubringen (siehe Abbildung 4), führt zu dem Gefühl, dass der andere nicht versteht, was die Borderline-Persönlichkeit durchmacht. (»Du verstehst nicht, wie ich mich fühle!«) An dieser Stelle rechtfertigt die

Borderline-Persönlichkeit die Zurückweisung der Kommunikation, indem sie behauptet, sie werde missverstanden. Da der andere den Schmerz nicht verstehen kann, können seine Reaktionen abgewertet werden. Wenn die Einleitung mit Unterstützung oder Mitgefühl von dem Betroffenen nicht akzeptiert wird, werden weitere Kommunikationen nicht gehört. Daher ist es oft erforderlich, die *unterstützenden* und *mitfühlenden* Aussagen zu bekräftigen, wenn Sie beschuldigt werden, sich nicht zu sorgen oder nicht zu verstehen.

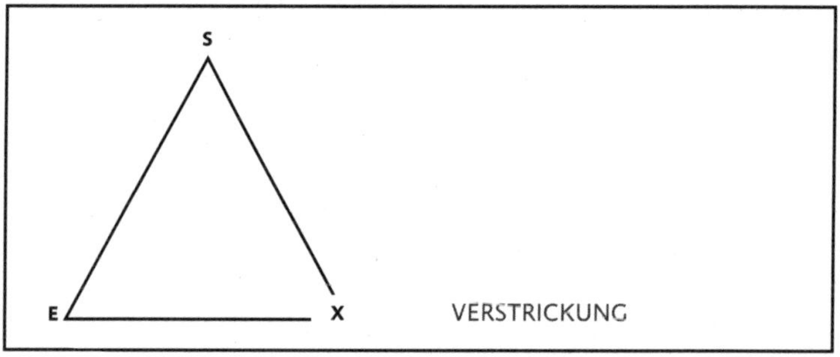

Abb. 5

Wenn das Wahrheitselement nicht klar ausgesprochen wird (siehe Abbildung 5), entsteht eine noch gefährlichere Situation. Die Borderline-Persönlichkeit interpretiert die Einwilligung anderer so, wie es ihren Bedürfnissen am ehesten entspricht, nämlich meistens als Bestätigung dafür, dass andere für sie tatsächlich verantwortlich sein können, wenn sie selbst nicht verantwortlich sein kann, oder dass die eigenen Wahrnehmungen allgemein geteilt und unterstützt werden. Die zerbrechliche Verbindung der Borderline-Persönlichkeit mit diesen anderen Menschen löst sich schließlich auf, wenn die Beziehung das Gewicht dieser unrealistischen Erwartungen nicht tragen kann. Wenn Wahrheit und Konfrontation nicht klar ausgedrückt werden, wird es für die Borderline-Persönlichkeit zu weiteren Verstrickungen mit anderen kommen. Wenn ihre Bedürfnisse erfüllt sind, wird sie empfinden, dass alles in Ordnung ist oder zumindest besser wird, ohne dass sie sich selbst weiter bemühen muss. Der Beweis für diese Verstrickung ist oft das überraschende, vorübergehende Fehlen von Konflikten: Die Borderline-Persönlichkeit zeigt weniger Feindseligkeit und Zorn. Wenn diese unrealistischen Erwartungen jedoch schließlich enttäuscht werden, bricht die Beziehung in einem glühenden Strudel von Zorn und Enttäuschung zusammen.

Die UP-Erweiterung des SET-Systems (siehe Abbildung 6) dient als ständige Mahnung, dass in Beziehungen Verständnis und Beharrlichkeit erforderlich sind. Verständnis für die Borderline-Pathologie und ihre Symptome ermöglicht Geduld, wenn Verbesserungen angestrebt werden. Doch wenn wir das Leid einer Krankheit anerkennen, bedeutet dies, dass wir die vorzunehmenden Anpassungen anerkennen und den Betroffenen nicht von seiner Verantwortung freisprechen. Beharrlichkeit bei der Behandlung und in der Beziehung ist trotz möglicher Enttäuschungen für eine Verbesserung notwendig. Ein besonders wichtiger Beitrag für bessere Gesundheit ist häufig die Tatsache, dass die Menschen in der

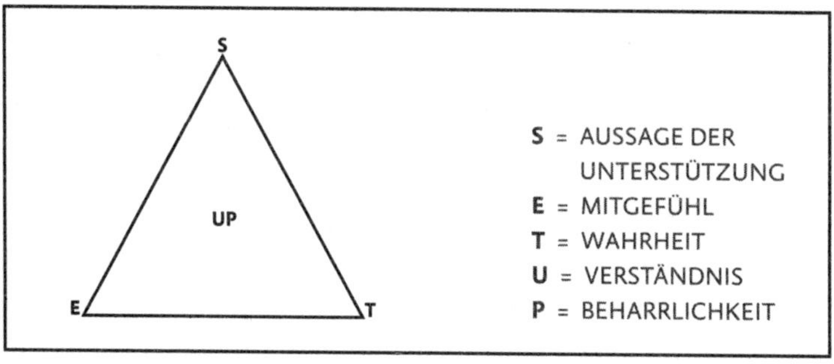

Abb. 6

Umgebung der Borderline-Persönlichkeit – Ärzte, Therapeuten, Angehörige, Freunde und Partner und der Betroffene selbst – in dieser Zeit trotz aller Frustrationen konsequent »durchgehalten« haben. Es ist für alle, die in diesen Beziehungen eine Rolle spielen, hilfreich, diese Empfindungen durch die verbale und nichtverbale Kommunikation zu unterstützen.

Das Dilemma der Borderline-Persönlichkeit

Die SET-UP-Grundsätze können in vielen Bereichen eingesetzt werden, um instabile Situationen aufzulösen. Es folgen einige typische Borderline-Notlagen, in denen die SET-Strategie eingesetzt werden kann.

Wie man es auch macht: Es ist immer falsch

Die Verwirrung der Borderline-Persönlichkeit führt häufig zu widersprüchlichen Botschaften an andere. Oft drückt die Borderline-Persönlichkeit eine Position mit Worten aus, zeigt aber durch ihr Verhalten etwas ganz anderes. Obwohl sich der Betroffene dieses Dilemmas vielleicht gar nicht bewusst ist, befinden sich Freunde oder Verwandte oft in einer ausweglosen Situation, in der sie angeblich immer alles falsch machen, egal, was sie tun. (»In welchem Kleid seh' ich dicker aus?«, »Warum bin ich *deiner* Meinung nach wohl sauer auf dich?«)

Fall 1: Gloria und Alex

Gloria sagt ihrem Mann, dass sie sich verloren und depressiv fühle. Sie erklärt, dass sie sich umbringen will, verbietet ihm aber, Hilfe für sie zu holen.

In dieser Situation erhält Alex zwei widersprüchliche Botschaften: erstens Glorias offene Botschaft, die im Wesentlichen lautet: »Wenn du mich magst, respektierst du meine Wünsche und stellst meine Autonomie, das eigene Schicksal zu kontrollieren und vielleicht auch zu sterben, wenn ich es möchte, nicht infrage«, und zweitens die gegensätzliche Botschaft, die dadurch, dass sie ihre Absicht kundtut, überbracht wird. Diese besagt: »Um Gottes willen, hilf mir, wenn du mich wirklich magst, und lass mich nicht sterben.«

Wenn Alex Glorias Aussagen ignoriert, wird sie ihn beschuldigen, kalt und nicht fürsorglich zu sein. Wenn er versucht, Gründe anzuführen, warum sie sich nicht töten sollte, wird sie ihn mit harten Gegenargumenten frustrieren und ihn schließlich verurteilen, weil er ihren Schmerz nicht wirklich versteht. Wenn er die Polizei oder den Arzt ruft, weist er ihre Forderungen zurück und beweist damit, dass sie ihm nicht vertrauen kann.

Weil Gloria sich nicht stark genug fühlt, die Verantwortung für ihr eigenes Leben zu übernehmen, möchte sie, dass Alex diese Last für sie übernimmt. Als Folge ihrer Depressionen fühlt sie sich überwältigt und hilflos. Indem sie Alex mit in das Drama hineinzieht, macht sie ihn zu einem Darsteller in ihrem eigenen Drehbuch, das kein feststehendes Ende hat. Das Drama soll nicht durch sie, sondern durch Alex gelöst werden. Sie nimmt diese Ambivalenz bei ihren Selbstmordabsichten hin, indem sie die Verantwortung für ihr Schicksal auf Alex überträgt.

Außerdem spaltet Gloria die negativen Teile der ihr zur Verfügung stehenden Wahlmöglichkeiten ab und projiziert sie auf Alex, sodass sie sich die positive Seite der Ambivalenz bewahrt. Wie

Alex auch reagieren wird, Gloria wird ihn dafür kritisieren. Wenn er nicht aktiv einschreitet, ist er nicht fürsorglich und herzlos und sie wird »tragisch missverstanden«. Wenn er versucht, ihre Selbstmordversuche zu stoppen, ist er kontrollierend und unsensibel, während sie ihres Selbstrespekts beraubt wird. Immer sieht Gloria sich jedoch als hilflose und selbstgerechte Märtyrerin – ein Opfer, das durch Alex' Schuld nicht sein volles Potenzial ausschöpfen kann. Was Alex betrifft, so ist alles, was er macht, verkehrt!

Die SET-UP-Grundsätze können hilfreich sein, um eine so schwierige Situation zu bewältigen. Es wäre ideal, wenn Alex alle drei Seiten des SET-Dreiecks in seine Reaktionen einbezieht. Alex' »S«-Aussage sollte eine Erklärung sein, in der er Gloria seine Bindung an sie und seinen Wunsch, ihr zu helfen, klarmacht: »Ich mache mir wirklich Sorgen, weil es dir so schlecht geht. Ich möchte dir helfen, weil ich dich liebe.« Wenn sie zusammen die speziellen Bereiche, die zu ihrem Schmerz beitragen, identifizieren können, könnte er Lösungsmöglichkeiten vorschlagen oder seinen Willen, ihr zu helfen, kundtun: »Vielleicht haben einige deiner Probleme damit zu tun, dass du Schwierigkeiten mit deinem Chef hast. Lass uns über Alternativen nachdenken. Vielleicht könntest du dich versetzen lassen. Aber wenn der Job zu viele Schwierigkeiten für dich mit sich bringt, solltest du kündigen und dich nach einer anderen Arbeit umsehen.«

Die »E«-Aussage sollte mitteilen, dass Alex sich des aktuellen Schmerzes von Gloria bewusst ist und er versteht, dass solch extreme Umstände zu Selbstmordgedanken führen können: »Der Druck, unter dem du in den letzten Monaten gestanden hast, muss unerträglich für dich sein. Dieser Schmerz muss dich zum Äußersten treiben, so weit, dass du das Gefühl hast, es einfach nicht mehr zu schaffen.«

Der wichtigste Teil von Alex' »T«-Aussage sollte das unhaltbare Dilemma beschreiben, dass alles, was er tut, verkehrt ist. Er sollte auch versuchen, Glorias Ambivalenz gegenüber den Selbstmordabsichten zu klären, indem er sie darauf aufmerksam macht, dass neben dem Teil in ihr, der ihr Leben beenden will, ein anderer Teil in ihr gerettet werden und Hilfe annehmen will. Alex' »T«-Reaktionen könnten etwa so aussehen: »Ich weiß, wie schlecht es dir geht und dass du Selbstmordgedanken hast. Ich weiß, dass du gesagt hast, ich solle dich einfach in Ruhe lassen, wenn du mir wirklich etwas bedeutest. Aber wenn du mir etwas bedeutest, wie könnte ich dann einfach dasitzen und mit ansehen, wie du dich kaputt machst? Da du mir von deinen Selbstmordabsichten erzählst, weiß ich, dass zumindest ein kleiner Teil in dir nicht sterben will, auch wenn du das Gefühl hast, dass es keinen anderen Ausweg gibt. Und ich meine, dass ich auf diesen Teil reagieren sollte. Ich möchte, dass du mit mir zu einem Arzt gehst, damit er uns bei diesen Problemen helfen kann.«

Abhängig von den jeweiligen Umständen sollte Alex darauf bestehen, dass Gloria sich bald psychiatrisch untersuchen lässt, oder, wenn sie unmittelbar gefährdet ist, sollte er mit ihr in die Notaufnahme fahren oder sich von der Polizei oder Sanitätern helfen lassen.

Zu diesem Zeitpunkt kann Glorias Zorn sich verschärfen, weil sie Alex die Schuld daran gibt, dass er sie zwingt, ins Krankenhaus zu gehen. Aber die Wahrheitsaussage sollte Gloria daran erinnern, dass sie nicht durch Alex' Verschulden dort ist, sondern aufgrund dessen, was sie getan hat – durch ihre Selbstmorddrohung. Die Borderline-Persönlichkeit muss häufig daran erinnert werden, dass die Reaktionen anderer in erster Linie darauf basieren, was *sie* tut, und dass *sie* die Verantwortung für die Konsequenzen übernehmen muss, statt anderen für realistische Reaktionen auf ihr Verhalten die Schuld zuzuweisen.

Wenn die unmittelbare Gefahr vorüber ist, sollten nachfolgende »T«-Aussagen sich auf Glorias unproduktive Verhaltensmuster beziehen, mit denen sie Stresssituationen handhabt, und auf die Entwicklung von wirksameren Lebensstrategien. Die Wahrheitsüberlegungen sollten sich auch damit befassen, wie Glorias und Alex' Verhaltensweisen sich auf sie gegenseitig und auf ihre Ehe auswirken. Mit der Zeit können sie vielleicht ein System von Verhaltensweisen ausarbeiten, das die Bedürfnisse beider erfüllt. Dies können sie entweder allein tun oder in einer Therapie.

Dieses Problem trifft man besonders häufig in den Familien der von Borderline Betroffenen an, die auffallende selbstzerstörerische Verhaltensweisen zeigen. Kriminelle oder selbstmordgefährdete Jugendliche, alkoholkranke und magersüchtige Patienten können ihren Familien ein ähnlich aussichtsloses Dilemma präsentieren. Sie widersetzen sich aktiv jeglicher Hilfe, während sie sich gleichzeitig selbstzerstörerisch verhalten. Meistens ist die direkte Konfrontation, die einer Krise vorausgeht, die einzige Möglichkeit zu helfen. Manche Gruppen, beispielsweise die Anonymen Alkoholiker, raten zu standardisierten Konfrontationssituationen, in denen die Familie, Freunde oder Kollegen den Patienten zusammen mit einem Berater mit seiner Sucht konfrontieren und eine Behandlung verlangen.

»Tough Love«-Gruppen glauben, dass echte Fürsorge den Betroffenen zwingt, sich mit den Konsequenzen seines Verhaltens auseinanderzusetzen, statt ihn vor ihnen zu schützen. Solche Gruppen, beispielsweise für die Eltern von Teenagern, können darauf bestehen, dass ein jugendlicher Drogensüchtiger sich entweder in einem Krankenhaus behandeln lässt oder nicht mehr nach Hause kommen darf. Diese Methode betont das Wahrheitselement des SET-UP-Dreiecks, ignoriert aber möglicherweise die Teile Unterstützung und Mitgefühl. Daher sind derartige Systeme wahrscheinlich nur teilweise erfolgreich für die Borderline-Persönlichkeit, die vielleicht nur so tut, als ob sie sich verändert, wenn sie durch die Konfrontation mit der Wahrheit dazu gezwungen wird. Die fehlende Fürsorge und das fehlende Vertrauen, das durch Unterstützung und Mitgefühl aufgebaut wird, verhindern jedoch, dass ihre Motivation zu wirklicher und andauernder Veränderung führt.

Sich schlecht fühlen, weil man sich schlecht fühlt

Es ist typisch für die Betroffenen des Borderline-Syndroms, dass sie auf Depressionen, Angst, Frustrationen oder Zorn mit einem Anstieg derselben Gefühle reagieren. Aufgrund des Perfektionismus der Borderline-Persönlichkeit und ihrer Neigung, alles in schwarzweißen Extremen wahrzunehmen, versucht sie unangenehme Gefühle auszulöschen, statt zu probieren, diese Gefühle zu verstehen und mit ihnen zurechtzukommen. Wenn sie merkt, dass sie derartige schlechte Gefühle nicht einfach wegwischen kann, wird sie noch frustrierter und fühlt sich noch schuldiger. Da schlechte Gefühle verboten sind, fühlt sie sich schlecht, weil sie sich schlecht fühlt. Wenn sich der Zustand dadurch noch verschlimmert, gerät der Betroffene in eine scheinbar endlose Spirale mit Abwärtsbewegung.

Eines der Ziele für den Therapeuten und enge Angehörige besteht darin, diese aufeinanderfolgenden Schichten zu durchdringen, um das ursprüngliche Gefühl zu lokalisieren, und dem Patienten zu helfen, es als Teil seiner selbst zu akzeptieren. Der Betroffene muss lernen, dass er sich den Luxus »schlechter« Gefühle leisten kann, ohne deshalb unter Vorwürfen, Schuld oder Selbstverleugnung zu leiden.

Fall 2: Paul und seine Freunde

Paul, ein 53-jähriger Bankangestellter, hat mehr als die Hälfte seines Lebens unter immer wiederkehrenden Depressionen gelitten.

Seine Eltern waren früh gestorben und er wurde fast ausschließlich von seiner viel älteren, unverheirateten Schwester großgezogen, die kalt und heuchlerisch war. Sie war eine religiöse Fanatikerin, die darauf bestand, dass er täglich zur Kirche ging, und die ihn häufig sündiger Vergehen beschuldigte.

Paul entwickelte sich zu einem passiven Mann, der von seiner Frau beherrscht wurde. Er wuchs in dem Glauben auf, dass Zorn unannehmbar sei, und verneinte, jemals auf andere wütend gewesen zu sein. Er arbeitete hart und wurde in seinem Beruf respektiert, erhielt aber wenig Zuneigung von seiner Frau. Sie wies seine sexuellen Annäherungsversuche zurück, was ihn frustrierte und deprimierte.

Zuerst wurde Paul zornig, wenn seine Frau ihn abwies, dann fühlte er sich schuldig und wurde auf sich zornig, weil er zornig geworden war. Schließlich verfiel er in Depressionen. Dieser Prozess durchzog auch andere Bereiche seines Lebens. Immer wenn er schlecht behandelt wurde, war er der Meinung, dass er es nicht anders verdient habe. Wenn er verärgert oder mit negativen Gefühlen reagierte, setzte er sich unter Druck, sie zu beenden. Da er seine inneren Gefühle nicht kontrollieren konnte, wurde er immer enttäuschter und frustrierter. Seine Depressionen verschlimmerten sich.

Pauls Freunde versuchten ihn zu trösten. Sie sagten, dass sie hinter ihm ständen und immer erreichbar wären, wenn er mit jemandem reden wollte. Sie hatten Mitgefühl wegen seines Unbehagens im Beruf und wegen seiner Probleme mit seiner Frau. Sie wiesen ihn darauf hin, dass »er sich schlecht fühlte, weil er sich schlecht fühlte«, und dass er sich zusammenreißen solle. Dieser Rat half jedoch nicht; tatsächlich fühlte Paul sich nun noch schlechter, weil er auch noch seine Freunde im Stich ließ. Je mehr er versuchte, seine negativen Gefühle einzustellen, desto mehr fühlte er sich wie ein Versager und wurde immer depressiver.

SET-UP-Aussagen seiner Freunde könnten Paul helfen, sich mit diesem Dilemma auseinanderzusetzen. Er erhielt viel Unterstützung und Mitgefühl von seinen Freunden, aber ihre Wahrheitsbotschaften waren nicht hilfreich. Statt zu versuchen, seine unangenehmen Gefühle auszumerzen (alles oder nichts), muss Paul die Notwendigkeit verstehen, sie unvoreingenommen als wirklich und angemessen hinzunehmen. Statt Schichten weiterer Selbstverachtung hinzuzufügen und in Wehleidigkeit zu verfallen, muss er sich der Kritik stellen und an einer Veränderung arbeiten.

Weitere Wahrheitsaussagen würden die Gründe für Pauls passives Verhalten und die Verhaltensweisen seiner Frau und anderer Menschen in seinem Leben verdeutlichen. Er muss erkennen, dass er sich zu einem gewissen Grad selbst in eine Position bringt, in der er von anderen missbraucht wird. Obwohl er daran arbeiten kann, diese Situation in der Zukunft zu ändern, muss er sich jetzt mit der Gegenwart beschäftigen. Das heißt, er muss seinen Zorn und die Gründe dafür erkennen und sehen, dass es keine andere Wahl gibt, als diesen Zorn zu akzeptieren. Er kann zumindest nicht im Augenblick irgendetwas daran ändern. Obwohl er unannehmbare Gefühle vielleicht bedauert, hat er keine Macht, dies zu ändern (ein Ausspruch, der ähnlich auch von den Anonymen Alkoholikern getroffen wird). Diese unbequemen Gefühle zu akzeptieren bedeutet, sich selbst als unperfekten Menschen zu akzeptieren und die Illusion aufzugeben, dass man unkontrollierbare Faktoren kontrollieren kann. Wenn Paul seinen Zorn oder seine Traurigkeit oder irgendein anderes unangenehmes Gefühl akzeptieren kann, kommt es bei dem Phänomen, »sich schlecht zu fühlen, weil man sich schlecht fühlt«, zu einem Kurzschluss. Dann kann er dazu übergehen, andere Aspekte seines Lebens zu ändern.

Ein großer Teil von Pauls beruflichem Erfolg ist darauf zurückzuführen, dass er sich Mühe gab: Fleißiges Lernen führt in der Regel zu besseren Noten. Härteres Training führt normalerweise zu besserer Leistung. Doch in einigen Lebenssituationen ist genau das Gegenteil gefragt. Je mehr der Betreffende die Zähne zusammenbeißt, die Fäuste ballt und versucht einzuschlafen, desto wahrscheinlicher ist es, dass er die ganze Nacht über wach liegen wird. Je stärker er versucht, sich zu entspannen, desto angespannter wird er sich fühlen. Je mehr er versucht, sich nicht zu ängstigen, desto ängstlicher wird er.

Ein Mensch, der sich in diesem Dilemma befindet, befreit sich meistens dann, wenn er es am wenigsten erwartet – wenn er sich entspannt, weniger zwanghaft wird, weniger Forderungen an sich stellt und lernt, sich selbst zu akzeptieren. Es ist kein Zufall, dass die Borderline-Persönlichkeit, die eine gesunde Liebesbeziehung sucht, sie eher dann findet, wenn sie am wenigsten danach sucht und sich Aktivitäten hingibt, die zur Selbstverwirklichung führen. In diesem Augenblick ist sie für andere attraktiver und steht weniger unter Druck, nach sofortigen und unrealistischen Lösungen für ihre Einsamkeit zu greifen.

Das ewige Opfer

Die Borderline-Persönlichkeit gerät oft in missliche Lagen, in denen sie zum Opfer wird. Paul nimmt sich beispielsweise als hilflosen Menschen wahr, auf den andere reagieren. Das Borderline-Verhalten ist häufig provozierend oder gefährlich und mag in gewisser Weise zur Verfolgung einladen. Die Frau, die ständig Männer wählt, die sie missbrauchen, ist sich normalerweise der Muster, die sie wiederholt, nicht bewusst. Die gespaltene Sichtweise des Borderline-Ichs umfasst einen guten, berechtigten Teil und einen zornigen, wertlosen Teil, der auf masochistische Weise bestraft werden muss, obwohl sie sich der einen oder anderen Seite vielleicht gar nicht bewusst ist. Tatsächlich ist das Muster, es geradezu herauszufordern, zum Opfer zu werden, oft ein starkes Anzeichen für eine vorliegende Borderline-Pathologie.

Auch wenn die Rolle des Opfers sehr unangenehm ist, kann sie ihre positiven Seiten haben. Tatsächlich kann der Betreffende bisweilen Angst haben, diese Identitätsrolle aufzugeben, die sich in anhaltendem selbstzerstörerischem Verhalten und in dem unbewussten Widerstand dagegen, dass es einem besser geht, ausdrückt. Ein hilflos Umhergetriebener, der von den turbulenten Wogen einer unfairen Welt umhergeworfen wird, ist für manche Menschen sehr attraktiv. Ein Paar, das aus einer überforderten und untröstlichen Frau und einem starken Partner besteht, der das Bedürfnis hat, andere zu retten und sich um sie zu kümmern, befriedigt die Bedürfnisse beider Seiten. Die Borderline-Persönlichkeit findet einen freundlichen Menschen, der totalen Schutz verspricht. Und die Borderline-Persönlichkeit erfüllt dessen Wunsch, sich stark, beschützend, wichtig und gebraucht zu fühlen – derjenige zu sein, der »den anderen vor allem schützt«.

In dieser Situation verstärken sich die Rollen des Helden und des Verzweifelten gegenseitig. Der Held fühlt sich stark und empfindet Zielbewusstsein, indem er seinen Schützling behütet. Die unterdrückte Borderline-Persönlichkeit fühlt sich sicherer und kann sich aus der Verantwortung stehlen. Beide klammern sich möglicherweise an diese Rollen. Er fühlt sich möglicherweise bedroht, wenn sie unabhängiger scheint, und sie wird möglicherweise ängstlich, wenn er Verletzbarkeit zeigt.

Fall 3: Annette

Annette entstammte einer armen, schwarzen Familie. Ihren Vater hatte sie sehr jung verloren, als er die Familie im Stich ließ. Mehrere Männer hintereinander übernahmen jeweils für kurze Zeit die Rolle des »Vaters« zu Hause. Schließlich heiratete ihre Mutter wieder, aber ihr zweiter Mann war ebenfalls ein Trinker. Als Annette etwa acht Jahre alt war, begann ihr Stiefvater sie und ihre Schwester sexuell zu belästigen. Annette hatte Angst, ihrer Mutter davon zu erzählen, die froh war, dass die Familie endlich ein gewisses Maß an finanzieller Sicherheit hatte. Also ließ Annette zu, dass diese Situation andauerte – *aus Liebe zu ihrer Mutter.*

Mit 17 Jahren wurde Annette schwanger und heiratete den Vater des Kindes. Sie bestand die Abschlussprüfung auf der Highschool, wo ihre Noten im Allgemeinen gut waren. Aber andere Aspekte ihres Lebens waren in Aufruhr: Ihr Mann trank und stellte anderen Frauen nach. Nach einiger Zeit begann er sie zu schlagen. Trotzdem bekam sie weitere Kinder von ihm, klagend und geduldig – *um der Kinder willen.*

Nach sechs Jahren und drei Kindern verließ Annettes Mann sie. Sein Weggang führte zu einer Art ängstlicher Erleichterung – der wilde Ritt war endlich vorbei, aber Ängste, was sie als Nächstes tun sollte, tauchten unheilvoll auf.

Annette und die Kinder versuchten allein zurechtzukommen, aber sie fühlte sich ständig überfordert. Dann lernte sie John kennen, der etwa 25 Jahre älter war als sie (er weigerte sich, sein tatsächliches Alter zu nennen) und sich wirklich um sie zu kümmern schien. Er wurde zu dem guten Vater, den Annette nie gehabt hatte. Er ermutigte und beschützte sie. Er gab ihr Ratschläge, wie sie sich kleiden und wie sie reden sollte. Nach einer Weile wurde Annette selbstbewusster, bekam einen guten Job und begann das Leben zu genießen. Einige Monate später zog John bei ihr ein – aber nicht ganz. Er lebte an den Wochenenden bei ihr, schlief aber während der Woche woanders, angeblich wegen beruflicher Aufgaben, weil es »bequemer sei, im Büro zu schlafen«.

Tief in ihrem Innern wusste Annette, dass John verheiratet war, aber sie stellte keine Fragen. Als John weniger verlässlich wurde, öfter nicht kam und im Allgemeinen distanzierter wurde, behielt sie ihren Zorn für sich. Im Beruf kam dieser Zorn jedoch an die Oberfläche, und sie wurde mehrfach übergangen, wenn eine Beförderung anstand. Ihre Vorgesetzten behaupteten, sie hätte nicht die akademischen Qualifikationen der anderen, und sagten, dass sie bisweilen abweisend sei, aber Annette akzeptierte diese Erklärungen nicht. Erbost führte sie die Zurückweisungen auf Rassendiskriminierung zurück. Sie wurde immer depressiver und ließ sich schließlich stationär behandeln.

Im Krankenhaus explodierte Annettes Empfindlichkeit wegen ihrer Hautfarbe. Die meisten Ärzte waren Weiße, genau wie der Großteil der Schwestern und Patienten. Die Krankenhausumgebung war »weiß«, die Mahlzeiten waren »weiß«. Ihr ganzer Zorn, der sich über die Jahre hinweg aufgestaut hatte, konzentrierte sich jetzt auf die Ablehnung der Gesellschaft Schwarzen gegenüber. Da Annette sich ausschließlich auf diese Frage konzentrierte, vermied sie es, sich mit ihren persönlichen bösen Geistern auseinanderzusetzen.

Harry, ein weißer Musiktherapeut am Krankenhaus, war eine besondere Herausforderung für sie. Annette hatte das Gefühl, dass Harry darauf bestand, nur »weiße« Musik zu spielen, und dass sein Aussehen und sein ganzes Verhalten »Weißsein« verkörperten. Annette machte ihrem Zorn auf den Therapeuten Luft und verließ wütend die Musiksitzungen.

Obwohl Harry vor ihren Wutausbrüchen Angst hatte, suchte er Annette auf. Seine Unterstützungsaussage spiegelte seine persönliche Sorge um Annettes Erfolg im Krankenhausprogramm wider. Harry drückte sein Mitgefühl für Annette aus, indem er anerkannte, wie frustrierend es ist, wenn man diskriminiert wird. Er belegte dies mit seinen eigenen Erfahrungen, die er als einer der wenigen Juden während seiner Ausbildung gemacht hatte. Dann versuchte Harry, Annette mit der Wahrheit oder Realität und mit ihren Problemen zu konfrontieren. Er wies darauf hin, dass es sinnlos sei, über rassistische Diskriminierung zu schimpfen, wenn man nicht gleichzeitig für eine Veränderung kämpft. Harry erklärte, dass Annettes Bedürfnis, Opfer zu bleiben, sie davor schütze, die Verantwortung für das zu übernehmen, was in ihrem Leben passiere. Sie fühlte sich gerechtfertigt, indem sie das Schicksal verfluchte, statt mutig die eigene Rolle zu untersuchen, aufgrund derer sie immer wieder von anderen missbraucht wurde. Annette wickelte einen Schleier selbstgerechten Zorns um sich und vermied jegliche angsterregende Selbstuntersuchung oder Konfrontation, die zu einer Veränderung führen könnte. Auf diese Weise blieben ihre Ohnmacht und Hilflosigkeit erhalten. Sie vermochte es nicht, Änderungen *um ihretwillen* herbeizuführen.

Bei der nächsten Musiktherapiesitzung stürmte Annette nicht aus dem Zimmer. Stattdessen sah sie Harry und den anderen Patienten ins Auge und schlug andere Lieder vor. Bei der nächsten Zusammenkunft stimmte die Gruppe zu, dass einige Gospellieder nach Annettes Wahl gespielt werden sollten. Später beglückwünschte Harry sie zu ihrer Offenheit, das zu hören, was er zu kommunizieren versuchte (*Verständnis*), und zu ihrer Bereitschaft, gemeinsam mit ihm durchzuhalten (*Beharrlichkeit*), während sie zusammenarbeiteten.

Harrys Reaktionen sind ein Beispiel für die SET-UP-Grundsätze und wären auch für Annettes Chef und ihre Freunde hilfreich gewesen – für jeden, der sich hin und wieder mit ihren Wutausbrüchen auseinandersetzen musste.

Die SET-UP-Kommunikation kann den von der Borderline-Persönlichkeitsstörung Betroffenen oder jeden, der in einer Opferrolle gefangen ist, befreien, indem die Vorteile, Opfer zu sein (umsorgt zu werden, an schlechten Ergebnissen scheinbar schuldlos zu sein, Verleugnung von Verantwortung), und die Nachteile (Aufgabe der Autonomie, Aufrechterhaltung unterwürfiger Abhängigkeit, im Dilemma des Lebens fixiert und unbeweglich zu bleiben) aufgezeigt werden. Das Borderline-»Opfer« muss jedoch alle drei Teile der Botschaft hören, denn sonst zeigt sie keine Wirkung. Wenn die Wahrheit befreien soll, muss sie von *Unterstützung* und *Mitgefühl* begleitet werden, damit die Botschaft gehört wird.

Die Suche nach dem Sinn

Ein großer Teil des dramatischen Verhaltens der Borderline-Persönlichkeit bezieht sich auf die endlose Suche nach etwas, das die ständig drohende Leere ausfüllt. Destruktive Beziehungen, Esssucht, Selbstverletzung und Drogen sind einige Mechanismen, die die Betroffenen einsetzen, um die Einsamkeit zu bekämpfen und das Gefühl zu erlangen, in einer real scheinenden Welt zu existieren.

Fall 4: Richard

»Wahrscheinlich liebe ich zu viel!«, sagte Richard, als er die Probleme mit seiner Freundin beschrieb. Er war dreißig Jahre alt, geschieden und hatte mehrere unglückliche Affären mit Frauen gehabt. Er klammerte sich zwanghaft an diese Frauen und überhäufte sie mit Geschenken und Aufmerksamkeiten. Durch sie fühlte er sich ganz, lebendig und erfüllt. Aber er forderte von ihnen – und anderen Freunden – völligen Gehorsam. Auf diese Weise hatte er das Gefühl, die Kontrolle zu haben, nicht nur über sie, sondern, was noch wichtiger war, über sein eigenes Leben.

Er war beunruhigt, wenn diese Frauen Unabhängigkeit forderten. Er redete ihnen zu, war beharrlich und drohte. Um das allgegenwärtige Gefühl von Leere zu mildern, versuchte er andere zu kontrollieren. Wenn die Betroffenen sich weigerten, seine Wünsche zu erfüllen, wurde Richard ernstlich depressiv und geriet außer Kontrolle. Er wandte sich Alkohol und Drogen zu, um sein

Lebensgefühl oder seine Glaubwürdigkeit wiederzuerlangen. Manchmal begann er einen Streit mit Freundinnen oder Fremden, wenn er wusste, dass er bei der Auseinandersetzung verlieren würde. Er verhielt sich im Straßenverkehr absichtlich so aggressiv, dass die Polizei einschreiten musste. Manchmal fügte er sich Schnittverletzungen zu, wenn er Angst hatte, den Zugang zu seinen sensorischen und emotionalen Gefühlen zu verlieren. Wenn Zorn und Schmerz keine Veränderung mehr brachten, suchte er sich eine andere Frau, die ihn für »missverstanden« erklärte und meinte, er brauche nur »die Liebe einer guten Frau«. Der Kreislauf begann wieder von Neuem.

Richard fehlte die Einsicht in sein Dilemma. Er bestand darauf, dass es immer der Fehler der Frauen sei. Seine Freunde tat er als verständnislos und gedankenlos ab – er hörte ihre Unterstützung und ihr Mitgefühl einfach nicht. Die Frauen, mit denen er sich einließ, zeigten am Anfang zwar Mitgefühl, aber es fehlte die Wahrheitskomponente. Richard musste mit allen drei Aspekten konfrontiert werden.

In dieser Situation, in der er leider keine der wichtigen SET-Aspekte hörte, würde die »S«-Botschaft weiterhin die Sorge um Richard ausdrücken. Der »E«-Teil würde sein Gefühl, »zu viel zu lieben«, ohne Herausforderung akzeptieren, würde ihm aber auch helfen, sein Gefühl von Leere und das Bedürfnis, diese Leere zu füllen, zu verstehen.

Die Wahrheitsbotschaft würde versuchen, auf die Muster in seinem Leben hinzuweisen, die sich endlos zu wiederholen scheinen. Die Wahrheit sollte Richard auch zu der Erkenntnis verhelfen, dass er Frauen wie Drogen und Selbstverletzungen benutzt – als Objekte oder Manöver, um seine Erstarrung zu erleichtern und sich ganz zu fühlen. So lange er fortfuhr, außerhalb seines Ichs nach innerer Zufriedenheit zu suchen, blieb er frustriert und enttäuscht, weil er äußere Kräfte und besonders andere Menschen nicht so kontrollieren konnte wie sich selbst. So wird beispielsweise eine neue Freundin trotz seiner großen Bemühungen, sie unter Kontrolle zu bringen, letztendlich ein gewisses Maß an Unabhängigkeit außerhalb der Reichweite von Richards Kontrolle bewahren. Gleichermaßen könnte er ohne eigenes Zutun einen neuen Job auch wegen der schlechten Ertragslage eines Unternehmens verlieren. Richard kann diese Situationen nicht *beherrschen,* aber er *kann* seine eigene kreative Kraft kontrollieren, seine intellektuelle Neugier usw. Unabhängige persönliche Interessen – Bücher, Hobbys, Kunst, Sport – können verlässliche und dauerhafte Quellen für Befriedigung sein, die nicht so schnell verschwinden können.

Die Suche nach Konstanz

Sich an eine Welt anzupassen, die immer unbeständig und nicht vertrauenswürdig ist, ist ein Problem für die Borderline-Persönlichkeit. Ihrem Universum fehlen Muster und Beständigkeit. Auf Freunde, Beruf und persönliche Fertigkeiten kann sie sich nie verlassen. Der Betroffene muss all diese Aspekte seines Lebens immer wieder testen und neu überprüfen. Er lebt in der ständigen Angst, dass ein vertrauter Mensch oder eine vertraute Situation sich genau ins Gegenteil verkehrt, was einem absoluten Betrug gleichkäme. Ein Held wird zum Teufel, der perfekte Arbeitsplatz wird zu einer Plage. Die Borderline-Persönlichkeit kann sich nicht vorstellen, dass individuelle oder situative Objektkonstanz andauern kann (siehe das Kapitel »Chaos und Leere« und Anhang B). Der Betreffende kann sich nicht auf seinen Lorbeeren ausruhen. Jeden Tag muss er erneut damit beginnen, sich verzweifelt zu beweisen, dass die Welt vertrauenswürdig ist. Obwohl die Sonne seit Tausenden von Jahren im Osten aufgeht, bedeutet dies nicht, dass dies heute auch so sein wird. Er muss es selbst jeden Tag erneut sehen.

Fall 5: Patricia und Jack

Patricia war eine attraktive 29-Jährige, die gerade mit ihrem zweiten Mann in Scheidung lebte. Wie ihren ersten Mann beschuldigte sie ihn, Alkoholiker zu sein und sie zu missbrauchen. Ihr Rechtsanwalt, Jack, betrachtete sie als Opfer, das seines Schutzes bedurfte. Er rief sie häufig an, um sicherzugehen, dass es ihr gut ging. Sie begannen, gemeinsam zu Mittag zu essen. Während der Fall verhandelt wurde, begannen sie eine Liebesbeziehung. Jack zog von zu Hause aus, verließ seine Frau und die beiden Söhne. Obwohl Patricia noch nicht geschieden war, zog sie bei ihm ein.

Zuerst bewunderte Patricia Jacks Intelligenz und Sachkenntnis. Wo sie sich schwach und schutzlos fühlte, schien er »groß und stark«. Aber mit der Zeit wurde sie immer fordernder. Solange Jack sie beschützte, war sie zufrieden. Aber als er schließlich Forderungen stellte, wurde sie feindselig. Sie verübelte es ihm, dass er zur Arbeit ging. Besonders seine Beschäftigung mit anderen Scheidungsfällen gefiel ihr nicht. Sie wollte nicht, dass er seine Kinder besuchte, und beschuldigte ihn, sie ihr vorzuziehen. Sie begann gemeine Streitereien, die oft darin gipfelten, dass sie aus dem Haus rannte, um die Nacht bei einem »platonischen Freund« zu verbringen.

Patricia fehlte es an Objektkonstanz (siehe das Kapitel »Chaos und Leere« und Anhang B). Freundschaften und Liebesbeziehungen mussten immer wieder überprüft werden, weil sie sich bei menschlichen Kontakten nie sicher fühlte. Ihr Bedürfnis nach Rückversicherung war unstillbar. Sie hatte unzählige Beziehungen hinter sich, in denen sie zuerst aufrichtig erschien und ein Bedürfnis nach Fürsorge vorhanden war. Aber dann stellte sie diese Beziehungen mit unerhörten Forderungen auf die Probe. Die Beziehungen endeten immer damit, dass sie verlassen wurde, wovor sie sich fürchtete. Bei der nächsten Romanze wiederholte sich das Ganze.

Zuerst empfand Patricia Jack als unterstützend und beruhigend. Sie idealisierte die Beziehung. Aber als er zeigte, dass er auch ein eigenes Leben führte, wurde sie zornig, beschimpfte und verunglimpfte ihn. Wenn er in seinem Büro war, rief sie ständig an, weil er sie »vergaß«, wie sie sagte. Wenn sie ihren Freundinnen von Jack berichtete, meinten sie, es handelte sich um zwei völlig verschiedene Menschen – für Patricia war er das.

In den SET-Konfrontationen der Objektkonstanz wird dieses Dilemma der Borderline-Persönlichkeit anerkannt. Die Unterstützungsaussage muss vermitteln, dass die Sorge um den Betroffenen beständig und bedingungslos ist. Unglücklicherweise hat die Borderline-Persönlichkeit, in diesem Fall Patricia, Schwierigkeiten zu begreifen, dass sie Annahme nicht ständig fordern muss. Sie lebt in der ständigen Angst, dass ihr die Unterstützung entzogen werden könnte, wenn sie zu irgendeinem Zeitpunkt Missfallen erregt. Daher sind die Versuche, immer wieder Rückversicherung zu erhalten, endlos und reichen nie aus.

Die Mitgefühlsaussage sollte bestätigen, dass Patricia noch nicht gelernt hat, Jacks fortwährenden Versuchen, ihr Trost zu bieten, zu vertrauen. Jack muss Patricia mitteilen, dass er sich der schrecklichen Ängste, die sie durchmacht, bewusst ist, dass er weiß, wie schlimm es für sie ist, allein zu sein.

In den Wahrheitserklärungen muss versucht werden, die gespaltenen Teile wieder zu vereinen. Jack muss erklären, dass er Patricia die ganze Zeit über mag, selbst wenn er durch ihr Verhalten frustriert wird. Er muss auch erklären, dass er sich nicht missbrauchen lässt. Eine Kapitulation vor ihren Forderungen würde nur in weitere Forderungen münden. Patricia einen Gefallen zu tun und sie zu befriedigen, ist eine unmögliche Aufgabe, denn sie ist nie zu Ende – es werden immer neue Unsicherheiten entstehen. Die Wahrheit wird wahrscheinlich eine länger andauernde Therapie für beide notwendig machen, wenn ihre Beziehung von Dauer sein soll.

Der Zorn der Unschuld

Borderline-Zorn ist durch seine Unvorhersehbarkeit und Intensität oft schrecklich. Er kann durch relativ unbedeutende Ereignisse ausgelöst werden und ohne jede Vorwarnung im normalen, freundschaftlichen Umgang miteinander auftreten. Er kann sich gegen bisher geschätzte Menschen richten. Bisweilen begleitet die Androhung von Gewalt diesen Zorn. All diese Züge unterscheiden den Borderline-Zorn vom normalen Zorn.

Innerhalb kürzester Zeit konnte sich Patricias fügsames, abhängiges und kindliches Gebaren in forderndes und untröstliches Verhalten verwandeln. Einmal schlug sie Jack liebevoll ein romantisches Mittagessen vor. Aber als er ihr erklärte, dass er vorher ins Büro gehen müsse, schrie sie ihn an und sagte ihm direkt ins Gesicht, dass er sich nie um ihre Bedürfnisse kümmere. Sie griff seine Männlichkeit an, klagte über sein Versagen als Vater und Ehemann und über seinen Beruf. Sie drohte, ihn vor der Anwaltskammer wegen standeswidrigen Verhaltens anzuklagen. Wenn Jacks Versuche, Patricia zu beruhigen, nichts fruchteten, ging er einfach weg, ohne etwas zu sagen, was sie nur noch rasender machte. Wenn er wieder nach Hause kam, verhielten beide sich so, als sei nichts geschehen.

Die SET-UP-Grundsätze müssen sich an erster Stelle mit Sicherheitsfragen befassen. In dem oben beschriebenen Szenario sollten Jacks Botschaften für Unterstützung und Mitgefühl an erster Stelle stehen, obwohl Patricia sie wahrscheinlich als unehrlich zurückweisen wird. In diesem Fall wäre es unklug von Jack, ihr weiter klarmachen zu wollen, dass er sich Sorgen um sie macht und weiß, dass sie erregt ist. Er muss sofort zu Wahrheitsaussagen übergehen, die zunächst gebieten müssen, dass sie einander keinen körperlichen Schaden zufügen werden. Er muss fest darauf bestehen, dass sie sich zurückzieht, um etwas körperliche Distanz zu gewinnen. Er kann erklären, dass er sich ruhig mit ihr unterhalten will. Wenn sie dies nicht zulässt, kann er sagen, dass er geht, bis die Situation sich etwas beruhigt hat, sodass sie die Diskussion zu einem späteren Zeitpunkt wiederaufnehmen können. Er muss versuchen, jegliche physische Auseinandersetzung zu vermeiden, trotz der Provokationen durch Patricia. Obwohl sie möglicherweise unbewusst möchte, dass Jack sie körperlich überwältigt, basiert dieses Bedürfnis auf schädlichen Erfahrungen in der Vergangenheit und würde später wahrscheinlich eingesetzt werden, um ihn noch heftiger zu kritisieren.

Wahrheitsaussagen, die bei Streitigkeiten gemacht werden, sollten sich besser auf die zugrunde liegende Dynamik richten und nicht auf spezielle Ursachen dieses Streits. Die weitere Diskussion darüber, ob es wichtiger sei, mit Patricia zum Mittagessen zu gehen statt ins Büro, wäre wahrscheinlich nicht produktiv. Jack könnte jedoch Patricias offensichtliches Bedürfnis nach Streit und ihren möglichen Wunsch nach Überwältigung ansprechen. Er könnte ihr Verhalten auch als Bedürfnis nach Zurückweisung interpretieren. Hat sie so starke Angst vor erwarteter Zurückweisung, dass sie sie heraufbeschwört, um »es hinter sich zu bringen«? Die wichtigste Wahrheitsaussage lautet, dass dieses Verhalten Jack abstößt. Er könnte fragen, ob das wirklich Patricias Wunsch ist.

Das Bedürfnis nach Konstanz – Grenzen setzen

Alle Wahrheitsaussagen müssen auch tatsächlich wahr sein. Für die Borderline-Persönlichkeit, die bereits in einer Welt voller Widersprüche lebt, ist es viel schlimmer, leere Drohungen über die Konsequenzen einer Handlung zu machen, als es passiv zuzulassen, dass unangemessenes Verhalten weiter fortgesetzt wird. In dem Kultfilm *Eine verhängnisvolle Affäre* (1987) beispielsweise zeigte Alex Forrest, die weibliche Hauptfigur (gespielt von Glenn Close), mehrere extreme Borderline-Charakterzüge wie aus dem Lehrbuch. Die Figur diente jahrzehntelang als Prototyp der dramatischen (statt komischen) verrückten Ex-Partnerin. Sie beginnt eine Affäre mit Dan Gallagher (Michael Douglas), einem etablierten verheirateten Mann, und weigert sich, ihn gehen zu lassen, selbst als offensichtlich ist, dass Dan seine Frau nicht verlassen wird. Der Film endet (fast) mit der Vernichtung von Dan, seiner Familie und Alex. Alex war daran gewöhnt, sich der Zurückweisung durch andere zu widersetzen, indem sie sie manipulierte. Dass Dan erklärte, er würde die Beziehung beenden, ohne dies unmissverständlich zu tun, war destruktiv. Natürlich verstand er nicht, dass Alex nach der Beendigung einer intensiven Beziehung nicht in der Lage war, einfach nur eine freundschaftliche Beziehung zu pflegen. Dies wäre eine »Zwischen«-Beziehung, die die Borderline-Persönlichkeit nicht tolerieren kann.

Da Menschen, die unter der Borderline-Persönlichkeitsstörung leiden, solche Schwierigkeiten mit der Zweideutigkeit haben, müssen Absichten mit klaren, vorhersehbaren Handlungen unterlegt werden. Wenn Eltern ihrem Teenager drohen, ihm beispielsweise bei bestimmten Verhaltensweisen Privilegien zu entziehen, und dieses Versprechen dann nicht einlösen, werden die Probleme nur noch schlimmer. Ein Therapeut, der die Absicht hat, in der Therapie Grenzen zu setzen – Honorare festzulegen, Telefonanrufe zu begrenzen usw. –, und dies dann nicht durchführt, lädt die Borderline-Persönlichkeit ein, ihn weiter auf die Probe zu stellen.

Borderline-Persönlichkeiten wachsen häufig in Situationen auf, in denen ihre Drohungen und dramatischen Aktionen die einzige Möglichkeit sind, das Gewünschte zu erreichen. Da die Borderline-Persönlichkeit meint, angenommen zu werden sei von Bedingungen abhängig, kann sie auch Zurückweisung auf diese Weise sehen. Die Borderline-Persönlichkeit hat das Gefühl, dass sie schließlich bekommt, was sie will, wenn sie nur attraktiv genug, klug genug oder reich genug ist. Je stärker herausforderndes Verhalten geduldet wird, umso mehr wird die Borderline-Persönlichkeit derartige Manöver einsetzen.

Fall 6: Kevin

Herr und Frau Hopkins schafften es einfach nicht, ihrem 29 Jahre alten Sohn Kevin zu helfen. Bis auf ein paar Studienjahre, in denen er zeitweise in einem Studentenwohnheim in der Nähe wohnte, hatte er immer zu Hause gelebt. Obwohl er in der Schule gute Noten hatte und bei Lehrern und Arbeitgebern beliebt war, war Kevin immer ein Einzelgänger mit wenigen Freunden gewesen. Er mied Treffen mit der Familie und litt in Stresssituationen unter starken Wutausbrüchen. Herr und Frau Hopkins waren in seiner Gegenwart sehr vorsichtig, da sie Angst hatten, ihn zu verstimmen.

Nachdem er wieder einmal seinen Arbeitsplatz aufgegeben hatte, verbrachte er die meiste Zeit in seinem Zimmer, wo er fernsah und Videogames spielte. Seine Eltern bettelten, dass er Hilfe suchen, weiterstudieren oder sich eine Arbeit suchen solle, aber er widersetzte sich. Kevin bereitete seine Mahlzeiten getrennt für sich zu, aß auf seinem Zimmer und vermied Kontakt zu seinen Eltern. Bisweilen hörten sie, wie er sich selbst anschrie, aber sie hatten Angst einzugreifen.

Herr und Frau Hopkins bettelten, forderten und drohten, aber ohne jeden Erfolg. Als sie versuchten, das Fernsehgerät aus seinem Zimmer zu entfernen, wurde Kevin körperlich aggressiv und drohte mit Selbstmord, da ihm nichts zu tun blieb. Sein Zimmer war in völliger Unordnung, und er weigerte sich, bei den Hausarbeiten zu helfen. Hin und wieder rief ein Freund an und lud Kevin zum Ausgehen ein. Kevin forderte dann Geld von seinen

Eltern, das sie ihm bereitwillig gaben, da sie froh waren, wenn er sein Zimmer verließ. Kevin schlief bis in den Nachmittag hinein und blieb lange aus, wenn er ausging. Im Hausmüll sammelten sich immer mehr Spirituosenflaschen an.

Herr und Frau Hopkins begannen, sich häufiger zu streiten. Herr Hopkins forderte, dass sie ihren Sohn aus dem Haus werfen sollten, doch seine Frau befürchtete, dass er auf sich allein gestellt nicht überleben würde. Dann geriet die Familie in eine Unglücksserie. Bei Frau Hopkins wurde Brustkrebs diagnostiziert und das Unternehmen ihres Mannes geriet in eine finanzielle Notlage. Kevins Eltern waren sehr angespannt und lebten sich auseinander. Herr Hopkins war weiterhin wütend, aber beide stimmten stillschweigend überein, dass es zu diesem Zeitpunkt einfacher war, nachzugeben und Kevins Lebensstil zu akzeptieren. Dennoch waren sie besorgt: was würde aus Kevin werden, wenn sie einmal nicht mehr da waren?

Spät an einem Nachmittag gestand Kevin seiner Mutter, dass er gerade eine Handvoll Aspirin geschluckt habe. Er protestierte schwach, als seine Mutter einen Krankenwagen rief, ließ sich jedoch bereitwillig ins Krankenhaus fahren. Als er ein paar Tage später nach der Einnahme von Antidepressiva wieder entlassen wurde, willigte er ein, einen Therapeuten aufzusuchen.

In den nächsten Monaten ging es ihm besser. Kevin bekam einen Job als Hilfslehrer, eine Aufgabe, die ihm gefiel. Er half bei den Hausarbeiten und aß gemeinsam mit seinen Eltern zu Abend. Er verbrachte mehr Zeit mit Freunden. Doch nach einer Weile pendelte sich bei Kevin und seinen Eltern der vorherige Zustand wieder ein. Er nahm seine Medikamente nur unregelmäßig ein und ließ Therapietermine verstreichen. Und er verbrachte wieder mehr Zeit isoliert auf seinem Zimmer.

Als Kevins Therapeut vorschlug, dass die ganze Familie gemeinsam einen Familientherapeuten aufsuchen solle, waren Herr und

Frau Hopkins enttäuscht, aber nicht weiter überrascht, dass Kevin nicht zum ersten Termin erschien. Die Eltern waren sich bei einer Reihe von Problemen im Hinblick auf Kevin uneins, aber bei mehreren Punkten stimmten sie und der Therapeut miteinander überein.

- Die Situation störte die Beziehung seiner Eltern.
- Das Umfeld zu Hause war unerträglich.
- Je länger die Situation anhielt, desto mehr Probleme würde Kevin später einmal haben.
- Eine Veränderung des derzeitigen Status quo würde zu Turbulenzen führen, das Risiko von impulsivem, selbstzerstörerischem Verhalten eingeschlossen. (Dieses Risiko würde jedoch im Lauf der Zeit nur weiter zunehmen.)
- Die Eltern würden vereinbaren müssen, welche Grenzen gesetzt und welche Ansprüche gestellt würden.
- Sie müssten davon ausgehen, dass Kevin diese Grenzen anfechten würde, und daher darauf vorbereitet sein, die vorgeschlagenen Konsequenzen umzusetzen.

Die Erwartungen von Kevins Eltern lagen im Gespräch mit dem Therapeuten anfänglich weit auseinander, aber sie fanden einen Kompromiss, dem sie beide zustimmen konnten. Bei einem Termin, an dem alle vier teilnahmen, stellten sie Kevin einen schriftlich verfassten Vertrag vor. Dieser umriss ihre Erwartungen – Kevin würde jede Woche im Haushalt eine Reihe bestimmter Aufgaben übernehmen, er würde weiterhin zur Arbeit gehen oder sich einen anderen Job suchen oder seine Ausbildung fortsetzen. Dafür setzten seine Eltern ihm eine Frist von zwei Monaten. Bei Nichteinhaltung dieser spezifischen Verpflichtungen würde er ausziehen müssen. Die Eltern gaben ihm eine Liste mit den Namen und Telefonnummern von entsprechenden Anlaufstellen und Familienmitgliedern, die dazu bereit waren, ihn vorübergehend bei sich aufzunehmen. Seine Eltern würden ihn weiterhin mit einem bestimmten Geldbetrag für genau bezeichnete Bedürfnisse über einen bestimmten Zeitraum hinweg unterstützen.

Während des Gesprächs erklärten Herr und Frau Hopkins, dass sie Kevin sehr liebten, und ihm helfen wollten, damit es ihm besser gehe. Außerdem beglückwünschten sie ihn, weil er an seinem derzeitigen Job festhielt (*Unterstützung*). Sie wüssten, wie unglücklich er war, und drückten ihr Verständnis aus, dass er mit seiner derzeitigen Situation unzufrieden sein müsse (*Mitgefühl*). Anschließend teilten sie ihm ihre Sorge um die Gesundheit aller drei Familienmitglieder mit und erklärten, dass sie es nicht tolerieren könnten, wie bisher fortzufahren. Außerdem teilten sie ihm ihre Sorge mit, dass sie ungewollt zu Kevins Unzufriedenheit beitrugen. Schließlich erklärten sie, dass sie in der Vergangenheit ähnliche Gespräche mit Kevin geführt, aber ihre Vorschläge nie durchgesetzt hatten. Sie waren sich bewusst, dass Kevin ihre Forderungen möglicherweise nicht erfüllen könne und sie bereit seien, ihm bei einem Auszug aus ihrem Haus zu helfen (*Wahrheit*). Die Anerkennung von Kevins Borderline-Diagnose durch sie und ihr andauerndes Engagement im Hinblick auf seine Gesundheit während der letzten Monate (und in der Zukunft) demonstrierten den UP-Teil ihrer Kommunikation.

Trotz Kevins hitziger Reaktion auf das ruhig vorgetragene Angebot unterschrieb er wütend den Vertrag. Obwohl er die Forderungen anfänglich erfüllen konnte, nahm im Laufe des folgenden Monats seine Zufriedenheit mit seinem Job ab, sodass er öfter bei der Arbeit fehlte. Stattdessen verbrachte er die Zeit auf seinem Zimmer. Seine Eltern erinnerten ihn freundlich mahnend an den Vertrag, und als der vereinbarte Termin erreicht war, forderten sie ihn dazu auf aus dem Elternhaus auszuziehen. Fassungslosigkeit (»Ihr macht wohl Witze.«) ging in Bettelei (»Das könnt ihr mir nicht antun!«) und schließlich in Wut über (»Ihr könnt euch euren Vertrag sonst wo hinstecken! Ohne euch bin ich sowieso besser dran!«).

Während der nächsten Monate wohnte Kevin bei einem Freund, dann bei einem Cousin und schließlich bei einer Tante. Als er ihr gegenüber einmal vage erklärte, dass es besser für ihn wäre zu sterben, brachte sie ihn in die Notaufnahme des Krankenhauses. Dort verneinte er jegliche Selbstmordabsichten und erklärte, dass er einfach nur wütend und mit seiner Lebenssituation unzufrieden sei. Der Kontakt zu seinen Eltern wurde weniger feindselig. Nachdem er eine neue Stellung als Lehrer gefunden hatte, erklärte Kevin, dass er sein Leben ändern wolle und bat darum, nach Hause zurückkehren zu dürfen. Innerhalb eines Jahres war er mit einem Arbeitskollegen zusammengezogen und konnte selbst seinen Lebensunterhalt bestreiten.

Wer bin ich dieses Mal?

Genau wie bei Knetgummi kann sich die Borderline-Persönlichkeit in viele Konfigurationen verformen. Während Knetgummi aus Mehl, Wasser, Salz, Alaun oder Mineralöl besteht, setzt sich die Borderline-Persönlichkeit aus Unsicherheit, Angst und Furcht zusammen. Dieser chamäleonartige Aspekt offenbart ihre bemerkenswerte Sensibilität gegenüber anderen, sodass sie genau die Form annimmt, die ihr Gegenüber ihrem Empfinden nach wünscht. Sie kann sich problemlos zu den Protestierenden auf beiden Seiten der Barrikaden gesellen oder bei Debatten für beide Seiten argumentieren, doch ohne den Kontext anderer kann sie ihren eigenen, unabhängigen Standpunkt nicht erkennen. Wenn Dalis surrealistische Gemälde Psychosen darstellen, dann ist die Borderline-Persönlichkeitsstörung die Illusionsmalerei eines Künstlers, in der das Künstliche nicht von der realen Person unterschieden werden kann. Ähnlich wie der berühmte Titelheld in Woody Allens Film *Zelig* kann sich die Borderline-Persönlichkeit in jeden Charakter verwandeln, den ihr Gegenüber sich wünscht. Dabei kann der von Borderline Betroffene jedoch das Gefühl dafür verlieren, wer er wirklich ist.

Fall 7: Christie und Martin

Christie, die jede Woche die Kirche besuchte, musste Martin, der am Priesterseminar studierte und aktiv bei den Gottesdiensten half, einfach auffallen. Er bemerkte die hübsche junge Frau, die jeden Sonntag allein den Gottesdienst besuchte, still auf einem Platz am Gang im hinteren Bereich der Kirche saß und nach dem Schlusssegen die Kirche sofort wieder verließ. Nach einem Gottesdienst, bei dem er mit anderen Gemeindemitgliedern hinten saß, holte er sie ein, als sie die Treppe hinuntereilte.

Sie sprach leise, den Blick nach unten gesenkt, und sagte, wie sehr ihr die Predigten des Pastors gefielen. In den nächsten Wochen machte Martin es sich zur Gewohnheit, Christie jeden Sonntag nach der Kirche abzufangen, und fand schließlich den Mut, sie zum Essen einzuladen. Als sie öfter miteinander sprachen, wurde die schüchterne Christie offener. Sie erzählte, dass sie Sekretärin in einer Investmentfirma sei, eine Katze habe und sich gerne Filme ansehe.

Obwohl Martin dachte, dass Christie ihn mochte, lehnte sie seine Einladungen, am Samstagabend auszugehen, ab. Sie sagte, sie sei an den meisten Wochenende beschäftigt, da ihr Chef am Freitag und Samstag viele Geschäftstransaktionen tätigen müsse. Gerade als Martin die Beziehung aufgeben wollte, schlug Christie vor, dass sie sich einen neuen Film ansehen sollten, der am Donnerstag ins Kino kommen würde. Danach trafen sie sich regelmäßig am Donnerstagabend, manchmal auch am Dienstagabend und an den Sonntagen zum Brunch. Die Monate vergingen und Martin war verliebt. Er stellte sich Christie, die attraktiv, zurückhaltend, ruhig und intelligent war, als die perfekte Partnerin für ihn als angehenden Pastor vor.

Doch dann änderte sich alles. Martin war beim Junggesellenabschied eines Nachbarn eingeladen, als zwei Frauen in Polizeiuniform eintrafen. Unter der Uniform, die sie sogleich ablegten, trugen sie Reizwäsche. Sie erklärten, sie seien auf der Party, um den Junggesellen »festzunehmen«, setzten sich auf seinen Schoß und schwangen ihre Hüften aufreizend zu Rockmusik. Martin mochte es nicht glauben – eine der Frauen sah genau wie Christie aus! Ihr Haar war viel länger und sie war sehr stark geschminkt, aber es war zweifellos Christie. Sie schaute ihn flüchtig an und ihre Augen weiteten sich vor Überraschung, bevor ihr Blick distanziert wurde. Nach weiteren verführerischen Tanzvorstellungen und koketten Gesprächen mit den anderen Männern erklärten die Frauen eine halbe Stunde später abrupt, dass sie nun gehen müssten, nahmen ihre Polizeiuniformen und gingen.

Danach mieden Martin und Christie jeglichen Kontakt in der Kirche. Wenn es ihm gelang, einen flüchtigen Blick zu erhaschen, verspürte er Schmerz: er vermisste die Frau, an der ihm so viel lag. Doch dann tauchte vor seinem geistigen Auge das Bild der schamlosen Christie beim Junggesellenabschied auf. Das schreckliche Bild nistete sich in einem Teil seines Gehirns, dem Hippocampus, ein und führte Krieg mit der Leidenschaft in einem anderen Bereich, der Amygdala. Die Logik in seiner frontalen Hirnrinde sorgte dafür, dass er sich von ihr fernhielt. Viele Monate später beschloss Martin, dass er diese beiden grundverschiedenen Bilder von Christie miteinander vereinen müsse.

Er eilte ihr nach dem Gottesdienst auf der Treppe nach und es gelang ihm, sie anzuhalten und mit ihr zu sprechen. Unter Tränen gestand er, wie viel sie ihm bedeutet habe und wie bestürzt er gewesen war, als er sie auf der Party sah. Christie war einverstanden, sich wieder mit ihm zu treffen, und im Lauf der Zeit offenbarte sie ihre Gefühle, inneren Auseinandersetzungen und ihre Probleme in der Vergangenheit. Martin erfuhr, dass sie und ihre entwicklungsbeeinträchtigte Schwester von einem Onkel, der nach dem Tod ihrer Eltern das Sorgerecht erhielt, sexuell missbraucht worden waren. Sie mühte sich ab, für sich und ihre Schwester zu sorgen, die jetzt in einem Pflegeheim lebte.

Christie beschrieb, wie sie verschiedene Seiten ihrer Persönlichkeit entwickelt hatte, um ihren Verpflichtungen nachzukommen. Bei ihrem Job in der Investmentfirma konnte sie aktiv und energisch sein, dann wieder kokettierend und verführerisch, wenn sie ihrem Nebenjob auf Junggesellenpartys nachging. Aber sie fühlte auch eine tiefe, religiöse und spirituelle Ader in sich. »Ich musste diese Teile meines Ichs voneinander trennen«, gestand sie Martin ein. »Deshalb konnte ich dich an den Wochenenden nicht treffen – ich musste meiner anderen Arbeit nachgehen. Für eine Weile musste ich *diese andere* Christie sein, die sich von der Christie, die du kanntest, unterschied.«

Martin wollte versuchen, die Beziehung fortzusetzen. In *unterstützenden* Aussagen erklärte er Christie seine Zuwendung zu ihr und seinen Wunsch, weiterhin mit ihr zusammen zu sein. Er drückte sein *Mitgefühl* aus, indem er die Schwierigkeiten in ihrer Jugend und ihre Kraft für ihren beruflichen Erfolg und die Fürsorge für ihre Schwester anerkannte. *Wahrheits*-Aussagen beschrieben seine Überzeugung, dass die echte Christie jene Frau war, die er vorher gekannt hatte – fürsorglich und einfühlsam. Er erklärte, dass er sich bei ihren Jobs am Wochenende um ihre Sicherheit sorge. Seiner Meinung nach war diese Arbeit für sie entwürdigend. Martin erklärte, dass er überzeugt sei, sie könne andere, weniger verfängliche Möglichkeiten finden, um ihr Einkommen aufzubessern. Schließlich sagte er, dass er die Beziehung nicht fortsetzen könne, wenn sie diese Nebenjobs nicht aufgebe.

Christies erste Reaktion war Wut und Trotz. Sie nahm es Martin übel, dass er ihrer Empfindung nach versuchte, sie zu kontrollieren. »Wer soll ich *deiner* Meinung nach sein?«, schrie sie. »Ich habe es satt, immer das zu sein, was andere in mir sehen wollen! Mir geht es in erster Linie darum, für meine Schwester und mich zu sorgen, und dafür tue ich, was ich tun muss. Ich bin, wer ich bin!«

Martin erkannte, dass Christie seine Aussagen, die *Mitgefühl* vermitteln sollten, nicht wahrnahm, und erklärte erneut, dass er sich ihrer Stressfaktoren bewusst sei. Er konnte sie zu einem weiteren Brunch überreden, um das Gespräch fortzusetzen. Als sie in dem Café saßen, gab Christie zu, dass ihre Aktivitäten am Wochenende »die einzige Zeit sind, in der ich das Gefühl habe, dass ich alles unter Kontrolle habe. Ich kann andere manipulieren, statt dass andere ständig versuchen, mich zu beherrschen.«

Nach einer Weile gab sie zu, dass sie sich in ihrem Leben gefangen fühle. »Die Person, die ich geworden bin, gefällt mir nicht, aber ich komme auf diese Weise zurecht«, gestand sie. »Du bist ein guter Mensch, Martin. Du weißt, was du in deinem Leben erreichen willst, und du hast es dir verdient. Ich wünschte, es wäre anders, aber ich bin noch nicht so weit. Du weißt, mit was für einer Frau du zusammen sein möchtest. Ich weiß nicht, wer ich bin, aber im Augenblick weiß ich, dass ich nicht dieser Mensch bin. Und ich weiß nicht, ob ich es je sein werde.«

Mit diesen Worten stand Christie auf und ging … und kehrte zurück in ihr Leben. Manchmal sind die Bewältigungsmechanismen der Borderline-Persönlichkeit ihre einzige Möglichkeit zu überleben.

Lügen, verdammte Lügen und Wahnvorstellungen

Das vielleicht am wenigsten markante Merkmal der neun Kriterien, die die Borderline-Persönlichkeitsstörung definieren, sind paranoide Gedanken im Zusammenhang mit Stress oder dissoziative Symptome. Viele Menschen haben solche Erfahrungen schon einmal in geringem Umfang gemacht. Vielleicht haben Sie schon einmal das Gefühl gehabt, dass die beiden kichernden Fremden auf der anderen Straßenseite über Sie lachen. Oder Sie haben eine Art dissoziatives Erlebnis auf dem Nachhauseweg gehabt: Gedankenverloren sind Sie in die Garageneinfahrt gefahren, ohne sich der Fahrt so richtig bewusst gewesen zu sein. Bei der Borderline-Persönlichkeitsstörung sind diese Erfahrungen schwerwiegender und dauern länger als ein Bruchteil einer Sekunde oder einen kurzen Augenblick an, aber in der Regel nicht mehr als ein oder zwei Tage. Eine Besserung kann überraschend schnell eintreten. Das Einsetzen von Argwohn oder Gefühlen von Unwirklichkeit kann abrupt und für die Menschen im Umfeld der Borderline-Persönlichkeit offenkundiger und schreckenerregender sein. In solch kritischen Zeiten ist es notwendig, Hilfe von einem Experten zu erhalten.

Fall 8: Marnie und Robin

Marnie und Robin wurden schnell Freundinnen. Beide Frauen wurden etwa zur gleichen Zeit in einer Anwaltskanzlei als Rechtsassistentinnen eingestellt. Beide hatten einen netten Freund. Und ihre Persönlichkeiten ergänzten einander. Während Robin eher introvertiert war, war Marnie kontaktfreudiger und energiegeladen und sie hatte ein ansteckendes Lachen. Als Robins Mietvertrag auslief, bot Marnie ihr an, bei ihr einzuziehen. Sie habe viel Platz und sie könnten gemeinsam zur Arbeit fahren.

Jetzt, da sie zusammenlebten, entdeckte Robin neue Seiten von Marnies Persönlichkeit. Bisweilen war Marnie übel gelaunt und reizbar, besonders dann, wenn es bei der Arbeit hektischer zuging. Obwohl Marnies Freund Gavin sehr sympathisch schien, konnte Robin an manchen Abenden hören, wie Marnie ihn am Telefon anschrie. Marnie konnte schon etwas launisch sein, aber Robin war überrascht, als sie erfuhr, dass ihre Freundin bereits zweimal wegen eines »Zusammenbruchs« im Krankenhaus gewesen war und in Abständen ihren Psychiater aufsuchte. Sie gab zu, dass die Telefonnummer an der Seite des Kühlschranks die ihres Psychiaters war. »Er sorgt dafür, dass meine Batterien immer geladen sind, und er würde es vermissen, wenn ich ihm nicht in den Ohren liegen würde«, witzelte Marnie.

Robin wurde unruhiger, als Marnie begann, mit den Rechtsanwälten an dem größten Fall der Kanzlei zu arbeiten. Sie blieb immer länger im Büro und ließ sich spät nachts im Taxi nach Hause fahren. Sie brachte Arbeit mit nach Hause und schlief nur ein paar Stunden, bis sie wieder ins Büro fuhr. Nach einem weiteren Streit mit Gavin am Telefon kam Marnie weinend aus ihrem Zimmer und sagte, dass sie sich getrennt hätten. Als Robin versuchte, sie zu trösten, wich Marnie zurück. »Ach was, scheiß auf ihn – ich habe zu tun«, murrte sie und setzte sich wieder an den Schreibtisch. Während der nächsten Tage wechselte ihre Stimmung zwischen Traurigkeit und unbeugsamem Durchhaltevermögen bei der Arbeit.

Als Robin ein paar Tage später abends in die Wohnung zurückkehrte, stand Marnie an der Tür und starrte ausdruckslos in die Ferne. »Alles in Ordnung?«, fragte Robin. »Er will mich vernichten!«, antwortete Marnie.

Marnie beschrieb, wie sie Gavins Stimme hörte, die sagte, dass er allen von der *echten* Marnie erzählen würde, von der bösen, abscheulichen, zerstörerischen Marnie. »Es ist, als ob ich nicht existiere«, schluchzte sie. »Er erzählt allen, dass ich eine Schwindlerin bin. Alle Leute sind Schwindler. Dir bin ich auch egal, ich bin allen egal.«

Robin war schockiert und verängstigt. Sie beobachtete Marnie, die mit ausdruckslosem Blick im Zimmer umherging. Müde nickend, stimmte Marnie zu, dass Robin die Praxis ihres Psychiaters anrufen könne. Während sie auf seinen Rückruf warteten, bot Robin ihre *Unterstützung* an. »Ich bin deine Freundin«, sagte Robin nervös. »Du bist mir wichtig und ich möchte dir helfen.«

Ein paar Minuten später rief der Arzt an. Robin nahm den Anruf erleichtert entgegen und beschrieb, was passiert war. Dann schaltete sie die Freisprechfunktion ein, als der Arzt mit Marnie sprach. »Ich bin froh, dass Sie angerufen haben – ich habe mir echte Sorgen gemacht«, erklärte der Arzt, womit er seine *Unterstützung* ausdrückte. »Sie hatten mir beim letzten Mal berichtet, wie viel Stress Sie bei der Arbeit haben, und dass Sie sich von Ihrem Partner getrennt haben. Aufgrund all dieser Ereignisse und durch den starken Stress, dem Sie ausgesetzt waren, ist es nur verständlich, dass Sie ein Gefühl von Ausweglosigkeit haben«, erklärte er voller *Mitgefühl.*

»Aber alles ist verloren. Es ist zu spät. Alle sind Heuchler. Sie versuchen, mich zu vernichten«, schluchzte Marnie. »Glauben Sie mir etwa nicht?«

Der Arzt antwortete mit einer *Wahrheits*-Aussage. »Ich glaube Ihnen und ich glaube, dass Sie schrecklich leiden und Hilfe brauchen.« Dann wies er Robin an, Marnie ins Krankenhaus zu bringen, wo sie eingewiesen wurde.

Nach zwei Tagen im Krankenhaus kehrte Marnie nach Hause zurück. Robin war überrascht, dass ihre Mitbewohnerin nach so kurzer Zeit völlig erholt schien. »Ich musste nur etwas aufgemöbelt werden«, erklärte Marnie. »Ein paar Anpassungen bei meinen Medikamenten, ausschlafen und essen, um alles wieder in geordnete Bahnen zu bringen. Ich hab' dich wahrscheinlich ganz schön in Schrecken versetzt, als ich verrückt gespielt habe. Das tut mir leid. Du bist eine gute Freundin, Robin.« Marnie erklärte weiter, dass sie ihren Arzt nun regelmäßiger aufsuchen würde und bereits ein weniger stressiges Arbeitsprogramm in der Kanzlei vereinbart hatte. »Ich lerne, wie ich erkennen kann, dass der Stress für mich zu viel wird und wann ich mir helfen lassen muss.«

Obwohl die SET-UP-Grundsätze ursprünglich für die Arbeit mit Borderline-Persönlichkeiten entwickelt wurden, können sie auch beim Umgang mit anderen nützlich sein. Wenn die Kommunikation zum Stillstand gekommen ist, kann SET-UP helfen, sich auf die Botschaften zu konzentrieren, die nicht erfolgreich vermittelt werden. Wenn jemand das Gefühl hat, dass er nicht unterstützt oder respektiert wird, wenn er glaubt, dass er missverstanden wird, oder wenn er sich weigert, Probleme realistisch anzugehen, können spezielle SET-Schritte unternommen werden, um diese bestimmten Bereiche zu stärken. In der komplizierten Welt von heute ist ein klarer Satz an Kommunikationsgrundsätzen nötig, um die Widrigkeiten des Borderline-Chaos zu bezwingen. Dazu zählen auch Liebe und Vernunft. Für eine produktive Beziehung sind *Verständnis* und *Beharrlichkeit* erforderlich. Verständnis gegenüber der zugrunde liegenden Dynamik der Kommunikation und den Bedürfnissen des Partners verstärken die SET-Grundsätze. Beharrlichkeit ist erforderlich, um Änderungen langfristig zu bewirken. Für viele Borderline-Persönlichkeiten kann eine beständige, unerschütterliche Person im Leben, etwa ein Nachbar, Freund oder Therapeut, eine der wichtigsten Voraussetzungen für die Heilung sein. Eine solche Person trägt (trotz häufiger Provokationen) möglicherweise nicht viel mehr als Stetigkeit und Akzeptanz bei, bietet dem Betroffenen jedoch ein Modell der Konstanz in seiner ansonsten chaotischen Welt.

6.

FAMILIE UND FREUNDE: MIT DER BORDERLINE-PERSÖNLICHKEIT LEBEN

»Aber er ist ein Mensch, und es passiert ihm gerade etwas Schreckliches. Also gebührt ihm Achtung. Er darf nicht ins Grab fallen wie ein alter Hund. Achtung schulden wir einem solchen Menschen.«

Aus: *Tod eines Handlungsreisenden* von Arthur Miller

Niemand wusste so recht, was eigentlich mit Ralf los war. Jahrelang war er zur Behandlung im Krankenhaus gewesen, wurde wieder entlassen und hatte viele Ärzte aufgesucht, aber er konnte eine Behandlung nie lange durchhalten. Auch seinem Job konnte er nicht auf lange Zeit treu bleiben. Seine Frau Denise arbeitete in einer Zahnarztpraxis und verbrachte den größten Teil ihrer Freizeit mit ihren Freundinnen. Ralfs Klage über Schmerzen in der Brust, Kopfschmerzen, Rückenschmerzen und Depressionen ignorierte sie.

Ralf war das einzige Kind reicher, beschützender Eltern. Als er neun Jahre alt war, beging der Bruder seines Vaters Selbstmord. Obwohl Ralf seinen Onkel nicht sehr gut gekannt hatte, verstand er, dass seine Eltern von dem Selbstmord sehr betroffen waren. Nach diesem Ereignis wurden seine Eltern sogar noch fürsorglicher und bestanden darauf, dass er jedes Mal von der Schule zu Hause blieb, wenn er sich krank fühlte. Mit zwölf Jahren erklärte Ralf, dass er unter Depressionen leide. Damals begann er, eine Unmenge an Therapeuten aufzusuchen.

Ralf war ein mittelmäßiger Schüler. Als er das College besuchte, lernte er dort Denise kennen. Sie war die einzige Frau, die je Interesse für ihn gezeigt hatte, und nach kurzer Zeit heirateten sie. Beide verließen das College und begannen pflichtbewusst zu arbeiten, verließen sich aber auf Ralfs Eltern, die das Haushaltseinkommen und Ralfs fortgesetzte Therapie bezuschussten.

Das Paar zog häufig um; immer wenn Denise sich langweilte, zogen sie woandershin. Sie bekam immer schnell einen neuen Job und gewann neue Freundinnen, aber Ralf hatte große Schwierigkeiten und war oft monatelang arbeitslos.

Als sie beide immer mehr tranken, verschlimmerten sich die Streitigkeiten zwischen ihnen. Wenn sie miteinander stritten, verließ Ralf bisweilen seine Frau und zog wieder zu den Eltern. Dort blieb er dann, bis es in der Familie zu Streitigkeiten kam. Dann kehrte er zu Denise zurück.

Häufig hatten seine Frau und seine Eltern genug von seiner Launenhaftigkeit und seinen vielfältigen medizinischen Klagen. Dann drohte er jedoch, sich umzubringen, und seine Eltern gerieten in Panik. Sie bestanden darauf, dass er neue Ärzte aufsuchte, und flogen überall mit ihm hin, damit er verschiedene Experten um Rat fragen konnte. Sie arrangierten Krankenhausaufenthalte in mehreren renommierten Einrichtungen, aber nach kurzer Zeit ließ Ralf sich immer gegen das Anraten der Ärzte entlassen, und seine Eltern schickten ihm das Geld für das Flugticket nach Hause. Ständig drohten sie damit, ihm weitere finanzielle Unterstützung zu versagen, machten aber ihre Drohungen nie wahr.

Der Beruf und die Begegnungen mit Freunden hinterließen einen immer undeutlicheren Eindruck und blieben unbefriedigend. Jedes Mal, wenn neue Bekannte oder ein neuer Job in irgendeiner Weise enttäuschend waren, gab Ralf auf. Seine Eltern rangen die Hände; Denise ignorierte ihn. Ralf geriet immer mehr außer Kontrolle, ohne dass jemand ihm Grenzen setzte, auch er selbst nicht.

Anzeichen der Borderline-Persönlichkeitsstörung erkennen

Trotz des Brodelns unter der Oberfläche kann es sehr schwer sein, eine Borderline-Persönlichkeit zu identifizieren. Anders als viele Menschen, die unter anderen psychischen Störungen leiden – Schizophrenie, bipolare (manisch-depressive) Störungen, Alkoholismus oder Essstörungen – können Erwachsene, die unter der Borderline-Persönlichkeitsstörung leiden, im Beruf und in sozialen Situationen meistens sehr gut funktionieren, ohne offensichtlich pathologisch zu erscheinen. Tatsächlich scheinen die Anzeichen des Borderline-Verhaltens wie Wutausbrüche, extremes Misstrauen oder Depressionen mit Selbstmordabsichten bei einem Menschen, der so »normal« wirkte, plötzlich und unerwartet »wie aus heiterem Himmel« aufzutreten.

Die unvorhersehbaren Ausbrüche der Borderline-Persönlichkeit sind meistens sehr angsterregend und geheimnisvoll – für den Betroffenen selbst und für die Menschen, die ihm nah sind. Aufgrund der plötzlichen und extremen Natur auffälligerer Symptome kann man leicht in die Irre geführt werden und nicht erkennen, dass es sich um eine Manifestation einer Borderline-Persönlichkeitsstörung handelt und nicht um eine separate, primäre Krankheit. Ein Mensch beispielsweise, der versucht, sich durch eine Überdosis zu töten, oder sich die Pulsadern aufschneidet, kann als depressiv eingestuft werden. Wahrscheinlich werden ihm Antidepressiva verschrieben und eine kurze, unterstützende Psychotherapie. Wenn der Patient nur unter einer durch das biochemische Ungleichgewicht ausgelösten Depression leidet, verbessert diese Art der Behandlung seinen Zustand und er wird relativ schnell und vollständig gesund. Wenn die destruktiven Verhaltensweisen jedoch Anzeichen einer Borderline-Persönlichkeitsstörung sind, hört das selbstverletzende Verhalten trotz der Behandlung nicht auf. Selbst wenn der Betreffende *sowohl* unter Depressionen *als auch* an der Borderline-Persönlichkeitsstörung leidet (wobei es sich um eine häufige Kombination handelt), behandelt dieser Ansatz die Krankheit nur teilweise und es folgen weitere Probleme. Wenn die Borderline-Merkmale nicht erkannt werden, wird die Fortsetzung der suizidalen oder der anderen destruktiven Verhaltensweisen trotz Behandlung für den Patienten, den Arzt und alle anderen Betroffenen rätselhaft und frustrierend bleiben.

Andrea, ein 23-jähriges Fotomodell, wurde wegen ihres Alkoholismus in einer Klinik für Suchtkranke behandelt. Sie reagierte sehr gut auf das Behandlungsprogramm, aber als sie sich vom Alkohol fernhielt, wurde sie immer stärker zwanghaft bulimisch. Daraufhin wurde sie in einer Abteilung für Essstörungen behandelt, wo die Behandlung wiederum erfolgreich war.

Einige Wochen später erlebte sie starke Angstepisoden in Geschäften, Büros und beim Autofahren. Schließlich konnte sie vor Angst nicht mehr das Haus verlassen. Neben diesen Phobien wurde sie immer depressiver. Als sie daran dachte, sich zur Behandlung ihrer Phobien stationär einweisen zu lassen, erkannte ein Psychiater, dass all ihre Symptome charakteristisch für die Borderline-Persönlichkeitsstörung waren, und empfahl stattdessen die Einweisung in eine psychiatrische Klinik, die sich auf von Borderline Betroffene spezialisiert hatte. Während man sich bei den vorhergehenden Behandlungen nur auf den Alkoholismus oder die Bulimie konzentriert hatte, wurde in diesem Krankenhaus ihr Leben und die Behandlung ganzheitlich betrachtet.

Schließlich war Andrea in der Lage, die Verbindung ihrer Probleme mit ihrer anhaltenden ambivalenten Beziehung zu ihren Eltern wahrzunehmen, die sich ihren Versuchen, sich abzulösen, zu reifen und unabhängiger zu werden, entgegengestellt hatten. Sie erkannte, dass ihre verschiedenen Krankheiten in Wirklichkeit Mittel waren, um sich den Anforderungen ihrer Eltern ohne Schuldgefühle zu entziehen. Ihre Bulimie, das übermäßige Trinken und ihre Angstattacken nahmen all ihre Energie in Anspruch und lenkten sie davon ab, sich mit den Konflikten, die sie mit ihren Eltern hatte, auseinanderzusetzen. Außerdem bewahrte ihre Rolle der »Kranken« sie davor, an dieser Beziehung zu arbeiten. Die Krankheiten führten auch dazu, dass sie weiter an die Eltern *gebunden* war: Da ihre Eltern ernste Eheprobleme hatten (ihre Mutter war medikamentenabhängig und ihr Vater litt unter chronischen Depressionen), blieb sie ihnen verbunden, indem sie ihre pathologischen Züge nachahmte.

Nach einem kurzen Krankenhausaufenthalt setzte sie die Psychotherapie ambulant fort. Ihre Stimmung besserte sich und ihre Ängste und Phobien lösten sich auf. Außerdem hielt sie sich weiter von Alkohol und Abführmitteln fern.

Andreas Fall zeigt, wie ein zerstörerisches, auffälliges Verhalten eigentlich eine zugrundeliegende Borderline-Persönlichkeitsstörung repräsentieren kann, in der eine oder mehrere Eigenschaften – instabile Beziehungen, Impulsivität, Stimmungsschwankungen, starker Zorn, Selbstmorddrohungen, Identitätsstörungen, Gefühle von Leere oder verzweifelte Versuche, Trennungen zu vermeiden – sich in Symptomen niederschlagen, die fälschlicherweise zu einer unvollständigen oder sogar falschen Diagnose führen können.

Fürsorge und Hilfe

Es ist wichtig, sich vor Augen zu halten, dass die Borderline-Persönlichkeitsstörung eine Krankheit ist und nicht der bewusste Versuch, Aufmerksamkeit zu erlangen. Der Betroffene kann sich einfach nicht aus eigener Kraft ändern. Es hat keinen Sinn, böse zu werden, ihm gut zuzureden oder zu betteln, dass er sich ändert. Ohne Hilfe und Motivation kann er sein Verhalten nicht einfach ändern.

Dies bedeutet jedoch nicht, dass er hilflos ist und für sein Verhalten nicht zur Verantwortung gezogen werden sollte. In der Tat trifft genau das Gegenteil zu. Der Betroffene muss die realen Konsequenzen aus seinen Handlungen akzeptieren, ohne dass sie entschuldigt werden oder dass er beschützt wird, obwohl er sich am Anfang möglicherweise machtlos fühlt, sie zu ändern. Darin unterscheidet sich die Borderline-Persönlichkeitsstörung in nichts von jedem anderen Handicap. Die extremen Verhaltensweisen der Borderline-Persönlichkeit führen bei anderen meistens entweder zu einer harten Reaktion, etwa: »Du fauler, nichtsnutziger Mistkerl, reiß dich endlich zusammen«, oder zu nachsichtigen Äußerungen: »Du armes Baby, du schaffst es einfach nicht; ich werde mich um dich kümmern«. Aber alle müssen sich bewusst sein, wie ihr Verhalten die Reaktionen der Borderline-Persönlichkeit ermutigt oder verhindert. Diejenigen, die mit einer Borderline-Persönlichkeit zu tun haben, müssen einen Balanceakt ausführen. Sie müssen die Borderline-Persönlichkeit einerseits unterstützen und andererseits die notwendigen Erwartungen bestätigen. Sie müssen versuchen, mit Unterstützung zu reagieren, ohne zu übertreiben. Zuneigung und Körperberührung (den Betroffenen an sich drücken oder seine Hand halten) kann ihm zeigen, dass er als Mensch geschätzt wird. Wird dies aber ausgenutzt, wird Vertrauen zerstört. Wenn Fürsorge zu übergroßer Fürsorge wird, fühlt der Betroffene sich für sein Verhalten nicht mehr selbst verantwortlich. *Unterstützung* und *Mitgefühl*, behutsam abgewogen mit *Wahrheit*, sind der ideale Ansatz (siehe das Kapitel »Das SET-UP-System der Kommunikation«).

In den meisten Fällen wird die Konzentration auf die Wahrheitsaussagen der SET-UP-Grundsätze vernünftige Handlungsrichtlinien bieten. Aber wenn mit Selbstmord gedroht wird, ist es meistens an der Zeit, einen Arzt zu konsultieren oder sich an eine Hilfseinrichtung wie die Telefonseelsorge zu wenden. Selbstmorddrohungen dürfen nicht zu einer emotionalen Erpressung werden, durch die Freunde oder Verwandte manipuliert werden, damit sie sich so verhalten, wie die Borderline-Persönlichkeit es wünscht. Drohungen sollten ernst genommen werden, man sollte ihnen umgehend mit vorhersehbaren, realistischen Reaktionen begegnen, beispielsweise mit der Forderung, dass der Betroffene professionelle Hilfe in Anspruch nimmt (eine Wahrheitsreaktion).

Thomas, ein 41-jähriger alleinstehender Mann, hatte einen Teilzeitjob und versuchte gleichzeitig, seine Ausbildung fortzusetzen. Seine verwitwete Mutter unterstützte ihn immer noch finanziell, und immer, wenn er im Beruf, in der Ausbildung oder in einer Beziehung versagte, verstärkte sie seine Gefühle von Hilflosigkeit, weil sie davon überzeugt war, dass er keinen Erfolg haben könne, und schlug vor, er solle »nach Hause« zurückkehren und bei ihr leben. In der Therapie konnte Thomas nicht nur seine Neigung, hilflos zu bleiben, und die Vorteile der Hilflosigkeit verstehen, sondern sich auch mit der Rolle seiner Mutter, die diese Abhängigkeit unterstützte, auseinandersetzen.

Manchmal reicht es, wenn einer der Beteiligten in dem Drama eine Veränderung initiiert. Thomas' Mutter kann auf seine Abhängigkeit mit SET-UP-Reaktionen reagieren, die ihre Fürsorge (Unterstützung), ihr Verständnis (Mitgefühl) und die Anerkennung der Realität (Wahrheit) ausdrücken – also die Betonung der Notwendigkeit, dass Thomas mehr Verantwortung für sein Verhalten übernimmt. Wenn seine Mutter nicht gewillt ist, ihr Verhalten zu ändern, muss Thomas selbst erkennen, welche Rolle sie bei seinen Problemen spielt, und sich von ihr distanzieren. Eine Handlung von Thomas oder seiner Mutter kann einen Wandel in der Beziehung herbeiführen, der gesündere Interaktionen ermöglicht.

Besondere Probleme der Elternschaft

Wenn von Borderline Betroffene ihre Kindheit beschreiben, sind meist charakteristische Merkmale vorhanden. Häufig fehlte ein Elternteil ganz oder war oft abwesend, widmete sich sehr zeitaufwendigen Interessen außerhalb des Zuhauses, einem Hobby oder beruflichen Interessen oder war alkohol- oder drogenabhängig.

Wenn beide Eltern zu Hause lebten, war die Beziehung untereinander meistens nicht harmonisch. Oft fehlte es an Übereinstimmung in der Kindererziehung, sodass ein Elternteil, meistens die Mutter, die wichtigste Erziehungsrolle übernahm. Solche Eltern sind nur selten in der Lage, ihren Kindern gegenüber eine gemeinsame Linie zu repräsentieren, die von Zusammenarbeit gekennzeichnet ist. Für diese Kinder ist die Welt voller Unbeständigkeit. Wenn das Kind Struktur fordert, stößt es auf Widersprüche; wenn es Entschlossenheit braucht, erhält es Ambivalenz. So wird dem zukünftigen von Borderline Betroffenen die Möglichkeit genommen, eine beständige Kernidentität zu entwickeln.

Die Mutter eines von Borderline Betroffenen kann offenkundig krank sein, aber meistens sind die Umstände nicht so eindeutig. Manche werden sogar als »perfekte Mutter« wahrgenommen, weil sie sich ihren Kindern so ausgiebig widmen. Bei genauerer Beobachtung stellt man jedoch fest, dass sie sich übertrieben in das Leben ihrer Kinder einmischen, gegenseitige Abhängigkeit ermutigen und nicht wollen, dass ihre Kinder erwachsen werden und sich natürlich ablösen. Oft wurde beobachtet, dass Borderline-Mütter Borderline-Kinder haben.

Der Versuch, nach einer Trennung oder Scheidung konsequente Methoden bei der Kindererziehung anzuwenden, stellt eine besondere Herausforderung dar. Beständigkeit im Verhalten aller Erziehenden – Eltern und Stiefeltern – ist das wichtigste Merkmal beim Aufstellen von Regeln, mit denen eindeutige Grenzen gesetzt werden. Dies kann für einen Borderline-Elternteil schwierig sein, da der Betreffende möglicherweise bewusst oder unbewusst versucht, die Kinder im fortwährenden Kampf gegen den Ehepartner einzusetzen. Der andere Elternteil sollte versuchen, derartige Konflikte gering zu halten, indem er bei der »Wahl der Gefechte« äußerst vorsichtig ist. Der Versuch, sich zu verteidigen oder über Anschuldigungen zu debattieren, trägt nicht zur Verringerung der Feindseligkeiten bei und verwirrt die Kinder nur noch mehr. Widerspruch oder das Unterminieren von Anweisungen des anderen Elternteils vergrößern das Chaos. Oft besteht der beste Ansatz darin, das Gespräch von der persönlichen Beziehung wegzulenken. Vielmehr sollte versucht werden, den Ehepartner dazu zu bringen, dass er sich nur auf »das Beste für die Kinder« konzentriert. In der Regel findet sich eine gemeinsame Plattform, sodass Konflikte minimal gehalten werden können.

Frühe Trennungen

Trennungen von den Eltern besonders in den ersten Lebensjahren kommen in der Borderline-Biografie häufig vor. Oberflächlich betrachtet können diese Trennungen unbedeutend erscheinen, dennoch haben sie tiefe Wirkungen. So hält die Geburt eines Geschwisterkindes beispielsweise die Mutter für ein paar Wochen von ihren gewohnten Aktivitäten fern und wenn sie zurückkehrt, reagiert sie nicht mehr so stark auf das ältere Kind – in den Augen des älteren Kindes ist die Mutter verschwunden und wurde durch eine Person ersetzt, die sich nun fast ausschließlich auf das jüngere Geschwisterkind konzentriert. Ein gesundes Kind in einer gesunden Umgebung bewältigt dieses Trauma leicht, aber für eine zukünftige Borderline-Persönlichkeit in einer Borderline-Umgebung kann es ein Verlust von mehreren sein oder als Verlassenwerden wahrgenommen werden. Länger andauernde Krankheiten, häufige Reisen, Scheidung oder der Tod eines Elternteils berauben das heranwachsende Kind in wichtigen Zeiten der beständigen Beziehung zur Mutter. Auf diese Weise kann die Fähigkeit, Vertrauen und Beständigkeit in seiner unsicheren und unverlässlichen Welt zu entwickeln, gestört werden.

Missbrauch von Kindern – ein Trauma

Schwerer körperlicher und/oder sexueller Missbrauch ist in der Geschichte der Borderline-Persönlichkeit ein häufiges Trauma. Einem Bericht zufolge erzählten 71 Prozent der von Borderline Betroffenen von traumatischem Missbrauch in der Vergangenheit. Diese Analyse von 97 verschiedenen Studien kam zu dem Schluss, dass bei Menschen mit der Borderline-Persönlichkeitsstörung schlechte Kindheitserfahrungen fast um das 14-fache häufiger vorkamen als bei nichtklinischen Kontrollpersonen. Die häufigste Form von Misshandlung war physische Vernachlässigung, gefolgt von emotionalem Missbrauch. Etwa ein Drittel dieser von Borderline Betroffenen hatte körperlichen oder sexuellen Missbrauch erlebt.[184]

Wenn ein Kind missbraucht wird, gibt es immer sich selbst die Schuld, weil dies (bewusst oder unbewusst) die beste greifbare

Lösung ist. Wenn das Kind dem Erwachsenen die Schuld gibt, ist es verängstigt, weil es von inkompetenten Menschen, die nicht richtig für es sorgen können, abhängig ist. Wenn es niemandem die Schuld gibt, wird der Schmerz zufällig und nicht vorhersehbar und daher noch erschreckender, weil es keine Hoffnung gibt, ihn zu kontrollieren. Wenn das Kind also sich selbst die Schuld gibt, wird der Missbrauch leichter verständlich und kann daher leichter kontrolliert werden – es hat das Gefühl, dass es den Missbrauch irgendwie verursacht hat und daher eine Möglichkeit finden wird, ihn zu beenden; oder es gibt auf und akzeptiert, dass es »böse« ist.

Wenn das missbrauchte Kind schon frühzeitig lernt, dass es schlecht ist und dass die Ursache bei ihm liegt, wenn schlimme Dinge passieren, erwartet es Bestrafung und fühlt sich möglicherweise nur dann sicher, wenn es bestraft wird. Später kann Selbstverletzung eine Möglichkeit sein, dieses bekannte, sichere Gefühl, das die Bestrafung gibt, fortzusetzen. Der Betroffene nimmt den Missbrauch möglicherweise als eine Art Liebe wahr und wiederholt ihn bei seinen eigenen Kindern. Als Erwachsener ist er weiterhin in der verwirrenden Welt des Kindes gefangen, in der Liebe und Hass sich vermischen, in der nur Gut und Böse ohne Zwischentöne existieren und nur die Unbeständigkeit beständig ist.

Kindesmissbrauch kann auch subtilere Formen annehmen als körperliche Gewalt oder eine von der Norm abweichende Sexualität. Emotionaler Missbrauch – ausgedrückt durch verbale Schikane, Sarkasmus, Erniedrigung oder kaltes Schweigen – kann ähnlich zerstörerisch sein.

Stephanie konnte ihren Vater nie zufriedenstellen. Als sie klein war, nannte er sie »Dickerchen« und lachte über ihre ungeschickten Versuche, ihm zu gefallen, indem sie Sport trieb. Sie war »dumm«, wenn ihre Noten nicht perfekt waren und wenn sie beim Aufräumen in der Küche unbeabsichtigt Geschirr zerbrach. Er lachte über ihr trägerloses Kleid beim Abschlussball, und als sie ihr

Abschlusszeugnis erhielt, verkündete er, dass nichts aus ihr werden würde.

Als Erwachsene war Stephanie sich ihrer selbst nie sicher, sie vertraute Komplimenten nie und versuchte vergeblich, Menschen zufriedenzustellen, die sich nicht zufriedenstellen ließen. Nach einer langen Reihe von destruktiven Beziehungen lernte Stephanie schließlich Bert kennen, der fürsorglich und unterstützend schien. Ständig versuchte Stephanie jedoch, die Beziehung zu sabotieren. Sie stellte seine Loyalität auf die Probe und seine Liebe infrage, überzeugt davon, dass niemand, den sie zu schätzen wusste, umgekehrt auch sie schätzen würde.

Bert musste Stephanies Hintergrund verstehen und erkennen, dass sich Vertrauen erst nach langer Zeit aufbauen ließ. Nicht alle sind bereit, so lange zu warten. Bert war es und das Paar wurde mit einer lang andauernden Beziehung belohnt, in der beide sich gegenseitig unterstützten.

Die Borderline-Persönlichkeitsstörung im Laufe des Lebens

Eine große, gemeinsam in Großbritannien und den USA durchgeführte Studie zeigte, dass wesentliche Borderline-Symptome, die sich bis zum Alter von zwölf Jahren zeigten, ein sicherer Hinweis auf tiefgreifende Verhaltensstörungen beim Übergang ins Erwachsenenalter mit 18 Jahren sind.[185] Obwohl einige Kinderärzte erklärten, dass sie anhand des Verhaltens im frühen Kindesalter erkennen könnten, welche Kinder als Erwachsene zu einer Borderline-Persönlichkeit werden, wird diese Störung normalerweise erstmals im Jugendalter und frühen Erwachsenenalter erkannt.

Borderline-Persönlichkeitsstörungen im Jugendalter

Per Definition ähneln sich die Kämpfe Jugendlicher und die von Borderline Betroffener sehr: Der normale Jugendliche und der Jugendliche mit Borderline-Persönlichkeit kämpfen um Individualität und Ablösung von den Eltern, sie suchen Bindungen zu Freunden und die Identifikation mit Gruppen, sie versuchen, Alleinsein zu vermeiden, machen dramatische Stimmungsschwankungen durch, haben Wutanfälle und neigen allgemein zu Impulsivität. Die leichte Ablenkbarkeit und selbstvergessenen Tagträumereien des Teenagers entsprechen den dissoziativen Erfahrungen und der Schwierigkeit der Borderline-Persönlichkeit, sich einem Ziel zu verpflichten und es zu erreichen. Der exzentrische Kleidungsstil, ungute Essgewohnheiten und allzu laute Musik sind meistens Versuche, eine bestimmte Identität zu finden und zu einer bestimmten Gruppe Gleichaltriger zu gehören, ein Verhalten, in dem sich Teenager und Borderline-Persönlichkeit ähneln.

Ein normaler Jugendlicher wird schwermütige Musik hören, pessimistische Gedichte schreiben, Berühmtheiten, die Selbstmord begangen haben, verherrlichen und auf dramatische Weise schreien, weinen und drohen. Der normale Jugendliche schneidet sich jedoch nicht die Pulsadern auf, stopft sich nicht mehrmals am Tag so voll, dass er sich erbrechen muss, wird nicht drogenabhängig und greift seine Mutter nicht körperlich an. Dies sind die extremen Verhaltensweisen, die die Entwicklung der Borderline-Persönlichkeitsstörung erahnen lassen.

Manche Eltern verneinen den Ernst der Probleme ihres Kindes (beispielsweise eine Überdosis an Medikamenten), indem sie sie als das typische Verlangen des Jugendlichen nach Aufmerksamkeit abtun. Obwohl es stimmt, dass Kinder oft auf dramatische Weise nach Aufmerksamkeit suchen, sind weder Selbstmordversuche noch zerstörerische Verhaltensweisen »normal«. Sie weisen vielmehr auf die Möglichkeit einer beginnenden Borderline-Persönlichkeit oder einer anderen Störung hin und sollten daher von einem Fachmann bewertet werden. Im Vergleich zu Teenagern mit anderen psychischen Störungen erleben Jugendliche, die unter der Borderline-Persönlichkeitsstörung leiden, einige der schwersten Symptome und Dysfunktionen. Die Betreffenden leiden unter höheren Raten an sexuell übertragbaren Krankheiten und medizinischen Problemen als Jugendliche im vergleichbaren Alter. Zudem ist es wahrscheinlich, dass sie Alkohol, Zigaretten und andere Drogen missbrauchen.[186]

Meist erkennen andere – Eltern, Lehrer, Arbeitgeber, Freunde –, wann der normale Jugendliche die Grenze zum Borderline-Verhalten überschreitet, schon bevor der Jugendliche es selbst tut. Fortgesetzter Drogenmissbrauch, eine Reihe von stürmischen Beziehungen oder magersüchtiges Fasten sind deutliche Anzeichen, dass es sich hier um tiefer liegende Probleme handelt. Obwohl die Versuchung besteht, diese zerstörerischen Handlungsweisen separat zu betrachten und zu behandeln, sollte das Verhalten des Teenagers bei der Untersuchung in seiner Gesamtheit im Mittelpunkt stehen, nicht nur individuelle Symptome. Dies ist besonders dann bedeutend, wenn es um die Einschätzung des Selbstmordpotenzials geht.

Selbstmord steht bei Jugendlichen als Todesursache mit an erster Stelle und kommt besonders bei Kindern vor, die depressiv sind, Drogen nehmen, impulsiv handeln oder gewalttätig sind und deren Umgebung ihnen wenig Unterstützung gewährt – dies alles sind deutliche Merkmale der Borderline-Persönlichkeitsstörung.[187] [188] Drohungen, sich selbst etwas anzutun, sollten immer ernst genommen werden. Versuche, sich selbst zu verletzen oder sich Schaden zuzufügen, die nur ausgeführt werden, »um Aufmerksamkeit zu erregen«, können auf tragische Weise schiefgehen. Eltern, die versuchen, »echten Selbstmord« von der »Suche nach Aufmerksamkeit«

zu unterscheiden, begreifen das Wesentliche nicht: Beides sind ernste pathologische Verhaltensweisen, die oft sogar im Krankenhaus behandelt werden müssen.

Destruktiven Verhaltensweisen bei einem Jugendlichen mit Borderline-Persönlichkeit entgegenzutreten, wird noch komplizierter nach einer Scheidung oder wenn Stiefeltern beteiligt sind. Auch wenn die Verbitterung zwischen den geschiedenen Eltern andauert, ist es unerlässlich, dass sie bei der Erziehung ihres Kindes zusammenwirken. Alle Betroffenen und Erziehungsberechtigten müssen gemeinsam handeln, um mit Aussagen wie »Du bist nicht mein *richtiger* Vater/meine *richtige* Mutter« und anderen Einwänden beim Festsetzen von Grenzen umzugehen.

Borderline-Persönlichkeitsstörungen im frühen Erwachsenenalter

Ein über zwanzig Jahre alter Mensch mit Borderline-Persönlichkeitsstörung sieht sich als Erwachsener mit neuen Herausforderungen konfrontiert. Er denkt über potenziell lebenslange Verpflichtungen im Hinblick auf Karriere und Beziehungen nach und fragt sich, was für ein Mensch er sein möchte. Er ist nun nicht mehr den überwachenden Einflüssen von Eltern und Erziehern ausgesetzt und wird in eine Situation autonomer Freiheit gedrängt.

Das menschliche Gehirn reift weiter heran, bis der Betreffende etwa Mitte zwanzig ist. Wenn er unter der Borderline-Persönlichkeitsstörung leidet, besteht die Gefahr, dass er weiterhin in seiner jugendlichen Impulsivität, Launenhaftigkeit und Angst befangen sein wird, während er lebensverändernde Entscheidungen trifft.

Wenn die Borderline-Persönlichkeit älter wird

Vielen Menschen mit der Diagnose Borderline-Persönlichkeitsstörung geht es mit oder ohne Behandlung im Lauf der Zeit besser. Viele gesunden vollständig. Gut angepasste erwachsene Borderline-Persönlichkeiten, die nicht vollständig genesen, können dennoch erfolgreich im Beruf sein, traditionelle Familienrollen übernehmen und Freunde und ein Hilfsnetz haben. Vielleicht leben sie insgesamt in ihrer Nische sogar ein befriedigendes Leben, auch wenn es zu wiederkehrenden Frustrationen mit sich selbst und anderen in dieser Nische kommt.

Weniger gut angepasste Borderline-Persönlichkeiten haben jedoch Schwierigkeiten, ihren Job und Freunde zu behalten. Familiäre Bindungen und Hilfsnetze fehlen ihnen. Sie sind einsamer und verzweifelter und bewohnen »schwarze Löcher« innerhalb ihres persönlichen Universums. Möglicherweise neigen sie weiterhin gelegentlich zu unvorhersehbarem und sprunghaftem Verhalten. Dies mag bei einem einsamen, isolierten Menschen offensichtlicher sein, aber jene, die beispielsweise einen zufriedenen Familienvater gut kennen, können auch in seinem Verhalten Unbeständigkeiten entdecken, die der oberflächlichen Rationalität widersprechen. Im Beruf kann sogar ein erfolgreicher Geschäftsmann oder Akademiker von jenen, die eng mit ihm zusammenarbeiten, als etwas seltsam empfunden werden, selbst wenn sie nicht genau sagen können, woher dieser Eindruck stammt. Es kann auch vorkommen, dass ein erfolgreicher Geschäftsmann im Beruf völlig normal erscheint, jedoch zu Hause ausfallendes oder irrationales Verhalten zeigt.

Mit zunehmendem Alter kann sich das Verhalten der Borderline-Persönlichkeit bis zu einem gewissen Grad abmildern. Dramatik und Intensität ihrer Impulsivität, ihrer Stimmungsschwankungen und ihres selbstzerstörerisches Verhaltens scheinen sich zu verringern. Ein gewisses Gefühl von Identität und Zusammenhang hat sich eingestellt. Dabei könnte es sich um eine objektive Reflexion der Veränderung handeln oder um eine subjektive Einschätzung der Menschen, die mit der Borderline-Persönlichkeit leben und arbeiten. Freunde und Partner haben sich möglicherweise mit der Zeit an ihre sprunghaften Handlungen gewöhnt, sie bemerken das Unerhörte daran gar nicht mehr oder reagieren nicht darauf.

Vielleicht hat der Betroffene sich an einen routinierteren Lebensstil gewöhnt, bei dem periodische Ausbrüche nicht mehr erforderlich sind – Trinkgelage, Selbstmorddrohungen oder andere dramatische Gesten, um das Gewünschte zu erreichen. Vielleicht verliert die Borderline-Persönlichkeit mit zunehmendem Alter die Energie, die rasende Geschwindigkeit des Borderline-Lebens aufrechtzuerhalten. Oder vielleicht hat einfach ein natürlicher Heilungsprozess stattgefunden, der bei manchen Borderline-Persönlichkeiten mit dem Älterwerden einsetzt. Auf jeden Fall können die Betroffenen davon ausgehen, dass es ihnen mit der Zeit mit oder ohne Behandlung besser geht.

Tatsächlich können die meisten in dem Sinne als »geheilt« betrachtet werden, dass sie nicht mehr fünf der neun definierenden Kriterien erfüllen (siehe das Kapitel »Die Welt der Borderline-Persönlichkeitsstörung«). Man sollte nicht außer Acht lassen, dass die Langzeitprognose für diese schreckliche Krankheit sehr hoffnungsvoll ist (siehe das Kapitel »Die Suche nach einer Therapie und die anschließende Behandlung«).

Diejenigen, die mit einer Borderline-Persönlichkeit zusammenleben, können daher davon ausgehen, dass deren Verhaltensweisen im Laufe der Zeit akzeptabler werden. Zu diesem Zeitpunkt werden die unvorhersehbaren Reaktionen stärker vorhersehbar und daher leichter zu handhaben sein, und für die Borderline-Persönlichkeit wird es leichter, auf gesündere Weise zu lieben und geliebt zu werden.

Der älter werdende Borderline-Elternteil

Wenn Borderline-Symptome wie Launenhaftigkeit, Zorn, Angst vor dem Verlassenwerden und schlechte Beziehungen zur Außenwelt im späteren Leben weiterbestehen, fällt die erträgliche Beibehaltung von Kontakt schwer, insbesondere zu einem Borderline-Elternteil. In derartigen angespannten Situationen möchte das erwachsene Kind wahrscheinlich dennoch eine Beziehung aufrechterhalten, die es jedoch nicht ständig aus dem Gleichgewicht bringt. Schließlich handelt es sich ja um den Vater oder die Mutter!

Der Borderline-Elternteil kann Schuldgefühle hervorrufen, wenn seine Bedürfnisse nicht erfüllt werden. Wenn er sich von anderen entfremdet hat, sind seine Kinder möglicherweise die einzigen sozialen Kontakte. In solchen Situationen ist es oft am besten, wenn das Kind bei der Unterstützung, die es gewähren kann, beständige Grenzen aufzeigt. Es mag hilfreich sein, zu anderen Aktivitäten und Kontakten zu ermutigen, auch wenn der Elternteil diesem Rat nicht durchweg folgt.

Lenas Mutter rief ihre Tochter häufig an und beklagte sich über heftige Kopfschmerzen und Einsamkeit; sie sei ihres Lebens überdrüssig. Lenas Vater war schon lange tot, und die Geschwister hatten sich von der Familie entfremdet, sodass Lena die »gute Tochter« war, das einzige Kind, das sich um die Mutter kümmerte.

Lena hatte Schuldgefühle, wenn ihre Mutter allein war und Schmerzen litt. Trotz der Liebe zur Mutter und der Schuldgefühle, die die Mutter in ihr auslöste, wurde Lena wütend, als sie sah, wie ihre Mutter immer hilfloser wurde und immer weniger gewillt war, sich um sich selbst zu kümmern. Lena erkannte, dass die Mutter sie mit ihrer immer größeren Abhängigkeit ausnutzte. Aber wenn sie ihren Zorn ausdrückte, wurde ihre Mutter noch weinerlicher und hilfloser, Lena bekam noch mehr Schuldgefühle und der Kreislauf wiederholte sich. Erst als Lena sich aus diesem verschlungenen System befreite und den Kontakt zu ihren eigenen Bedingungen aufrechterhielt, wurde ihre Mutter gezwungen, eine gesündere Unabhängigkeit zu erreichen.

Die Borderline-Persönlichkeit am Arbeitsplatz

In der Berufswelt wird die Borderline-Persönlichkeit oft als »seltsam« oder »exzentrisch« empfunden. Der Betroffene isoliert sich von anderen, meidet persönliche Kontakte und hält andere mit einer Aura von Verdrießlichkeit, Misstrauen oder Exzentrik von sich fern. Andere klagen gewohnheitsmäßig über körperliche Leiden oder persönliche Probleme und haben gelegentlich Anfälle von Paranoia oder Wutausbrüche. Wieder andere verhalten sich im Beruf normal, fühlen sich aber unbehaglich, wenn sie Kollegen außerhalb des Arbeitsplatzes treffen. Eine niederländische Studie zeigte, dass Arbeitnehmer mit der Borderline-Persönlichkeitsstörung (und Arbeitnehmer, die einige, aber nicht genug Borderline-Symptome für eine offizielle Diagnose aufweisen) bei ihrer Arbeitsleistung davon erheblich beeinträchtigt wurden. Diese Mitarbeiter litten stärker unter unsicheren Beschäftigungsverhältnissen, größeren Problemen bei der Entscheidungsfindung, geringerer Unterstützung durch ihre Kollegen und mehr Stress.[189]

Viele Arbeitgeber haben Programme gestartet, in denen Arbeitnehmern durch Berater im Haus oder durch die Überweisung an kompetente Stellen geholfen wird, Probleme wie Alkohol- und Drogenmissbrauch zu überwinden. Heute gibt es auch viele Programme, in denen der Arbeitnehmer sich mit anderen emotionalen Problemen auseinandersetzen sowie bei rechtlichen und finanziellen Schwierigkeiten Rat suchen kann.

Viele Berater, die diese Programme durchführen, sind in der Lage, Merkmale von Alkohol- und Drogenmissbrauch zu erkennen oder auffallende psychische Krankheiten wie Depressionen oder Psychosen. Doch die komplizierteren Symptome der Borderline-Persönlichkeitsstörung sind ihnen wahrscheinlich weniger bekannt. Auch wenn der Vorgesetzte, die Kollegen, der Psychologe oder sogar der Arbeitnehmer selbst sich einiger dysfunktionaler oder störender Verhaltensweisen bewusst sind, wird die Borderline-Persönlichkeit wahrscheinlich nicht zu einem Arzt überwiesen, weil ihre Verhaltensweisen mit den bekannteren Störungen nicht unbedingt klar in Zusammenhang gebracht werden können.

Der zukünftige Arbeitgeber kann bei einem Bewerber, der in der Vergangenheit häufig den Arbeitsplatz gewechselt hat, Borderline-Merkmale vermuten. Die Beendigung der Arbeitsverhältnisse wird häufig mit »persönlichen Konflikten« erklärt (was in der Tat oft zutrifft). Andere berufliche Trennungen können durch eine große Veränderung ausgelöst werden – ein neuer Vorgesetzter, ein neues Computersystem oder eine Veränderung im Aufgabenbereich –, sodass eine sehr strukturierte (vielleicht sogar monotone) Routine gestört wird.

Da die Borderline-Persönlichkeit sehr kreativ und einsatzfreudig sein kann, könnte sie einen sehr wertvollen Mitarbeiter abgeben. Wenn sie gut angepasst ist, kann sie lebhaft, stimulierend und inspirierend sein. Die meisten Borderline-Persönlichkeiten arbeiten in einer klar definierten, strukturierten Umgebung, in der die Erwartungen genau abgesteckt sind, optimal. Andere wiederum fühlen sich in weniger klar umrissenen Positionen wohl, in denen sie fantasievoller und kreativer sein können.

Die Kollegen kommen mit dem Betroffenen am besten zurecht, wenn sie seine Neigung, die Welt als schwarz oder weiß wahrzunehmen, kennen und sein Bedürfnis nach klar definierten Strukturen akzeptieren. Wenn Anweisungen präzise und die erwarteten Resultate unzweideutig sind, wird ein Kollege mit Borderline-Persönlichkeitsstörung weniger gestresst reagieren. Seine Mitarbeiter sollten ihn nicht »aufziehen« oder Scherze mit ihm treiben, da der Betroffene dies häufig falsch auffasst. Man sollte einschreiten, wenn andere den Betroffenen zur Zielscheibe ihres Spotts machen. Häufige Anerkennung für gut geleistete Arbeit und das nüchterne, nicht verurteilende Aufzeigen von Fehlern mit Vorschlägen zur Verbesserung können dem Betroffenen helfen, im Berufsleben zu bestehen.

Vergleichbar verhält es sich, wenn eine Borderline-Persönlichkeit eine Führungsfunktion inne hat: Auch hier ist es für Arbeitnehmer wichtig, das schwarzweiße Denken des Betreffenden zu erkennen und zu lernen, damit zurechtzukommen. Die Mitarbeiter sollten lernen, das wechselhafte Verhalten des Betreffenden zu akzeptieren und verständnisvoll darauf zu reagieren, sodass Frustrationen gemildert werden. Sie sollten vermeiden, geringfügige Probleme durch Argumentieren lösen zu wollen, weil Widerspruchsfreiheit für die Borderline-Persönlichkeit nicht immer möglich ist. Sie sollten sich an anderen Stellen in der Firma nach Verbündeten umsehen, um verlässliches Feedback und reelle Bewertung zu erhalten. Geschlossen auftretende Mitarbeiter können gravierende Themen leichter mit diesem Vorgesetzten besprechen.

Die Borderline-Persönlichkeit in ihrer Freizeit

In der Freizeit ist das Verhalten der Borderline-Persönlichkeit meistens nicht vorhersehbar und oft sehr verwirrend. Sie kann große Schwierigkeiten haben, sich zu entspannen und legt eventuell eine großen Ernsthaftigkeit an den Tag, die überhaupt nicht zur Zwanglosigkeit der Aktivität passt. Möglicherweise zeigt sich Ihr neuer Tennispartner, der auf den ersten Blick recht nett scheint, im Verlauf des Spiels immer frustrierter und wütender. Obwohl Sie ihn ständig daran erinnern, dass es doch nur ein Spiel ist, wird er herumstampfen, fluchen, den Schläger hinwerfen und schwören, dass er den Sport aufgeben wird. Es könnte der Trainer Ihres Sohnes sein, der gut mit Ihren Kindern arbeiten kann, aber plötzlich den jugendlichen Schiedsrichter anbrüllt oder den eigenen Sohn (den er als Erweiterung seiner selbst sieht) wegen eines Fehlers mit einem Wutausbruch erniedrigt. Obwohl diese Beispiele auch Borderline-Züge bei manchen Menschen, die eigentlich nicht unter der Borderline-Störung leiden, beschreiben, kann es sich um eine echte Borderline-Persönlichkeit handeln, wenn diese Verhaltensweisen extrem sind oder sich ständig wiederholen.

Die Intensität der Borderline-Persönlichkeit steht ihrer Fähigkeit, sich zu entspannen, im Weg. Die Versuche der anderen, es mit Humor zu nehmen, können sie frustrieren und wütend machen. Es ist völlig unmöglich, sie einmal auf den Arm zu nehmen. Wenn Sie weiterhin mit einem Borderline-Partner Tennis spielen wollen, kann der wohlüberlegte Einsatz der SET-UP-Prinzipien die Erfahrung erträglicher machen (siehe das Kapitel »Das SET-UP-System der Kommunikation«).

Die eigenen Gefühle verstehen

Wenn man den von Borderline Betroffenen auf seiner Achterbahnfahrt begleitet, muss man sich auf viele unterschiedliche Gefühle einstellen, besonders auf Schuldgefühle, Angst und Zorn. Wenn die Borderline-Persönlichkeit sich selbstzerstörerisch verhält, kann sie hilflos erscheinen und die Verantwortung für ihr Verhalten auf andere projizieren, die möglicherweise bereit sind, sie zu akzeptieren. Schuldgefühle hemmen die ehrliche Auseinandersetzung beträchtlich. Ähnlich kann auch die Angst vor körperlichem Schaden – beim von Borderline Betroffenen, bei anderen und bei sich selbst – einen von einer offenen Konfrontation abhalten. Zorn ist eine häufige Reaktion, wenn man sich manipuliert fühlt oder ein bestimmtes Verhalten einfach nicht mag oder versteht – was häufig vorkommt.

Verständnis und Beharrlichkeit (die UP-Komponente des im Kapitel »Das SET-UP-System der Kommunikation« vorgestellten SET-UP-Kommunikationssystems) sind wichtige Bestandteile bei der Aufrechterhaltung aller Beziehungen. Sie sind besonders wichtig, wenn es darum geht, das persönliche Engagement gegenüber einem Menschen mit der Borderline-Persönlichkeitsstörung zu handhaben. Die Nutzung von SET und anderer beschriebener Techniken bei der Kommunikation kann dazu beitragen, Turbulenzen zu bewältigen. Gleichzeitig sollten Sie fortwährend Ihre eigenen Gefühle einschätzen. Indem Sie Ihre Frustrationen durch Fürsorge aufwiegen, können Sie im Laufe der Zeit eine gesunde Beziehung aufrechterhalten.

Der Umgang mit den einzelnen Borderline-Symptomen

Im Kapitel »Chaos und Leere« und in unserem anderen Buch *Zerrissen zwischen Extremen*[190] befassen wir uns mit den neun Kriterien, die die Borderline-Persönlichkeitsstörung definieren, doch diese Störung hat viele Gesichter. Für die offizielle Diagnose ist die Bestätigung von fünf beliebigen der neun festgelegten Kriterien erforderlich, sodass 256 verschiedene Kombinationen von Symptomen und 256 denkbare, verschiedene Ausprägungen der Störung möglich sind. Ein von Borderline Betroffener, bei dem Wutausbrüche, starke Stimmungsstörungen und selbstzerstörerische Impulsivität vorherrschende Bestandteile sind, wird sich ganz anders verhalten als ein von Borderline Betroffener, dessen Hauptsymptome die Angst vor dem Verlassenwerden, Gefühle der Leere und ein instabiles Selbstbild sind. Obwohl die SET-UP-Techniken normalerweise für die Kommunikation mit der Borderline-Persönlichkeit hilfreich sein können, ist es unter Umständen nahezu unmöglich, eine *einzelne* effektive Strategie für den Umgang mit *spezifischen* Borderline-Ausdrucksformen zu formulieren. Nachstehend sind Techniken zum Umgang mit spezifischen Borderline-Symptomen aufgeführt, von denen einige auch im Buch *Die Kunst, mit einem Vulkan zu sprechen* beschrieben wurden.[191]

Der Umgang mit Ängsten vor dem Verlassenwerden (Kriterium 1)

Im Borderline-Zorn, der andere Menschen abstößt, spiegelt sich die Borderline-Angst vor dem Verlassenwerden wider. (Zwei Merkmale, die im Titel dieses Buches klar zum Ausdruck kommen!) Die Furcht vor dem Alleinsein wirkt sich auf andere

Borderline-Symptome aus, beispielsweise gestörte Beziehungen, zerrissene Identitätsgefühle und Gefühle der Leere. Um nicht verlassen zu werden, kann ein Angehöriger mit der Borderline-Persönlichkeitsstörung ständige Rückversicherung fordern und ein großes Bedürfnis nach übermäßiger Nähe an den Tag legen.

- *Übergangsobjekte einsetzen.* Ähnlich wie bei Prinzessin Diana (siehe das Kapitel »Die Wurzeln des Borderline-Syndroms«), die auf Reisen oft ein Lieblingsplüschtier mitnahm, kann eine symbolisierte Verbindung bei einer Trennung hilfreich sein. Ein Foto oder Kleidungsstück kann auf die Borderline-Persönlichkeit beruhigend wirken, wenn sie sich einsam fühlt. Sie zu ermutigen, »unser Lied« zu spielen oder tagsüber das Sweatshirt des Partners zu tragen, kann ebenfalls tröstlich sein.
- *Vorbereiten.* Viele Menschen mit der Borderline-Persönlichkeitsstörung verdrängen die Zukunft, insbesondere ein unangenehmes, bevorstehendes Ereignis, etwa die kurze Geschäftsreise des Partners, aus dem Bewusstsein. Vermeiden Sie nicht, über eine Situation zu sprechen, die den Betroffenen verstören könnte. Erinnern Sie ihn vielmehr hin und wieder an die Reise und ergänzen Sie das Gesagte mit einer positiven Nachricht: »Lass uns an dem Abend vor meiner Geschäftsreise zusammen essen gehen.« Ermuntern Sie den Partner, alternative Quellen für Geborgenheit zu suchen, wenn Sie nicht zur Verfügung stehen. Dies können Verabredungen mit Freunden, die Teilnahme an Vereinstreffen oder der Besuch im Fitness-Studio oder ähnliches sein.
- *Ausgewogene, genau geregelte Grenzen festlegen.* Wahrscheinlich können Sie die Forderungen eines anlehnungsbedürftigen Angehörigen mit Borderline-Persönlichkeit nie vollständig erfüllen, aber Sie sollten versuchen, einen Rahmen zu

stecken, den Sie beständig erfüllen können, das heißt, eine gewisse Beziehung, die Sie verlässlich aufrechterhalten können: »Ich weiß, dass du enttäuscht bist, dass ich dich nicht jeden Abend besuchen kann, Papa, aber ich werde jeden Donnerstagabend vorbeikommen, damit wir zusammen zu Abend essen können.«

Der Umgang mit Beziehungsinstabilität (Kriterium 2)

Die schwarzweiße Weltsicht der Borderline-Persönlichkeit erschwert es, ausgeglichene Beziehungen aufrechtzuerhalten. Sie kann ihr Gegenüber als Engel und dann aufgrund einer belanglosen Bemerkung als Teufel wahrnehmen. Diese unberechenbare Sichtweise der Welt und anderer Menschen spiegelt das instabile Selbstempfinden des Betroffenen wider (Kriterium 3).

- *Weder Held noch Sündenbock.* Wenn Sie als »Engel« wahrgenommen werden, sollten Sie die positive Idealisierung ohne weitere Debatte akzeptieren. Bescheiden dagegen zu protestieren (»Also, ich bin wirklich nicht so toll wie du denkst«) führt bei dem Borderline-Betroffenen nur zu Frustrationen. Andererseits sollten Sie nicht die Rolle des Erlösers fördern oder die Rolle des Bösewichts akzeptieren.
  Zu Beginn ihrer Beziehung erklärte Lindsey stets, wie wunderbar und »verständnisvoll« Nelson sei – im Gegensatz zu ihren früheren verhassten Partnern. Nelson fühlte sich durch diese Idealisierung geschmeichelt und versprach, ihr solchen Kummer zu ersparen und sie zu beschützen. Mit ihren Eltern und ihrem Chef redete er ein ernstes Wort. Er regelte ihre Finanzen, die sich in Schieflage befanden. Er drängte sie, ihre Frisur und ihren Kleidungsstil zu ändern.

Wie nicht anders zu erwarten, fühlte sich Lindsey nach einer Zeit fortwährender Idealisierung manipuliert und wurde wütend auf Nelson, der über seine Verwandlung in einen »kontrollierenden« Unmenschen verwirrt war.

- *Verantwortung übernehmen, aber unangemessene Herabwürdigung zurückweisen.* Versuchen Sie, die abrupten Veränderungen in der Haltung Ihres Borderline-Partners zu verstehen. Bestätigen Sie, dass er über Sie verärgert ist, und warum das so ist. Aber akzeptieren Sie nicht automatisch eine Dämonisierung, wenn dies nicht zutrifft. Nach wiederholten Angriffen könnten Sie sagen: »Ich verstehe, dass du frustriert und auf mich wütend bist, weil ich dich nicht vom Flughafen abgeholt habe, aber ich habe dich in der Vergangenheit oft abgeholt. Dieses Mal bin ich einfach nicht von der Arbeit weggekommen.« Nachdem Sie auf Ihre vorherigen Fahrten zum Flughafen hingewiesen haben, sollten Sie sich nicht weiter verteidigen. Mit weitergehenden Erklärungen riskieren Sie, die Wut des Partners nur zu steigern. Manchmal ist es am besten, sich dafür zu entschuldigen, dass der andere enttäuscht ist, und dann nicht weiter darauf einzugehen.
- *Vorbereiten.* Die Vorbereitung auf eine wahrscheinliche Konfrontation kann hilfreich sein. Vorauszusehen, wie Ihr Borderline-Partner reagieren könnte und Ihre Reaktion darauf zu üben, hilft Ihnen, Ihre Emotionen unter Kontrolle zu halten. Das Einüben potenzieller Interaktionen sorgt dafür, dass der Zugriff auf SET-Reaktionen und andere Ansätze gut möglich ist.

Der Umgang mit der Identitätsstörung (Kriterium 3)

»Ich weiß gar nicht so recht, wer ich bin«, ist ein häufiges Borderline-Mantra. Die Entwicklung eines zuverlässigen, beständigen Identitätsgefühls stellt für die Borderline-Persönlichkeit eine Herausforderung dar. Oft hat sie das Gefühl, dass sie bei ihren Interaktionen mit anderen »schwindelt« – sie kann wie ein Chamäleon die Farbe wechseln: ein Demokrat unter Demokraten, ein Republikaner unter Republikanern und so weiter. Doch wenn sie mitten in der Nacht ganz für sich allein ist, weiß sie nicht so recht, was sie wirklich glaubt. Es kann ihr schwerfallen, an Zielen und Interessen festzuhalten. Sie ist nicht in der Lage, Verpflichtungen einzugehen – weder im Beruf noch in der Ausbildung oder in Beziehungen, was zu Gefühlen von Leere führen kann (Kriterium 7). Am anderen Ende des Spektrums kompensiert sie die Identitätsleere möglicherweise durch das Anklammern an eine sektenartige Vereinigung, deren dogmatische Kultur vorschreibt, wie sie zu denken, zu fühlen und zu handeln hat.

- *Das ausweglose Dilemma erklären.* In Situationen, in denen das Ichgefühl der Borderline-Persönlichkeit und ihre Wünsche ständig schwanken, können Frustration und Widerstand ihre einzigen beständigen Emotionen sein. Zu diesem Zeitpunkt spielt es keine Rolle, was Sie sagen oder tun – »wie du's auch machst, es ist verkehrt«. In einer solchen Zwickmühle können Sie nicht gewinnen.
  Es kann hilfreich sein, die Dynamik der Situation mithilfe des SET-Systems zu erklären. »Ich weiß, dass du sauer warst, als ich gesagt habe, dass ich heute Abend mit Freunden auf ein Bier gehen würde. Aber dann bist du wütend geworden und hast gesagt, dass ich dir die Schuld geben wollte, als ich bereit war, zu Hause zu bleiben. Du weißt

doch, dass du für mich das Wichtigste im Leben bist (*Unterstützung*), und ich weiß, dass du in letzter Zeit mit deinem Vater viel durchgemacht hast (*Mitgefühl*). Da du sowieso sauer auf mich bist, bleibe ich zu Hause – nicht, weil ich Schuldgefühle habe, auch wenn du das denkst (*Wahrheit*). Ich tue es, weil du mir wichtig bist und du eine schwere Zeit hinter dir hast (*Unterstützung, Mitgefühl*).«

- *Ablenken.* Wenn Sie das Gefühl haben, in eine ausweglose Lage zu geraten, versuchen Sie, zuerst zu erspüren, was der Partner denkt: »Ich bin mir da nicht sicher. Was meinst du?«
- *Eine konträre Position einnehmen.* Die 22-jährige Nora brach ihr Studium dreimal ab. Sie hatte ein gutes Semester, wurde entmutigt, versäumte ihre Vorlesungen und fiel schließlich bei den Prüfungen durch. Jedes Mal setzten ihre Eltern sie unter Druck, sich wieder einzuschreiben. Diesmal versuchte ihr Vater es bewusst mit einem anderen Ansatz: »Vielleicht ist die Uni nicht das Richtige für dich. Vielleicht bist du zufriedener mit deinem Leben, wenn du dir einen Job suchst, den du magst«, sagte er. Anfänglich war Nora beleidigt und wütend. Sie wusste, dass sie intelligent genug für die Uni war und ohne die entsprechende Ausbildung keinen für sie befriedigenden Job finden würde. Die Kommentare ihres Vaters spornten Nora an – nach dem Motto »dir werde ich es zeigen«. Ein paar Wochen später informierte sie ihn trotzig, dass sie wieder die Uni besuchen würde und ein Studiendarlehen beantragt hatte, um ihr Studium zu finanzieren. Zudem erklärte sie, dass sie das Studium diesmal abschließen würde. Genau das hatte ihr Vater sich erhofft.
- *Einer Gruppe beitreten.* Schließen Sie sich gemeinsam mit Ihrem Borderline-Partner Aktivitäten in einer Gruppe an – dies kann ein Sportteam sein, eine kirchliche Gemeinde,

eine karitative Organisation oder ein Gemeinschaftsprojekt. Sie alle fördern soziale Interaktionen und stimulieren Interessen, die die Identität definieren.

- *Positiv, beständig und einfach* da *sein.* Eine instabile Identität ist auf Widersprüchlichkeiten im Leben zurückzuführen. Aufgrund von Erfahrungen in der Vergangenheit könnte ein Borderline-Partner anzweifeln, dass Sie tun werden, was Sie versprochen haben. Beweisen Sie Ihre Verlässlichkeit, indem Sie positive Attribute hervorheben, ohne negative Merkmale zu ignorieren, an denen es zu arbeiten gilt. Dies ist für den Borderline-Partner sehr wichtig.

Der Umgang mit selbstzerstörerischer Impulsivität (Kriterium 4)

Die Borderline-Persönlichkeitsstörung ist die einzige medizinische Diagnose, die sich teilweise durch selbstzerstörerische Impulsivität definiert. Impulsive Handlungen können für Freunde und Verwandte von Borderline-Persönlichkeiten äußerst frustrierend sein, besonders wenn es sich um selbstzerstörerische Handlungen handelt. Impulsivität ist besonders entnervend, wenn sie (was oft der Fall ist) an einem relativ stabilen Punkt im Leben der Borderline-Persönlichkeit auftritt. Tatsächlich können impulsive Verhaltensweisen gerade dann hervortreten, weil das Leben sich einrenkt und die Borderline-Persönlichkeit sich in diesem krisenfreien Zustand nicht mehr wohlfühlt.

Fred beispielsweise lebte in einer Ehe, die auf bequeme Weise langweilig war. Er und Barbara waren seit über zwanzig Jahren miteinander verheiratet und traten nur selten in Interaktion zueinander. Sie erzog die Söhne, während Fred sich für ein großes

Unternehmen abrackerte. Sein Leben war ein selbstauferlegtes Gefängnis von täglicher Routine und zwanghaften Verhaltensweisen. Er brauchte stundenlang, um sich anzuziehen, damit seine Kleidung makellos saß. Bevor er abends ins Bett ging, ging er mehrere Rituale durch, um ein Gefühl von Kontrolle aufrechtzuerhalten – die Schranktüren mussten in bestimmter Weise offen stehen, das Waschbecken im Badezimmer musste sorgfältig gereinigt und Seife und Toilettenartikel mussten in einem bestimmten Muster angeordnet sein.

Aber innerhalb dieser stark reglementierten Routine betrank Fred sich unvermittelt, begann Streit oder verließ die Stadt plötzlich ohne Warnung für den ganzen Tag. Einmal nahm er impulsiv eine Überdosis seiner Herzmedikamente, »um zu sehen, wie das ist«. Meistens reagierte er auf Barbaras Zorn, indem er trübsinnig und still wurde, aber ab und zu gab er ihr die Schuld an seinem Bedürfnis zu »entfliehen«, und fing aufgrund belangloser Dinge einen Streit an.

Er blieb mehrere Monate lang trocken und betrank sich dann wieder furchtbar, wenn man ihn für seine Abstinenz lobte. Seine Frau, seine Freunde und sein Berater redeten ihm gut zu oder drohten ihm, aber es hatte alles keinen Zweck.

- *Vorhersagen.* Nach einer Zeit der Nüchternheit könnte Barbara Fred beispielsweise auf neutrale Weise daran erinnern, dass sich in der Vergangenheit, wenn alles gut ging, der Druck so gesteigert hatte, dass er ihn in Saufgelagen entladen musste. Durch den Hinweis auf frühere Muster kann man der Borderline-Persönlichkeit helfen, sich der Gefühle, die sich vor dem Einsetzen der Impulsivität zeigen, bewusst zu werden. Dies sollte von *unterstützenden* Aussagen begleitet werden, damit es nicht als ablehnende Kritik interpretiert wird. (»Jetzt geht das schon wieder los!«)

Auf diese Weise lernt die Borderline-Persönlichkeit, dass Verhaltensweisen, die sie als chaotisch und unvorhersehbar wahrgenommen hat, tatsächlich vorausgeahnt, verstanden und dadurch kontrolliert werden können. Doch selbst wenn sich die Borderline-Persönlichkeit kritisiert fühlt, können Vorhersagen zu einer entgegengesetzten Wirkung führen, die den Betreffenden dazu motiviert, zerstörerische Verhaltensmuster nicht zu wiederholen, um es dem anderen »zu zeigen«.

Wenn man der Borderline-Persönlichkeit die wahrscheinlichen Ergebnisse ihres Verhaltens vor Augen führt, kann dieses Verhalten abgemildert werden. Als seine 15-jährige Tochter wütend drohte, sie werde mit ihrem Freund, mit dem sie sich eigentlich nicht treffen sollte, durchbrennen, reagierte Terry ganz sachlich: »Oh je, mir wäre es wirklich lieber, wenn du das nicht tust. Du weißt, dass wir dann die Polizei rufen müssen – sie werden dich und Jordan finden und ihn wieder festnehmen. Und du müsstest wieder ins Krankenhaus, und ich weiß, wie sehr du das hasst. Und dieses Mal würden sie dich wahrscheinlich länger dort behalten wollen. Ich würde viel lieber mit dir reden, als das alles durchzumachen.«

- *Teil der Routine sein.* In Zeiten von Verletzbarkeit könnten Sie gesundheitsfördernde Aktivitäten arrangieren, an denen Sie gemeinsam teilnehmen können – Yogaunterricht, Bildungsveranstaltungen oder Gemeindetreffen der Kirche, AA-Meetings und so weiter.
- *Zorn und Selbsthass in den Mittelpunkt stellen.* Den Borderline-Partner anzubetteln, sich doch nicht wieder sinnlos zu betrinken, ist wahrscheinlich fruchtlos. Doch die Frage, warum der Betreffende so zornig ist und warum er damit so selbstzerstörerisch umgehen muss, könnte mehr Wirkung

zeigen. Ihn zu einem Gespräch zu bewegen, statt ihn sich ausagieren zu lassen, ist ein großer Fortschritt.

In der Therapie lernte Fred, dass seine scheinbar unvorhersehbaren Verhaltensweisen Zorn auf andere, aber vorwiegend auf sich selbst darstellten. Er erkannte, dass er seiner Frau gegenüber ausfallend wurde oder er zu trinken begann, wenn er mit sich unzufrieden war. Dieses impulsive Verhalten führte zu Schuld und Selbstbestrafung und diente wiederum dazu, seine Verfehlungen wiedergutzumachen. Als Fred sich selbst wichtiger wurde und er seine eigenen Ideale und Überzeugungen stärker respektierte, verringerten sich seine destruktiven Aktivitäten.

Mit Selbstmordabsichten und selbstverletzendem Verhalten umgehen (Kriterium 5)

Selbstmorddrohungen und Selbstmordgesten müssen immer ernst genommen werden, und der Betroffene sollte ärztliche Hilfe erhalten. Das Selbstmordrisiko bei der Borderline-Persönlichkeitsstörung liegt bei fast zehn Prozent und damit fast um das Tausendfache höher als bei der Allgemeinbevölkerung.[192] Obwohl viele Borderline-Symptome mit zunehmendem Alter nachlassen (siehe »Wenn die Borderline-Persönlichkeit älter wird«), hält das Selbstmordrisiko lebenslang an und einige Studien weisen darauf hin, dass es im Alter sogar zunimmt.[193] Eine Vorgeschichte von Selbstverletzungen ist der größte Risikofaktor für einen anschließenden Selbstmord.

Obwohl sowohl Männer als auch Frauen, die unter der Borderline-Persönlichkeitsstörung leiden, etwa gleich häufig einen Selbstmordversuch unternehmen, sind diese Versuche bei Männern um ein Mehrfaches erfolgreicher und führen zu größeren Schädigungen.[194] [195] Ältere suizidgefährdete Patienten mit einer Vorgeschichte von Selbstmordversuchen weisen beständige Borderline-Merkmale und verwandte Merkmale auf. Bei älteren Patienten, die zum ersten Mal einen Selbstmordversuch unternahmen, ist es weniger wahrscheinlich, dass sie eine charakterliche Pathologie aufweisen, dafür aber eine erhöhte Zwanghaftigkeit und das Bedürfnis, ihre Umwelt unter Kontrolle zu behalten. Dieses Merkmal, das früher im Leben möglicherweise adaptiv war, kann später in Kombination mit Depressionen und dem Gefühl des Kontrollverlusts zu einem Gefühl von Hoffnungslosigkeit und verstärkten Suizidgedanken beitragen.[196]

Nicht-suizidales selbstverletzendes Verhalten (NSSV) bezieht sich auf Verhaltensweisen wie Schnittverletzungen, Verbrennungen und mit dem Kopf gegen die Wand schlagen. Bei der Borderline-Persönlichkeitsstörung können diese Verhaltensweisen dazu dienen, Spannung abzubauen, sich selbst zu bestrafen, Gefühle von Bindungslosigkeit und Dissoziation zu überwinden, ein Gefühl von Kontrolle herzustellen oder dem Bedürfnis nach gefährlicher Erregung nachzugeben. Für Familienangehörige und Freunde kann es eine besondere Herausforderung bedeuten, selbstverletzenden Verhaltensweisen zu begegnen. In der Schwangerschaft stehen Fantasien von Selbstverletzung in Verbindung mit verstärkten Depressionen nach der Geburt und einer schlechteren Mutter-Kind-Beziehung.[197] NSSV setzt in der Regel im Jugendalter ein und die weltweite Verbreitung beträgt 18 Prozent.[198] Obwohl dieses Symptom ein definierendes Kriterium für die Borderline-Persönlichkeitsstörung ist, wird von einigen Experten empfohlen, NSSV als separate Störung zu betrachten. Ein Kapitel des DSM-5, »Conditions for Further Study«, schlägt charakteristische Diagnosekriterien für eine NSSV-Diagnose vor. (Für eine weitere Diskussion des DSM-5 siehe Anhang A.)

- *Hilfe suchen.* Selbstmorddrohungen oder -handlungen müssen ernst genommen werden. Rufen Sie einen Gesundheitsexperten, einen Notdienst, eine Selbstmord-Hotline oder andere zu Hilfe.
- *Die Umgebung sichern.* Entfernen Sie potenziell schädliche Objekte oder reduzieren Sie diese auf ein Minimum. Werfen Sie Medikamente weg, die nicht mehr eingenommen oder verschrieben werden. Entfernen Sie unnötige scharfe und spitze Instrumente. Nehmen Sie Schusswaffen weg.
- *Suchen Sie nach alternativen Tätigkeiten, um von Selbstverletzungen abzulenken oder diese zu ersetzen.* Nehmen Sie an intensiver sportlicher Betätigung oder anderen körperlichen Aktivitäten teil. Ton formen, auf einem Klavier oder einem anderen Musikinstrument spielen kann Spannung abbauen. Ein stimulierendes heißes oder eiskaltes Bad kann helfen. Manchmal sorgen in der Hand gehaltene Eiswürfel für die gewünschten stechenden Empfindungen und sind viel weniger schädlich. Für viele Borderline-Persönlichkeiten ist der Anblick von Blut das Ziel. Dies kann teilweise durch kräftiges Markieren von Körperteilen (um für ein gewisses Unbehagen zu sorgen) mit einem roten Filzstift simuliert werden.

Mit Stimmungsschwankungen umgehen (6. Kriterium)

Menschen mit Borderline-Persönlichkeit sind gegenüber Menschen und Dingen in ihrer Umgebung sehr sensibel. Affektive Änderungen sind meistens eine Reaktion auf Umgebungsbedingungen und die Emotionen können stark schwanken. Insbesondere die negativen Reaktionen können sehr intensiv sein. Eine Studie, in der die funktionelle Magnetresonanztomographie (fMRT) eingesetzt wurde, untersuchte Reaktionen auf negative Reize. Die Ergebnisse zeigten zunehmende Empfindlichkeit bei von Borderline Betroffenen. Während sich andere Teilnehmer an der Studie an dieselben Reize eher gewöhnten, reagierten die von Borderline Betroffenen emotional stärker und ihre Gehirnmuster zeigten fortgesetzte Stressreaktionen.[199]

Schnelle Veränderungen der Stimmung können für die Borderline-Persönlichkeit und die Menschen um sie herum gleichermaßen verwirrend sein. Von frühester Kindheit an war Meredith sich ihrer Launenhaftigkeit bewusst. Völlig grundlos konnte sie überglücklich sein, bis ihre Laune dann ohne jede Warnung in tiefste Verzweiflung umschlug. Ihre Eltern gaben ihrer Launenhaftigkeit nach, indem sie Meredith wie ein rohes Ei behandelten und ihre Reizbarkeit nie herausforderten. In der Schule kamen und gingen ihre Freundinnen, weil sie durch ihr unvorhersehbares Verhalten irritiert waren. Einige nannten sie »die Manisch-Depressive« und versuchten, sie aus ihrer Verdrießlichkeit zu locken.

Ihr Mann Ben sagte, dass er von ihrer »Freundlichkeit« und ihrem »Sinn für Spaß« angezogen wurde. Aber Merediths Verhalten konnte auf dramatische Weise vom Spielerischen zum Selbstmörderischen umschlagen. Ähnlich veränderlich zeigte sie sich in ihrem Verhalten Ben gegenüber, das von freudigem Austausch in düstere Abkapselung umschlagen konnte. Ihre Launen waren völlig unvorhersehbar und Ben war sich nie sicher, ob er sie am Ende des Tages bei seiner Rückkehr überhaupt noch zu Hause vorfinden würde. Bisweilen hatte er das Gefühl, dass er das Haus erst betreten sollte, nachdem er seinen Hut auf einem Stock in den Flur gesteckt hatte, um zu sehen, ob er umarmt, ignoriert oder angegriffen würde.

Für Meredith waren diese Stimmungsschwankungen, die auf diverse Medikamente überhaupt nicht ansprachen, quälend. In der

Therapie bestand ihre Aufgabe jedoch darin, derartige Schwankungen und die Umstände, durch die sie ausgelöst wurden, zu erkennen, die Verantwortung für sie zu übernehmen und zu lernen, sich anzupassen, indem sie sie kompensierte. Wenn sie gerade depressiv war, konnte sie die Depression schließlich identifizieren und lernen, anderen in ihrer Umgebung zu erklären, dass sie sich in einer depressiven Phase befand und ihr Bestes geben würde, sich so gut wie möglich an die Situation anzupassen. Wenn sie mit Menschen zusammen war, denen sie ihre Situation nicht gut erklären konnte, konnte sie Zurückhaltung üben und aktiv versuchen, einigen Forderungen, die an sie gestellt wurden, aus dem Weg zu gehen. Ein wichtiges Ziel war die Etablierung von Konstanz: beständige, verlässliche Einstellungen und Verhaltensweisen – sich und anderen gegenüber.

Ben befand sich in einem typischen Borderline-Szenario, in dem er sich drehen und wenden konnte, wie er wollte, ohne es seiner Frau je recht zu machen. Wenn er auf ihre Depressionen einging, kam es auf ihrer Seite zu weiterem Rückzug und Zorn, aber wenn er sie ignorierte, schien dies fehlende Sorge auszudrücken. In dieser scheinbar hoffnungslosen Zwickmühle gab ihm der Paartherapeut die folgenden nützlichen Tipps, die zu guten Ergebnissen führten:

- *Das »ausweglose« Dilemma erklären* (siehe »Der Umgang mit der Identitätsstörung [3. Kriterium]«).
- *Auf produktive Weise zögern.* In der Gegenwart zu leben, wird den meisten Menschen oftmals als wünschenswerte Maxime vorgeschlagen. Doch die Erfahrung der Borderline-Persönlichkeit im Hinblick auf Wahrnehmungen und Gefühle existiert vollständig *im Augenblick.* Und das aktuelle *Jetzt* kann sich momentan ändern. Es gibt keinen Kontext, keine Vergleiche. Was vorher war oder was später kommen

wird, hat keinerlei Auswirkung auf das, was sie im Augenblick empfindet.

Sie kann fordernd und ungeduldig sein und *jetzt sofort* auf eine Reaktion bestehen, obwohl die Reaktion bald widerrufen, geleugnet oder schlecht gemacht werden kann. In manchen Situationen kann es nützlich sein, eine Reaktion zu verzögern, statt ihr in einer Zeit hoher Emotionalität nachzugeben. Nützliche Erwiderungen sind: »Ich weiß, dass du deswegen besorgt bist, aber lass mich erst in meinem Terminkalender nachschauen«, »Ich weiß, dass du das bald tun willst, aber ich muss erstmal sehen, ob ich ein paar Dinge neu organisieren kann«, »Ich bin gerade mit ein paar Dingen beschäftigt – ich sag dir später Bescheid«.

- *Mehr Konsistenz herstellen.* Häufig ist sich die Borderline-Persönlichkeit der unbeständigen Einstellungen, die ihr Leben komplizieren, gar nicht bewusst. Hier kann es hilfreich sein, die widersprüchlichen Einstellungen behutsam deutlich zu machen und gemeinsam an einer beständigen Sichtweise zu arbeiten. »Als wir den neuen Tennislehrer engagiert haben, warst du ganz begeistert, aber an manchen Tagen bist du enthusiastisch, und dann wieder sagst du, dass du ihn absolut nicht ausstehen kannst und den Unterricht aufgeben willst. Beides ist für mich okay, aber wir müssen darüber reden und letztendlich entscheiden, ob wir weitermachen wollen oder nicht.«

Der Umgang mit chronischen Gefühlen von Leere (7. Kriterium)

Die Borderline-Leere ist extrem schmerzhaft. Der Borderline-Persönlichkeit fehlt Zielbewusstsein oder ein Gefühl für Werte. Sie hat das Gefühl, dass sie nichts zu geben hat und es nicht wert ist, die Liebe oder Aufmerksamkeit anderer zu erhalten. Ähnlich wie viele der definierenden Kriterien der Borderline-Persönlichkeitsstörung können Gefühle entfremdeter Leere mit anderen Symptomen verknüpft sein, beispielsweise einem unklaren Selbstbild (3. Kriterium), Launenhaftigkeit (6. Kriterium) und Angst vor dem Verlassenwerden (1. Kriterium). Überwältigende Gefühle von Leere können dazu führen, dass die Borderline-Persönlichkeit sich zurückzieht. Trennung und Isolierung zu unterbinden, ist ein wichtiges Ziel.

- *Zu körperlicher Aktivität ermutigen.* Sorgen Sie dafür, dass der Betroffene aus dem Haus kommt. Gehen Sie spazieren, joggen Sie oder nehmen Sie gemeinsam an einem Sportkurs teil. Körperliche Anstrengung und Aktivitäten an der frischen Luft ziehen ihn weg von dem schwarzen Loch, in dem er zu versinken droht.
- *Zu neuen Interessen anregen.* Hobbys, Musik oder Lesen regen zu intellektueller Stimulation an, die einen Teil der Leere ausfüllen kann.
- *Zu sozialem Engagement ermutigen.* Die Teilnahme an unterschiedlichen Initiativen, kirchlichen Gruppen, Freiwilligenorganisationen oder sozialen Vereinen oder die Anmeldung zu Bildungsveranstaltungen können die Isolation mindern.

Der Umgang mit Zorn (8. Kriterium)

Wutausbrüche können ohne jede Warnung auftreten, sie scheinen der Situation absolut nicht angemessen und werden »vorhersehbar unvorhersehbar« immer häufiger. Möglicherweise erkennen Sie den langsamen Verlauf zunehmender Frustrationen bei Ihrer Borderline-Partnerin nicht. Wahrscheinlich hören Sie den Pfeifton und sehen die Lichter des Zugs nicht, bis er sie laut und zerstörerisch überrollt. Blitzschnell kann sie wegen einer belanglosen Bemerkung oder einem unbedeutenden Vorfall die Ruhe verlieren und zur Furie werden. Die plötzliche Explosion kann für sie genauso schockierend sein wie für den Partner. Einen kühlen Kopf zu bewahren und ihren Wutausbruch nicht mit giftigen Bemerkungen zu kontern, kann schwierig sein. Wenn Sie sich bewusst in Rage bringen lassen, könnte Ihre Partnerin die eigene Rolle verleugnen und sie stattdessen auf Sie projizieren. »Ich bin nicht wütend. Du bist derjenige, der wütend ist!« Den »Ich hasse dich!«-Teil der Borderline-Persönlichkeitsstörung zu ertragen, kann für die Beziehung die größte Herausforderung sein.

- *Gras über die Sache wachsen lassen.* Warten Sie, bis die Zorntirade vorüber ist, bevor Sie reagieren. Dann warten Sie noch einen Augenblick, damit die sekundenlange Stille einen Kontrast zu dem lauten Widerhall des Ausbruchs bietet.
- *Deeskalieren.* Während Ihr Gegenüber lauter wird, senken Sie die Stimme. Während die Bewegungen des Partners immer lebhafter werden, versuchen Sie, die eigene Körpersprache zu kontrollieren.
- *Sich neu konzentrieren.* Wenn die Zornesquelle ignoriert wird, entflammt die Situation weiter, doch wenn Sie die Konfrontation auf einen zugehörigen Bereich ablenken, kann dies beruhigend wirken.

Allison schrie Michael an, weil er mehr arbeitete und weniger Zeit mit ihr und ihrem Baby verbrachte, das nun durch den Lärm geweckt wurde und weinte. Nachdem sie ihrer Wut Luft gemacht hatte, erklärte Michael mit leiser Stimme und SET-Aussagen, dass er seinen Zeitplan anpassen würde. Dann konzentrierte er sich auf seine Bewunderung für Allisons Hingabe als Mutter und ihren Wunsch, ein beruhigendes, gesundes Familienumfeld aufrechtzuerhalten. Auf diese Weise verschob er die Aufmerksamkeit auf Allisons Prioritäten als Mutter und weg von den Spannungen in ihrer Ehe.

- *Fair streiten.* Kontern Sie nicht mit persönlichen oder auf sensible Punkte zielenden Erwiderungen wie etwa: »Wirst du mich jetzt schlagen, so wie es dein Vater tun würde?« Qualifizieren Sie frustrierte Wut nicht als Krankheit ab, indem sie fragen: »Hast du heute schon deine Medikamente genommen?« »Hast du deine Periode bekommen?«
- *Auf Sicherheit achten.* Wenn Sie das Gefühl haben, es könnte zu körperlicher Gewalt kommen, gehen Sie weg. Stellen sie sicher, das Minderjährige oder Unbeteiligte nicht betroffen werden können. Der Borderline-Zorn lässt sich oft nicht vernünftig lösen, daher sind Diskussionen und Debatten unnötig, sie führen eher zu einer Verschlechterung der Situation. Stattdessen sollte man den Konflikt abschwächen, indem man die Meinung des anderen anerkennt und erklärt, dass sich eine Übereinkunft nicht erzielen lässt. Weitere Diskussionen kann man später führen, wenn die Atmosphäre sich etwas beruhigt hat.

Umgang mit paranoiden oder dissoziativen Symptomen (9. Kriterium)

Im Gegensatz zu den psychotischen Aspekten anderer psychiatrischer Krankheiten wie beispielsweise Schizophrenie treten die Realitätsverzerrungen bei der Borderline-Persönlichkeit – ähnlich wie ihre Zornesausbrüche und Stimmungsschwankungen – oft plötzlich in stressbeladenen Zeiten auf. Ein unter einer Psychose leidender Borderline-Betroffener scheint meistens losgelöst und desorientiert. Er fühlt sich wirklichkeitsfern und kann andere als nicht real empfinden. Möglicherweise äußert er paranoide Ängste. Trotz anderslautender Meinungen stellen von Borderline Betroffene selten eine Gefahr für andere dar.

- *Für eine sichere, angenehme Umgebung sorgen.* Wahren Sie eine ruhige, vertraute Umgebung mit anderen Menschen, die der Betroffene kennt und denen er vertraut. Entfernen Sie sich von potenziellen Waffen und wählen Sie eine Position, von der aus Sie den Raum leicht verlassen können, falls Sie sich bedroht fühlen.
- *Beruhigen.* Sorgen Sie mit leiser, beruhigender Stimme für nichtbedrohliche Interaktionen. Da diesen Episoden in der Regel stressbeladene Ereignisse vorhergehen, spenden Sie Trost.
- *Direkte Herausforderungen vermeiden.* Debattieren Sie nicht und versuchen Sie nicht, dem Betroffenen sein Erleben auszureden. Sie müssen seine Wahnvorstellungen nicht bestätigen, aber Sie können kundtun, dass Sie seine Wahrnehmungen akzeptieren.
- *Hilfe suchen.* Auch wenn Sie die Situation beruhigen können, sollten Sie eine Fachkraft zur Nachbeobachtung hinzuziehen.

Was Sie nicht sagen sollten

Die Borderline-Persönlichkeit kann Worten gegenüber sehr sensibel sein. Mit SET und den anderen Ansätzen haben wir uns darauf konzentriert, was Sie in herausfordernden Situationen sagen können. Sie sollten jedoch auch verstehen, was Sie *nicht* sagen sollten und welche Worte oder Handlungen die Situation nur verschärfen würden.

- *Abfällige Bemerkungen vermeiden.* Nach einer beiläufigen Bemerkung wie »Red' keinen Unsinn!« oder »Das ist verrückt!« könnte sich die Borderline-Persönlichkeit auf das kritisierende Wort konzentrieren und wütend reagieren: »Du meinst also, dass ich verrückt geworden bin!«
- *Vermeiden Sie abwertende oder in direktem Widerspruch stehende Bemerkungen.* Wenn Sie der Auffassung Ihres Gegenübers widersprechen, könnte dies den Konflikt weiter anfachen. »Das war ja gar nicht so, wie du es beschreibst« oder »Du reagierst mal wieder viel zu heftig« sind Aussagen, die das *Mitgefühl* untergraben und für weitere Konflikte sorgen.
- *Die eigene Verantwortung nicht verneinen.* Versuche, dem Gesagten eine andere Bedeutung zu geben (»Du missverstehst, was ich gesagt habe«, »Ich hab' nur gescherzt!«, »Verstehst du keinen Spaß?«), hören sich so an, als ob Sie Ihrem Gegenüber die Schuld zuweisen wollen, was die Abwehrhaltung nur weiter erhöht. Sie sollten für Ihr Verhalten die Verantwortung übernehmen.
- *Nicht lügen.* Seien Sie im Hinblick auf die *Wahrheit* behutsam, aber lügen Sie nicht. Widersprüche und Lügen sind häufige Aspekte der Borderline-Erfahrung. Eine aufgedeckte Unwahrheit untergräbt die notwendige Herstellung von Glaubwürdigkeit und Vertrauen.

- *Die Sache auf sich beruhen lassen.* Wiederholen Sie sich nicht ständig. Ähnlich wie ein nörgelndes Kind kann die Borderline-Persönlichkeit ständig dasselbe Argument anbringen (»Aber warum …?«). Wenn Sie feststellen, dass Sie immer wieder dieselben Worte äußern, könnten Sie versuchen, zu einem anderen Thema überzugehen: »Ich weiß, dass dich das nicht befriedigt, aber wir sind es schon mehrmals durchgegangen. Wir wollen es dabei belassen. Ich brauche deine Hilfe bei einer anderen Sache.«
- *Vorsicht mit humorvollen Bemerkungen.* Meistens ist es am besten, Humor zu vermeiden. Aufgrund ihrer Sensibilität könnte die Borderline-Persönlichkeit scherzhafte Bemerkung als trivialisierenden oder demütigenden Spott verstehen. Nur in einer seit Langem bestehenden Beziehung, in der Lockerheit und Ironie fest etabliert sind, können Humorversuche hilfreich sein. Wird Humor akzeptiert, kann dies für Abstand und die Entwicklung einer Perspektive sorgen. In solchen Fällen kann der Hinweis auf die makabre, schwarzhumorige Seite der Situation deren Intensität lösen. »Dieser ganze Mist, den du von deiner Frau bei dieser Scheidung hinnehmen musst, ist bestimmt ganz schön frustrierend, aber zum Teil ist es schon fast komisch. Lucy scheint den Verstand verloren zu haben. Wenn es nicht so ärgerlich wäre, könnte man fast lachen!«

Bisher haben wir in diesem Buch das *Was* und *Warum* der Borderline-Persönlichkeitsstörung vorgestellt. Wir haben SET und andere Strategien erläutert, die exemplarisch zeigen, wie die persönlichen Interaktionen sich verbessern können. In den folgenden Kapiteln steht das *Wie* einer Behandlung der Borderline-Persönlichkeitsstörung im Mittelpunkt. Sie beschreiben dabei die verschiedenen verfügbaren Vorgehensweisen.

7.

DIE SUCHE NACH EINER THERAPIE UND DIE ANSCHLIESSENDE BEHANDLUNG

»Ich gebe ihm noch ein Jahr Zeit,
und dann pilgere ich nach Lourdes.«
Aus: *Der Stadtneurotiker* von Woody Allen (über seinen Psychiater)

Dr. Smith, ein landesweit bekannter Psychiater, rief mich wegen seiner Nichte an. Sie litt unter Depressionen und brauchte einen guten Psychiater. Er teilte mir mit, dass er mich empfohlen hatte.

Einen Termin zu vereinbaren, erwies sich als schwierig. Sie konnte ihren Terminplan nicht so umstellen, dass er zu meinen Sprechzeiten passte. Also stellte ich meine Termine um.

Ich fühlte mich sehr unter Druck gesetzt, möglichst zuvorkommend und brillant zu sein, damit Dr. Smiths gute Meinung von mir gerechtfertigt war. Ich hatte gerade erst meine Praxis eröffnet und brauchte unbedingt eine Bestätigung meiner professionellen Fähigkeiten. Dennoch wusste ich, dass diese Gefühle ein schlechtes Zeichen waren: Ich war nervös.

Julie war ungeheuer attraktiv. Sie war groß und blond und hätte leicht Fotomodell sein können. Sie studierte Jura, war 25 Jahre alt, intelligent und konnte sich sehr gut ausdrücken. Sie kam zehn Minuten zu spät, aber entschuldigte sich nicht, ja, sie erwähnte es nicht einmal. Als ich näher hinschaute, sah ich, dass ihr Augen-Make-up etwas zu dick aufgetragen war, so als ob sie eine innere Traurigkeit und Erschöpfung verstecken wollte.

Julie war ein Einzelkind und von ihren erfolgreichen Eltern, die ständig unterwegs waren, sehr abhängig. Da sie es nicht ertragen konnte, allein zu sein, hatte sie eine Reihe von Affären. Wenn ein Mann die Beziehung beendete, wurde sie sehr depressiv, bis sie die nächste Beziehung begann. Im Moment stand sie gerade »zwischen zwei Beziehungen«. Ihr letzter Freund hatte sie verlassen, und »es gab niemanden, der ihn ersetzen konnte«.

Es dauerte nicht lange, bis sich bei ihrer Behandlung eine gewisse Routine einstellte. Gegen Ende der einzelnen Sitzungen brachte sie immer einen wichtigen Punkt zur Sprache, sodass die Gespräche immer etwas später endeten. Die Telefonanrufe zwischen den einzelnen Terminen wurden häufiger und dauerten länger.

Während der nächsten sechs Wochen trafen wir uns einmal pro Woche, aber kamen dann überein, uns zweimal pro Woche zu treffen. Sie erzählte von ihrer Einsamkeit und ihren Schwierigkeiten bei Trennungen und fühlte sich weiterhin hoffnungslos und allein. Sie erzählte mir, dass sie gegenüber Freunden häufig zu Wutausbrüchen neigte, obwohl ich mir derartige Ausbrüche bei ihr nur schwer vorstellen konnte. In meiner Praxis war sie immer sehr zurückhaltend. Sie hatte Schlafprobleme, ihr Appetit ließ nach und sie verlor an Gewicht. Sie begann, von Selbstmord zu sprechen. Ich verschrieb ihr ein Medikament gegen Depressionen, aber sie wurde nur noch depressiver und konnte sich nicht mehr auf ihr Studium konzentrieren. Schließlich berichtete sie nach dreimonatiger Behandlung, dass sie zunehmend Selbstmordgedanken hatte und sich vorstellte, wie sie sich erhängen würde. Ich empfahl ihr, sich ins Krankenhaus einweisen zu lassen, was sie nach einigem Zögern auch tat. Es war offensichtlich mehr intensive Arbeit nötig, um mit den andauernden Depressionen fertig zu werden.

Das erste Mal lernte ich ihren Zorn an dem Tag kennen, als Julie von ihrer Entscheidung, sich stationär behandeln zu lassen, berichtete. Sie weinte leise vor sich hin und erzählte von der Angst, die sie durchgemacht hatte, als sie ihrem Vater von der Krankenhauseinweisung erzählte.

Plötzlich verhärtete sich ihr Gesicht und sie sagte: »Wissen Sie, was dieses Miststück getan hat?« Es dauerte eine Weile, bevor ich wusste, dass Julie jetzt von Irene sprach, der Krankenschwester, die sie in die Abteilung gebracht hatte. Wütend beschrieb Julie die mangelnde Aufmerksamkeit der Schwester, ihre Unbeholfenheit beim Anlegen der Manschette des Blutdruckmessgeräts und ein Versehen mit dem Essenstablett. Ihr wunderschönes Gesicht war plötzlich von Zorn und Schrecken verzerrt. Ich zuckte zusammen, als sie mit der Faust auf den Tisch schlug.

Nach einigen Tagen terrorisierte Julie die Abteilung mit ihren Forderungen und Schimpftiraden. Ein paar Schwestern und Patienten versuchten sie zu beruhigen und zu besänftigen; andere wurden sauer, wenn sie ihre Wutausbrüche hatte, mit Gegenständen um sich warf und Gruppensitzungen einfach verließ. »Wissen Sie, was *Ihre* Patientin heute Morgen gemacht hat, Herr Doktor?«, fragte eine Schwester, als ich auf der Bildfläche erschien. Die Betonung lag klar auf »Ihre«, so als ob ich für Julies Verhalten verantwortlich sei und die Rügen des Personals verdiente, weil ich sie nicht unter Kontrolle hatte. »Sie beschützen sie zu sehr. Sie manipuliert Sie. Man muss ihr entgegentreten.«

Auf der Stelle verteidigte ich mich – und Julie. »Sie braucht Unterstützung und Fürsorge«, antwortete ich. »Sie braucht wieder elterliche Zuneigung. Sie muss lernen zu vertrauen.« Wie konnten sie es wagen, mein Urteil infrage zu stellen! Wagte ich es, es infrage zu stellen?

Während der ersten Tage hatte Julie sich über die Schwestern, die anderen Patienten und die Ärzte beklagt. Sie sagte, dass ich verständnisvoll sei und fürsorglich und viel größere Einsicht und Kenntnisse habe als alle anderen Therapeuten, die mit ihr gearbeitet hatten.

Nach drei Tagen bestand Julie auf eine Entlassung aus dem Krankenhaus. Die Schwestern waren skeptisch; sie kannten sie nicht gut genug. Julie hatte nicht viel von sich erzählt, auch nicht in der Gruppentherapie. Sie sprach nur mit ihrem Arzt, aber sie beharrte darauf, dass sie keine Selbstmordgedanken mehr hegte und ihr Leben wieder aufnehmen musste, wie sie sagte. Letztendlich gab ich meine Zustimmung zu ihrer Entlassung.

Am nächsten Tag torkelte sie mit Schnittverletzungen am Handgelenk in die Notaufnahme. Mir blieb keine andere Wahl, als sie wieder auf die Station einweisen zu lassen. Obwohl die Schwestern nicht direkt sagten: »Haben wir es doch gleich gewusst«, waren ihre hochmütigen Blicke unmissverständlich und unerträglich. Ich ging ihnen noch mehr aus dem Weg als bisher. Ich begann wieder mit Julies Einzeltherapie und nahm sie aus den Gruppensitzungen heraus.

Zwei Tage später forderte sie erneut, entlassen zu werden. Als ich dies ablehnte, explodierte sie. »Ich dachte, Sie würden mir vertrauen«, sagte sie. »Ich dachte, Sie verstehen mich. Aber Sie interessieren sich nur für Ihre Macht. Sie lieben es, andere zu beherrschen.«

Vielleicht hat sie recht, dachte ich. Vielleicht bin ich zu kontrollierend, zu unsicher. Oder griff sie nur meine verletzlichen Seiten an, mein Bedürfnis, als fürsorglich und vertrauenswürdig zu gelten? Wer war hier das Opfer? Sie oder ich?

»Ich dachte, Sie seien anders«, sagte sie. »Ich dachte, Sie seien etwas Besonderes. Ich habe geglaubt, dass Sie sich wirklich Gedanken um mich machen.« Das Problem war, dass ich das auch glaubte.

Am Ende der Woche rief mich die Krankenversicherung täglich an und stellte Julies fortgesetzten Krankenhausaufenthalt infrage.

In den Aufzeichnungen des Pflegepersonals hieß es, dass sie beharrlich behauptete, nicht mehr selbstzerstörerisch zu handeln, und sie versuchte weiterhin, eine Entlassung zu bewirken. Wir vereinbarten, dass sie aus dem Krankenhaus entlassen würde, aber weiterhin am Tagesprogramm teilnehmen würde. Sie würde tagsüber an den geplanten Gruppensitzungen teilnehmen und nachmittags nach Hause gehen. Am zweiten Tag des ambulanten Programms erschien sie mit Verspätung und wirkte ungepflegt und verkatert. Unter Tränen berichtete sie von einer schäbigen Begegnung mit einem Fremden am Vorabend in einer Bar. Jetzt wurde mir die Situation klarer. Sie bettelte darum, dass man ihr Grenzen setzte, sie kontrollierte und ihr Struktur gab, konnte diese Abhängigkeit aber nicht zugeben. Also verhielt sie sich unerhört, damit Kontrollen nötig wurden, wurde dann wütend und verneinte, dass dieser Wunsch bestand.

Ich wusste das, aber sie konnte es nicht erkennen. Langsam freute ich mich nicht mehr darauf, sie zu sehen. In jeder Sitzung wurde ich an mein Versagen erinnert, und ich wünschte, dass es ihr entweder besser ginge oder sie einfach verschwinden würde. Als sie erklärte, dass vielleicht der Arzt ihrer Zimmernachbarin besser für sie sei, interpretierte ich dies so, dass sie vor sich selbst und den wirklichen Problemen wegrennen wollte. Ich wusste, dass ein Wechsel das Gegenteil bewirken würde, aber insgeheim hoffte ich, dass sie um *meinetwillen* den Arzt wechseln würde. Sie sprach immer noch davon, dass sie sich umbringen wollte, und ich hatte Schuldgefühle bei der Vorstellung, dass es für mich fast eine beschämende Erleichterung gewesen wäre, wenn sie ihre Drohung wahrmachte. Durch ihr wechselhaftes Verhalten hatte ich mich von einem Masochisten in einen Sadisten verwandelt.

Während der dritten Woche ihrer ambulanten Behandlung erhängte sich ein anderer Patient, als er einen Urlaubsschein hatte und zu Hause war. Voller Angst geriet Julie in Wut: »Warum wussten Sie und das Personal nicht, dass er sich umbringen würde?«, schrie sie. »Wie konnten Sie das zulassen? Warum haben Sie ihn nicht beschützt?«

Julie war am Boden zerstört. Wer würde *sie* beschützen? Wer würde dafür sorgen, dass ihr Schmerz vergehen würde? Endlich erkannte ich, dass Julie dies selbst bewerkstelligen musste. Niemand anders steckte in ihrer Haut. Niemand anders konnte sie vollständig verstehen und schützen. Langsam ergab dies für mich und nach einer Weile auch für Julie Sinn.

Sie erkannte, dass sie nicht vor sich selbst fliehen konnte, egal wie sehr sie versuchte, vor ihren Gefühlen davonzurennen. Obwohl sie vor dem schlechten Menschen, für den sie sich hielt, wegrennen wollte, musste sie lernen, sich zu akzeptieren, wie sie war, nebst Fehlern. Schließlich würde sie erkennen, dass sie sie selbst sein konnte.

Julies Zorn auf das Krankenhauspersonal ging langsam auf das Selbstmordopfer über, das »sich keine Chance gegeben hatte«. Als sie seine Verantwortung erkannte, begann sie auch die ihre zu sehen. Sie erkannte, dass die Menschen, denen sie wirklich etwas bedeutete, sie nicht einfach tun ließen, was sie wollte, so wie ihre Eltern es getan hatten. Manchmal bedeutet Fürsorge auch, Grenzen zu setzen. Manchmal bedeutete es, ihr Dinge zu sagen, die sie nicht hören wollte. Und manchmal bedeutete es, sie daran zu erinnern, dass sie für sich selbst verantwortlich war.

Es dauerte nicht lange, und alle – Julie, das Krankenhauspersonal und ich – arbeiteten zusammen. Ich gab es auf, um alles in der Welt sympathisch, klug und fehlerlos sein zu wollen; es war wichtiger, konsequent und verlässlich zu sein – *da zu sein*.

Nach mehreren Wochen verließ Julie das ambulante Krankenhausprogramm und setzte die Therapie in meiner Praxis fort. Sie fühlte sich immer noch einsam und ängstlich, aber sie musste sich keinen Schmerz mehr zufügen. Noch wichtiger war, dass sie die

Tatsache akzeptierte, dass sie Einsamkeit und Angst überleben, aber sich selbst immer noch mögen konnte.

Nach einiger Zeit lernte Julie einen Mann kennen, der sie wirklich zu mögen schien. Was mich betraf, so lernte ich ebenfalls ein paar Dinge – dass unangenehme Gefühle weitgehend bestimmen, wer ich bin, und dass die Annahme dieser unangenehmen Seiten meiner selbst mir hilft, meine Patienten besser zu verstehen.

Der Beginn der Behandlung

Therapeuten, die von Borderline Betroffene behandeln, erleben häufig, dass die Härte der Behandlung eine große Belastung für ihre professionellen Fähigkeiten und ihre Geduld bedeutet. Die Behandlungssitzungen können stürmisch, frustrierend und nicht vorhersehbar sein. Die Behandlungszeit bewegt sich im Schneckentempo und kann sich über mehrere Jahre hinziehen, bevor eine wirkliche Änderung erzielt wird. Viele von Borderline Betroffene geben die Therapie bereits in den ersten Monaten auf.

Die Behandlung ist so schwierig, weil der von Borderline Betroffene auf sie ähnlich wie auf andere persönliche Beziehungen reagiert. Er betrachtet den Therapeuten in einem Augenblick als fürsorglich und freundlich und im nächsten Moment als falsch und einschüchternd.

In der Therapie kann der von Borderline Betroffene äußerst fordernd, abhängig und manipulierend sein. Es ist für einen solchen Patienten nicht ungewöhnlich, dass er zwischen den einzelnen Sitzungen ständig anruft und dann unerwartet in der Praxis auftaucht und droht, sich etwas anzutun, wenn der Therapeut nicht auf der Stelle Zeit für ihn hat. Schimpftiraden, die sich gegen den Therapeuten und den Therapieprozess richten, sind häufig. Oft kann der von Borderline Betroffene die Sensibilität des Therapeuten sehr gut wahrnehmen und ihn zu Zorn, Frustration, Selbstzweifel und Hoffnungslosigkeit treiben, so, wie er es bei anderen Menschen in seinem Umfeld auch tut.

Wenn man die große Auswahl der möglichen Ursachen für Borderline-Persönlichkeitsstörungen betrachtet und die extremen Verhaltensweisen, die daraus hervorgehen, gibt es folglich eine ganze Reihe von Behandlungsmethoden. Gemäß der Richtlinie für die Behandlung von Patienten mit einer Borderline-Persönlichkeitsstörung besteht der American Psychiatric Association zufolge die primäre Behandlungsmethode in einer Psychotherapie, ergänzt durch eine psychopharmakologische (medikamentöse) Therapie, die auf die Symptome abzielt.[200] Die Psychotherapie kann in Einzel- oder Gruppensitzungen oder als Familientherapie stationär oder ambulant durchgeführt werden. Die Therapieansätze, beispielsweise Einzel- oder Gruppensitzungen, können miteinander verbunden werden. Einige Therapiemethoden sind »psychodynamischer«, das heißt, sie unterstreichen die Verbindung zwischen Erfahrungen in der Vergangenheit und unbewussten Gefühlen mit derzeitigen Verhaltensweisen. Andere Ansätze sind kognitiver und lenkender, indem sie sich stärker auf eine Änderung der derzeitigen Verhaltensweisen konzentrieren und nicht unbedingt unbewusste Motive untersuchen.

Einige Behandlungsmethoden werden in der Regel vermieden. Die strikte Verhaltensmodifikation wird selten eingesetzt. Die klassische Psychoanalyse auf der Couch des Psychiaters unter Einsatz der »freien Assoziation« in einer nicht strukturierten Umgebung kann für den von Borderline Betroffenen verheerend sein, da seine primitiven Verteidigungsmechanismen dadurch überwältigt werden können. Da die Hypnose einen nicht vertrauten Trancezustand hervorrufen kann, der zu einer Panik oder sogar Psychose führen könnte, wird diese Therapie zumeist ebenfalls vermieden.

Die Ziele der Therapie

Alle Behandlungsmethoden haben ein gemeinsames Ziel im Auge: effektiveres Funktionieren in einer Welt, die als weniger geheimnisvoll, weniger schädlich und damit als angenehmer wahrgenommen wird. Bei diesem Prozess geht es meistens darum, Einsicht in die Unproduktivität der aktuellen Verhaltensweisen zu entwickeln. Dies ist der leichte Teil. Schwieriger wird es, wenn alte Reflexe aufgearbeitet und neue Möglichkeiten entwickelt werden sollen, um mit den Belastungen des Lebens besser fertig zu werden.

Der wichtigste Teil einer Therapie ist die Beziehung zwischen Patient und Therapeut. Diese Wechselbeziehung bildet die Grundlage für Vertrauen, Objektkonstanz und emotionale Intimität. Der Therapeut muss zu einer Vertrauensfigur werden, ein Spiegel, der die sich entwickelnde beständige Identität widerspiegelt. Mit dieser Beziehung am Anfang lernt der von Borderline Betroffene, die passenden Erwartungen und sein Vertrauen auch auf andere zu erweitern.

Das oberste Ziel des Therapeuten besteht darin, darauf hinzuarbeiten, den Patienten zu verlieren (nicht, ihn zu behalten). Dies wird erreicht, indem er die Aufmerksamkeit des Patienten auf bestimmte, zu überprüfende Bereiche lenkt und nicht, indem er ihn kontrolliert. Obwohl der Therapeut die Rolle des Navigators übernimmt, auf Landschaften, die von Interesse sein könnten, hinweist und die Reise um stürmische Gefilde herumleitet, ist es der Patient selbst, der fest im Pilotensessel sitzen muss. Die Familie und andere wichtige Bezugspersonen werden bei dieser Reise meistens mit einbezogen. Ein Hauptziel ist, dass der Patient nach Hause zurückkehren und seine Beziehungen verbessern kann, statt sie aufzugeben.

Manche Menschen haben Angst vor der Psychiatrie und Psychotherapie, weil sie den Prozess als eine Form der »Verstandeskontrolle« oder Verhaltensmodifikation wahrnehmen, der an hilflosen, abhängigen Patienten, die von bärtigen Heilhypnotiseuren zu Robotern umgeformt werden, ausprobiert wird. In der Populärkultur, insbesondere in Kinofilmen, wird der »Irrenarzt« oft als stümperhafter Dummkopf dargestellt, der eher einer Behandlung bedarf als seine Patienten, oder aber als ruchloser, hochintelligenter Krimineller. Leider glauben manche Menschen, dass man gegen den eigenen Willen »therapiert« werden kann, genau wie sie glauben, dass man gegen den eigenen Willen hypnotisiert werden kann. Das vielleicht berüchtigste Beispiel für solche fehlgeschlagenen Versuche einer »Gehirnwäsche« ist mit der sogenannten Konversions- oder Reparativtherapie in Erscheinung getreten. Diese diskreditierte, pseudowissenschaftliche Praxis setzt bei dem Versuch, eine homosexuelle oder bisexuelle Orientierung in Heterosexualität umzuwandeln, zum größten Teil spirituelle oder schmerzhafte Verhaltenstechniken ein. Die meisten offiziellen psychologischen Organisationen haben sich von der Konversionstherapie distanziert, und in mehreren US-Staaten ist sie verboten. Das Ziel der Psychotherapie liegt darin, dem Patienten zu helfen, sich individuell zu entwickeln und mehr Freiheit und persönliche Würde zu erreichen. Irrationale Ängste im Hinblick auf den dabei eingesetzten Prozess können Menschen der Möglichkeit berauben, einer selbst auferlegten Gefangenschaft zu entkommen und Selbstannahme zu erreichen.

Die Therapiedauer

Da in der Therapie vor allen Dingen die Psychoanalyse vorherrscht, die normalerweise mehrere Jahre intensiver, häufiger Behandlung erforderlich macht, betrachten die meisten Menschen jede Form der Psychotherapie als ausgedehnt und lang gezogen und aus diesem Grund als sehr teuer. Zusätzliche Medikamente und spezialisierte Behandlungsmethoden sind Reaktionen auf das Bedürfnis nach praktischen und bezahlbaren Behandlungen. Knochen wachsen wieder zusammen und Infektionen heilen ab, aber einige Narben in der Psyche brauchen möglicherweise eine viel längere Behandlung.

Wenn die Therapie zu schnell vorüber ist, kann man sich fragen, ob sie nur oberflächlich war. Wenn sie sich über mehrere Jahre hinzieht, stellt sich vielleicht die Frage, ob es sich nur um ein intellektuelles Spiel handelt, das den Psychotherapeuten reich macht, während der naive und abhängige Patient finanziell versklavt wird.

Zurzeit gibt es keinen Nachweis, dass längere Therapieprogramme bei der Borderline-Persönlichkeitsstörung kürzeren Behandlungszeiten überlegen sind.[201] Wie lange sollte eine Therapie also dauern? Die Antwort hängt von den spezifischen Zielen ab. Die Lösung konkreter Symptome, die ins Auge gefasst werden – beispielsweise Depressionen, schwere Ängste oder Wutausbrüche –, lässt sich in relativ kurzer Zeit erreichen, etwa in Wochen oder Monaten. Wenn es jedoch um eine weiter reichende Neustrukturierung geht, ist mehr Zeit erforderlich. Im Laufe der Zeit wird die Borderline-Persönlichkeitsstörung normalerweise »geheilt«. Dies bedeutet, dass der Patient laut Definition nicht mehr fünf der neun definierenden DSM-5-Kriterien zeigt (siehe das Kapitel »Chaos und Leere«). Dennoch können einige Betroffene weiterhin unter lähmenden Symptomen leiden, für die eine fortgesetzte Behandlung erforderlich ist.

Die Therapie kann unterbrochen werden. Es ist für den von Borderline Betroffenen nicht ungewöhnlich, dass er mehrere getrennte Therapierunden durchmacht, bei verschiedenen Therapeuten und mit unterschiedlichen Techniken. Pausen während der Therapie können nützlich sein, um Ideen zu festigen, neu gewonnene Einsichten auszuprobieren oder um einfach wieder am normalen Leben teilzunehmen und Zeit zum Reifen und Wachsen zu haben. Finanzielle Grenzen, bedeutsame Veränderungen im Leben oder auch nur das Bedürfnis nach einer Pause von der Intensität der Behandlung können eine Unterbrechung rechtfertigen. Bisweilen kann eine jahrelange Therapie notwendig sein, um substanzielle Funktionsveränderungen zu erreichen. Wenn die Veränderungen sich nur langsam einstellen, kann es schwer werden zu entscheiden, ob weitergearbeitet werden soll oder ob man alle Möglichkeiten ausgeschöpft hat. Der Therapeut muss die Neigung des von Borderline Betroffenen, der versucht, sich der Konfrontation mit seinen schädlichen Verhaltensweisen zu entziehen, in Betracht ziehen und dessen Neigung, sich vom Therapeuten (und anderen) abhängig zu machen.

Für manche Borderline-Persönlichkeiten endet die Therapie offiziell nie. Ihnen tut es möglicherweise gut, mit Unterbrechungen ständigen Kontakt zu einem Therapeuten, dem sie vertrauen, zu haben. Ein solches Arrangement könnte man als »Pausen zum Auftanken« auf der Straße zur größeren Unabhängigkeit betrachten, vorausgesetzt, der Patient verlässt sich nicht auf diese Kontakte zur Steuerung seines Lebens.

Wie die Psychotherapie funktioniert

Wie wir später in diesem und im nächsten Kapitel noch sehen werden, gibt es mehrere bewährte therapeutische Ansätze bei der Behandlung der Borderline-Persönlichkeitsstörung. Sie können in Einzel- oder Gruppensitzungen oder in der Familientherapie eingesetzt werden. Die meisten dieser Methoden leiten sich aus zwei Hauptrichtungen ab: aus der *psychodynamischen Psychotherapie* und der *kognitiven Verhaltenstherapie (KVT)*. Bei der erstgenannten dienen Gespräche über die Vergangenheit und Gegenwart zum Aufdecken von Mustern, die möglicherweise eine produktivere Zukunft aufbauen können. Diese Form der Therapie, bei der eine oder mehrere Sitzungen pro Woche stattfinden, ist intensiver und wird normalerweise über einen längeren Zeitraum fortgesetzt. Eine effektive Therapie muss ein strukturiertes, beständiges Format mit klaren Zielen haben. Dennoch muss sie auch Flexibilität bieten, damit sie sich den verändernden Anforderungen anpassen kann. Beim kognitiven Verhaltensansatz steht das Ändern der aktuellen Denkprozesse und sich wiederholender Verhaltensweisen, die den Patienten lähmen, im Mittelpunkt. Diese Art der Therapie beschäftigt sich weniger mit der Vergangenheit. Die Behandlung ist stärker auf die Probleme ausgerichtet und oft zeitlich begrenzt. In einigen Therapieprogrammen werden beide Behandlungsrichtungen kombiniert.

Unabhängig von der Struktur versucht der Therapeut die Patienten dazu anzuleiten, ihre Erfahrungen zu untersuchen. Er dient praktisch als Prüfstein für neue Verhaltensweisen. Schließlich akzeptiert der Patient seine eigenen Wahlmöglichkeiten im Leben und ändert sein Selbstbild, das bisher darin bestand, dass er sich als Schachfigur betrachtete, die von Mächten außerhalb seines Kontrollbereichs bewegt wurde. Ein großer Teil dieses Prozesses entsteht aus der primären Beziehung zwischen Therapeut und Patient. Während der Therapie entwickeln beide intensive Gefühle, die als *Übertragung* und *Gegenübertragung* bezeichnet werden.

Übertragung

Übertragung meint die Projektionen von Gefühlen und Haltungen des Patienten, die dieser früher mit anderen wichtigen Menschen in seinem Leben erlebt hat, auf den Therapeuten. Der Patient kann beispielsweise wütend auf den Arzt werden, was nichts mit dem tatsächlichen Verhalten des Arztes zu tun hat, sondern mit dem Gefühl, dass der Arzt wie die Mutter ist, die in der Vergangenheit im Patienten viel Zorn ausgelöst hat. Eine Patientin könnte das Gefühl haben, dass sie sich in ihren Therapeuten, der in ihrer Fantasiewelt eine allmächtige, beschützende Vaterfigur darstellt, verliebt hat. An sich ist die Übertragung weder negativ noch positiv; aber sie ist immer eine Verzerrung, eine Projektion vergangener Emotionen auf aktuelle Objekte.

Die Borderline-Übertragung ist wahrscheinlich sehr unbeständig, wie jeder Aspekt des Lebens des Patienten. Der Betroffene wird den Therapeuten in einem Moment als fürsorglich, kompetent und ehrlich sehen und im nächsten als betrügerisch, unaufrichtig und gefühllos. Diese Verzerrungen machen die Etablierung einer Allianz mit dem Therapeuten sehr schwierig. Aber gerade der Aufbau und die Aufrechterhaltung dieser Allianz ist der wichtigste Teil jeder Therapie.

Im Anfangsstadium der Therapie sehnt sich der von Borderline Betroffene nach der Nähe des Therapeuten und fürchtet sie gleichzeitig. Er möchte umsorgt werden, hat aber Angst, erdrückt und kontrolliert zu werden. Er versucht den Arzt dazu zu verführen, dass er sich um ihn kümmert, und rebelliert gegen dessen Versuche, »sein Leben zu kontrollieren«. Wenn der Therapeut gegenüber seinen Schimpftiraden standhaft und unbeirrt bleibt, entwickelt sich eine Objektkonstanz (siehe das Kapitel »Die Wurzeln des Borderline-Syndroms«) – der von Borderline Betroffene vertraut darauf, dass der Therapeut ihn nicht verlassen wird. Von dieser anfänglichen Vertrauensbasis aus kann die Borderline-Persönlichkeit neue Beziehungen wagen und vertrauensvollere Kontakte etablieren. Zu Anfang kann der Erhalt derart neuer Freundschaften für die Borderline-Persönlichkeit jedoch schwierig sein, da sie möglicherweise in der Vergangenheit die Entwicklung neuer Verbindungen als eine Form von Treulosigkeit empfunden hat. Sie befürchtet vielleicht sogar, dass ihr Partner oder Therapeut eifersüchtig und zornig wird, wenn sie ihre sozialen Kontakte erweitert.

Im weiteren Verlauf der Therapie richtet sich der Patient mit einer behaglicheren, vertrauensvolleren Abhängigkeit ein. Gegen Ende der Therapie kann es jedoch wieder zu Unruhe in der Beziehung kommen. Möglicherweise sehnt er sich zurück zu seinen früheren Verhaltensweisen und ist böse, weil er weitermachen muss; er fühlt sich vielleicht wie ein Schwimmer, der langsam müde wird und erkennt, dass er bereits die Hälfte der Strecke hinter sich gebracht hat, aber weiterschwimmen muss, bevor er das andere Ufer für eine Erholungspause erreicht.

Zu diesem Zeitpunkt muss der von Borderline Betroffene sich auch mit seiner Eigenständigkeit auseinandersetzen und erkennen, dass er und nicht der Therapeut diese Änderung bewirkt hat. Wie der fliegende Elefant Dumbo, der seine Fähigkeit zu fliegen zuerst auf sein »magisches Gefieder« zurückführt, aber dann erkennt, dass es sein eigenes Talent ist, muss die Borderline-Persönlichkeit die eigenen Fähigkeiten erkennen und selbstständig leben. Und sie muss neue Bewältigungsmechanismen entwickeln, die die alten, die nicht mehr funktionieren, ersetzen.

Wenn es der Borderline-Persönlichkeit besser geht, verringert sich die Intensität der Übertragung. Zorn, impulsive Verhaltensweisen und Stimmungsschwankungen – oft auf den Therapeuten gerichtet oder speziell für ihn inszeniert – lassen nach. Panikhafte Abhängigkeit geht langsam zurück und wird durch wachsendes Selbstvertrauen ersetzt. Es kommt nicht mehr so oft zu Wutausbrüchen, und die Entschlossenheit, für das eigene Leben verantwortlich zu sein, wächst. Ungeduld und Launenhaftigkeit werden geringer, da der Betroffene ein getrenntes Identitätsgefühl entwickelt, das sich ohne Bedürfnis nach parasitärer Bindung entwickeln kann.

Gegenübertragung

Der Begriff Gegenübertragung bezieht sich auf die emotionalen Reaktionen des Therapeuten auf den Patienten. Sie basieren mehr auf der Erfahrung und den Bedürfnissen des Therapeuten in der Vergangenheit als auf realistischen Betrachtungsweisen. Ein Beispiel dafür ist der Arzt, der den Patienten als bedürftiger und hilfloser wahrnimmt, als es wirklich der Fall ist, weil der Arzt sich als fürsorglich und mitfühlend wahrnimmt und Konfrontation vermeidet.

Der von Borderline Betroffene nimmt andere Menschen, den Therapeuten nicht ausgenommen, oft sehr genau wahr. Diese Sensibilität provoziert oft die eigenen ungelösten Gefühle des Therapeuten. Das Bedürfnis des Arztes nach Anerkennung, Zuneigung und Kontrolle kann ihn bisweilen zu unangemessenem Verhalten veranlassen. So schützt er möglicherweise einen Patienten zu stark und ermutigt Abhängigkeitsgefühle. Vielleicht kontrolliert er zu sehr und fordert, dass der Patient sich nach seinen Anweisungen richtet. Möglicherweise beklagt er sich über eigene Probleme und verleitet den Patienten dazu, sich um ihn zu kümmern. Er könnte dem Patienten Informationen für finanziellen Gewinn oder zum bloßen Kitzel entlocken. Vielleicht beginnt er sogar eine sexuelle Beziehung mit dem Patienten, um ihn »Intimität zu lehren«. Der Therapeut mag all diese Dinge als notwendig für einen »sehr kranken« Patienten erachten, aber in Wirklichkeit befriedigt er damit seine eigenen Bedürfnisse. Diese Gefühle von Gegenübertragung führen zu den häufigsten Beispielen unethischen Verhaltens zwischen einem zuverlässigen Arzt oder Therapeuten und dem Patienten.

Der von Borderline Betroffene kann im Therapeuten Gefühle von Zorn, Frustration, Selbstzweifel und Hoffnungslosigkeit wachrufen, die seine eigenen Gefühle widerspiegeln. Zu Emotionen angespornt, die seinen beruflichen Selbstwert herausfordern, kann der Therapeut durch die Gegenübertragung echten Hass auf den Patienten entwickeln und glauben, dass dieser nicht zu behandeln sei. Die Behandlung der Borderline-Persönlichkeitsstörung kann so frustrierend und aufreibend werden, dass der Begriff »Borderline« bisweilen von psychologischen Fachkräften als Schimpfwort für Patienten verwendet wird, die besonders irritierend sind und auf eine Therapie nicht gut ansprechen. In diesen Fällen spiegelt »Borderline« eher die Gegenübertragungsfrustration des Therapeuten wider als eine wissenschaftliche Diagnose.

Die »Passung« von Patient und Therapeut

Alle in diesem Buch beschriebenen Behandlungsmethoden können für den von Borderline Betroffenen produktiv sein, selbst wenn keine einzelne therapeutische Technik sich bisher gegenüber anderen als durchweg überlegen erwiesen oder in allen Fällen zur Heilung geführt hat. Der einzige Faktor, der bisher konstant mit Verbesserungen in Beziehung gebracht werden kann, ist die Beziehung zwischen Patient und Therapeut, die von gegenseitigem Respekt gekennzeichnet ist.

Selbst wenn ein Arzt bei der Behandlung von einem oder mehreren von Borderline Betroffenen erfolgreich ist, bedeutet dies bei der Behandlung weiterer Patienten nicht automatisch Erfolg. Der Faktor, der in erster Linie über den Erfolg entscheidet, ist meistens das positive, optimistische Gefühl, das von beiden Seiten geteilt wird – eine Art »Passung« von Patient und Therapeut.

Es ist schwierig, genau zu definieren, was eine gute Passung ausmacht –das Konzept bezieht sich auf die Fähigkeiten des Patienten und des Therapeuten, die vorhersehbare Unruhe in der

Therapie zu tolerieren, während gleichzeitig eine stabile Allianz aufrechterhalten wird, solange die Therapie andauert.

Die Rolle des Therapeuten

Da bei der Behandlung von Borderline-Persönlichkeitsstörungen die Kombination verschiedener Therapien möglich ist – Einzel-, Gruppen- und Familienpsychotherapie, medikamentöse und stationäre Behandlung –, kann die Rolle des Therapeuten bei der Behandlung so unterschiedlich sein wie die verschiedenen Therapien. Der Arzt kann konfrontierend oder nicht lenkend sein, er kann spontan fordern oder Ratschläge geben, er kann weniger Interaktion in Gang setzen und erwarten, dass der Patient für den Fortschritt der Therapie größere Verantwortung übernimmt. Wichtiger als der spezielle Arzt oder die Behandlungsmethode ist das Gefühl von Unterstützung und Vertrauen, das bei Patient und Therapeut vorherrschen sollte. Beide müssen spüren, dass auch der andere Verpflichtung, Verlässlichkeit und wahre Partnerschaft einbringt.

Um dieses Gefühl gegenseitiger Unterstützung zu erreichen, müssen Patient und Arzt gemeinsam Ziele verstehen und teilen. Sie sollten sich über die Methoden einig sein und vom Stil her zusammenpassen. Das Wichtigste ist, dass der Arzt erkennt, dass er einen von Borderline Betroffenen vor sich hat.

Der Therapeut sollte damit rechnen, dass es sich um eine Borderline-Persönlichkeitsstörung handelt, wenn er einen Patienten annimmt, dessen Krankengeschichte widersprüchliche Diagnosen enthält, mehrfache stationäre Behandlungen in der Vergangenheit oder die Erprobung vieler Medikamente. Vielleicht berichtet der Patient, dass er bei früheren Therapien »hinausgeworfen« wurde und in der örtlichen Notaufnahme als *Persona non grata* betrachtet wird. Vielleicht hat das Personal dort ihm auch schon einen Spitznamen (»Überdosis-Eddie«) verpasst.

Der erfahrene Arzt wird auch in der Lage sein, seine Reaktionen von Gegenübertragung auf den Patienten zu erkennen. Von Borderline Betroffene lösen normalerweise sehr starke emotionale Reaktionen bei anderen aus, und der Therapeut macht da keine Ausnahme. Wenn der Therapeut zu Anfang der Bewertung des Patienten das starke Verlangen hat, den Betroffenen zu schützen oder zu retten, wenn er sich für ihn verantwortlich fühlt oder zornig auf ihn ist, sollte er erkennen, dass seine intensiven Reaktionen typische Reaktionen auf eine Borderline-Persönlichkeit sein können. Die Aufgabe des Therapeuten besteht dann darin, sich seiner eigenen Gefühle bewusst zu sein, sie zu regulieren und in der Therapie einzusetzen, um den Patienten besser zu verstehen.

Die Wahl des Therapeuten

Therapeuten, die unterschiedliche Behandlungsstile haben, können mit von Borderline Betroffene gleich gut zurechtkommen. Umgekehrt können Ärzte, die spezielle Erfahrungen und Interesse an Borderline-Persönlichkeitsstörungen haben und die normalerweise gut mit von Borderline Betroffenen auskommen, nicht jedem Patienten Erfolg garantieren.

Ein Patient kann unter einer Vielfalt von Ärzten im Bereich der Psychotherapie wählen. Obwohl Psychiater während ihrer medizinischen Ausbildung oft jahrelang Erfahrungen in psychotherapeutischen Techniken sammeln (und als Ärzte primär in der Lage sind, gleichzeitig bestehende körperliche Erkrankungen zu behandeln, Medikamente zu verschreiben und Patienten stationär einzuweisen), können andere ausgebildete Fachleute – Psychologen, Sozialarbeiter, Seelsorger oder das Krankenhauspersonal in der

Psychiatrie – ebenfalls Sachkenntnis in der psychiatrischen Behandlung der von Borderline Betroffenen erlangen.

Im Allgemeinen besitzt ein Therapeut, der gut mit Fällen von Borderline-Persönlichkeitsstörungen zurechtkommt, bestimmte Qualitäten, die ein potenzieller Patient meistens erkennen kann. Er sollte in der Behandlung von Borderline-Persönlichkeitsstörungen erfahren und tolerant sein und den Patienten akzeptieren, damit dieser eine Objektkonstanz entwickeln kann. Er sollte flexibel und innovativ sein, um sich den Verrenkungen, zu denen die Therapie eines von Borderline Betroffenen ihn zwingen könnte, anzupassen. Er sollte Sinn für Humor haben oder zumindest einen klaren Sinn für Verhältnismäßigkeiten, um dem Patienten ein geeignetes Modell zu präsentieren und um sich selbst von der schonungslosen Intensität zu schützen, die für eine solche Therapie erforderlich ist.

So wie der Arzt den Patienten während der ersten Gespräche einschätzt, sollte der Patient den Arzt einschätzen, um zu entscheiden, ob eine effektive Zusammenarbeit möglich ist.

Zuerst sollte der Patient sich fragen, ob er mit der Persönlichkeit und dem Stil des Arztes klarkommt. Wird er offen und ehrlich mit ihm reden können? Ist er zu einschüchternd, zu drängend, zu schwach, zu verführerisch?

Zweitens: Stimmen seine Einschätzung und seine Ziele mit denen des Patienten überein? Die Behandlung sollte eine Zusammenarbeit sein, in der beide Parteien dieselben Ansichten teilen und dieselbe Sprache sprechen. Was hofft man mit der Therapie zu erreichen? Wie wird man wissen, wann man am Ziel angelangt ist? Wie lange sollte die Therapie dauern?

Schließlich: Sind die empfohlenen Methoden für den Patienten akzeptabel? Über die Art der befürworteten Therapie und die vorgeschlagene Häufigkeit der Sitzungen sollte Übereinstimmung bestehen. Werden Arzt und Patient sich in Einzelsitzungen treffen oder zusammen mit anderen? Wird an eine Kombination von

Methoden gedacht, beispielsweise eine Einzeltherapie auf wöchentlicher Basis zusammen mit gemeinsamen Sitzungen mit dem Ehepartner zwischendurch? Wird die Therapie eher erklärend oder unterstützend sein? Werden eventuell Medikamente verschrieben oder wird eine stationäre Behandlung empfohlen? Um welche Medikamente und um welches Krankenhaus handelt es sich?

Diese erste Einschätzung erstreckt sich meistens über mindestens ein Gespräch, oft sind mehrere erforderlich. Patient und Arzt sollten beide ihre Fähigkeit und ihren Willen abschätzen, miteinander zu arbeiten. Eine derartige Einschätzung sollte als unverbindlicher Austausch betrachtet werden: Es ist unerheblich und wahrscheinlich unmöglich, den Therapeuten oder den Patienten dafür verantwortlich zu machen, wenn es nicht zu einer guten Verständigung kommt. Die Frage dreht sich nur darum, ob eine therapeutische Übereinkunft überhaupt möglich ist. Wenn ein Patient jedoch jeden Psychotherapeuten, den er aufsucht, als unannehmbar empfindet, sollte er seinen Willen zur Therapie infrage stellen. Vielleicht ist er auf der Suche nach dem »perfekten« Arzt, der sich um ihn kümmern wird oder den er manipulieren kann. Oder er sollte die Möglichkeit in Betracht ziehen, dass er einfach nur versucht, einer Therapie aus dem Weg zu gehen. In diesem Fall sollte er einen Arzt wählen, der vielleicht nicht perfekt ist, aber der ihm helfen kann zu gesunden.

Einen anderen Arzt um Rat bitten

Wenn man mit der Therapie begonnen hat, ist es nicht ungewöhnlich, wenn die Behandlung hin und wieder unterbrochen wird oder wenn sich die Form der Therapie mit der Zeit ändert. Es mögen Anpassungen nötig sein, weil der von Borderline Betroffene mit zunehmendem Fortschritt vielleicht Veränderung braucht.

Manchmal lässt sich jedoch nur schwer entscheiden, ob sich die Therapie festgefahren hat oder ob sie sich mit schmerzlichen Problemen befasst. Bisweilen ist es schwer, Abhängigkeit und die Angst, sich weiterzubewegen, von der quälenden Erkenntnis zu unterscheiden, dass die Sache noch nicht erledigt ist. In solchen Momenten wird sich die Frage ergeben, ob man wie bisher weitermachen oder einen Schritt zurückgehen und sich neu orientieren soll.

Sollte die Behandlung nun andere Familienmitglieder einbeziehen? Sollte eine Gruppentherapie in Betracht gezogen werden? Sollten Therapeut und Patient Medikamente neu bewerten? Zu diesem Zeitpunkt kann es ratsam sein, die Meinung eines anderen Arztes zu hören. Oft wird der behandelnde Therapeut dies selbst vorschlagen, aber manchmal sollte auch der Patient diese Möglichkeit in Betracht ziehen.

Vielleicht hat der Patient Angst, dass sein Arzt durch die Bitte um die Beratung durch einen anderen Fachmann beleidigt ist, aber ein kompetenter und sicherer Therapeut wird sich dieser Bitte nicht widersetzen. Es sollte jedoch in der Therapie selbst untersucht werden, ob es sich seitens des Patienten dabei um den Versuch handelt, vor der Therapie davonzulaufen, oder ob dies ein unbewusster, zorniger Verweis für den Therapeuten ist.

Andererseits kann es auch der Arzt sein, der empfiehlt, einen anderen Therapeuten zu Rate zu ziehen. In einem solchen Fall könnte sich der Patient gekränkt und abgewiesen fühlen, und der Therapeut muss dem Betreffenden klarmachen, dass er nach der Konsultation zu ihm zurückkehren kann und nicht an einen neuen Therapeuten weitergereicht wird. Eine zweite Meinung kann dem Patienten und seinem Arzt helfen, dem Behandlungsprozess eine neue Zielsetzung zu verleihen.

Die Therapie gewinnbringend gestalten

Die Behandlung als Zusammenarbeit zwischen Patient und Therapeut zu begreifen, ist der wichtigste Schritt, um die Therapie möglichst gewinnbringend zu gestalten. Der von Borderline Betroffene verliert dieses wichtige Prinzip häufig aus den Augen. Stattdessen sieht er manchmal den Zweck der Therapie darin, dem Arzt zu gefallen oder mit ihm zu streiten, sich umsorgen zu lassen oder vorzugeben, dass keine Probleme bestehen. Manche Patienten betrachten die Therapie als Gelegenheit zur Flucht, Abrechnung oder zum Gewinnen eines Verbündeten. Doch das eigentliche Ziel der Behandlung sollte in der *Gesundung* bestehen.

Der Betroffene muss häufig an die Parameter der Therapie erinnert werden. Er sollte die grundlegenden Regeln verstehen, beispielsweise, wann ihm der Arzt zur Verfügung steht und welche Grenzen er hat, zeitliche Zwänge, die Beschränkung von Hilfsmitteln und die vereinbarten gemeinsamen Ziele.

Der Patient darf nicht vergessen, dass er sich, seine Zeit und seine Hilfsmittel bei der schwierigen Aufgabe, sich besser zu verstehen und eine Änderung seiner Lebensmuster zu bewirken, mutig einbringt. Ehrlichkeit in der Therapie ist daher von höchster Bedeutung um des *Patienten* willen. Er darf schmerzliche Bereiche nicht auslassen oder mit dem Therapeuten, dem er sich anvertraut hat, spielen. Er sollte das Bedürfnis, den Therapeuten zu kontrollieren oder von ihm gemocht zu werden, aufgeben. Wenn der von Borderline Betroffene versucht, eine angenommene Rolle zu spielen, verliert er die Tatsache aus den Augen, dass er nicht dem Therapeuten gefallen, sondern mit ihm als Partner zusammenarbeiten soll.

Am wichtigsten ist, dass der Patient immer das Gefühl haben sollte, er arbeite bei seiner Behandlung aktiv mit. Er sollte weder eine völlig passive Rolle annehmen und sich dem Arzt ganz beugen, noch zu einem wetteifernden, streitsüchtigen Rivalen werden, der auf die Beiträge des Therapeuten nicht hören will. Der Aufbau einer tragfähigen Beziehung zum Therapeuten wird zur zentralen und zu Beginn wichtigsten Aufgabe des von Borderline Betroffenen, wenn er seine Reise hin zu geistiger Gesundheit beginnt.

Den richtigen Therapeuten finden

Wie bereits beschrieben sind in der psychiatrischen Versorgung Tätige unterschiedlicher Professionen (Psychiater, Psychologen, Sozialarbeiter und Pflegespezialisten) geeignet, eine gute Behandlung anzubieten. Onlinequellen bieten objektive, biographische Informationen zu den betreffenden Praktikern im Hinblick auf ihre Ausbildung, die Dauer der praktischen Erfahrung und die berufliche Zulassung. Sie können leicht herausfinden, ob der Betreffende in der Nähe Ihres Wohnortes praktiziert, welche Leistungen von der Versicherung abgedeckt werden und welche Kosten anfallen. Die meisten nationalen Berufsorganisationen bieten Ortsverzeichnisse an. Persönliche Empfehlungen oder Empfehlungen online können Orientierung bieten, doch aufgrund der sehr speziellen, individualisierten Beziehung zwischen Patient und Therapeut sollten sie die eigene Beurteilung nicht ersetzen. Letztendlich können, wie vorstehend in diesem Kapitel beschrieben, einige Besuche erforderlich sein, um zu entscheiden, ob die Passung zwischen Kliniker und Patient gut ist.

Therapeutische Ansätze

Viele Ärzte unterscheiden bei der Einzeltherapie zwischen erforschenden und unterstützenden Techniken. Obwohl diese Stile sich überlappen, unterscheiden sie sich durch die Intensität der Therapie und durch die angewendeten Techniken. Wie wir im nächsten Kapitel sehen werden, wird eine Reihe von therapeutischen Strategien zur Behandlung der Borderline-Persönlichkeitsstörung eingesetzt. Einige Ärzte entscheiden sich für den einen oder anderen Stil, während andere Elemente aus beiden verbinden.

Die erforschende Therapie

Die erforschende Psychotherapie ist eine Abwandlung der klassischen Psychoanalyse. Meistens werden eine oder mehr Sitzungen pro Woche abgehalten. Diese Form der Therapie ist intensiver als die unterstützende Therapie (siehe unten), ihr Ziel ist ehrgeiziger: Die Persönlichkeitsstruktur soll angepasst werden. Der Therapeut gibt dem Patienten wenig direkte Anleitung. Stattdessen konfrontiert er den Patienten, um auf die Destruktivität bestimmter Verhaltensweisen hinzuweisen und unbewusste Verhaltensweisen zu interpretieren, in der Hoffnung, dass sie dadurch überwunden werden.

Wie auch bei weniger intensiven Formen der Therapie liegt die Hauptbetonung auf Fragen des Hier und Jetzt. Die genetische Rekonstruktion, die sich auf die Kindheit und Entwicklungsprobleme konzentriert (siehe das Kapitel »Die Wurzeln des Borderline-Syndroms«), ist wichtig, wird aber weniger als in der klassischen Psychoanalyse betont. Die Hauptziele in den Anfangsstadien der Behandlung sind, Verhaltensweisen zu verringern, die selbstzerstörerisch sind und den Behandlungsprozess stören (dazu zählt auch die vorzeitige Beendigung der Therapie), die Verpflichtung des Patienten, sich zu ändern und eine vertrauensvolle, verlässliche Beziehung zwischen Patient und Arzt aufzubauen. In späteren Stadien werden die Prozesse, die zu einem getrennten, selbstakzeptierenden Identitätsgefühl führen, betont sowie die Etablierung beständiger und vertrauensvoller Beziehungen und die Toleranz von Alleinsein und Trennungen (dazu zählt auch die Trennung vom Therapeuten).[202 203]

Die Übertragung während der erforschenden Therapie ist intensiver als in der unterstützenden Therapie. Die Abhängigkeit vom Therapeuten wird zusammen mit Idealisierung und Abwertung leidenschaftlicher als in der klassischen Psychoanalyse erfahren.

Die unterstützende Therapie

Eine unterstützende Einzeltherapie wird meistens einmal pro Woche oder weniger häufig durchgeführt. Konkrete Ratschläge, Erziehung und Rückversicherung ersetzen die Konfrontation und Interpretation von Material aus dem Unbewussten, wie es typisch für die erforschende Therapie ist. Viele Therapeuten erklären dem Patienten die BPS-Diagnose und ermutigen ihn, sich diesbezüglich weiter zu informieren.

Diese Methode ist bewusst weniger intensiv, sie unterstützt dagegen anpassungsfähige Abwehrmechanismen stärker als die erforschende Therapie. In der unterstützenden Psychotherapie kann der Arzt die Verdrängung verstärken und Gespräche über schmerzliche Erinnerungen, die nicht gelöst werden können, hemmen. Statt nach den Wurzeln kleinerer, zwanghafter Sorgen zu fragen, kann der Therapeut sie als »Hobbys« oder unbedeutende Exzentrik anerkennen. So würde beispielsweise das Bedürfnis des Patienten, seine Wohnung immer blitzblank geputzt zu haben, nicht bis ins kleinste Detail untersucht werden. Stattdessen wird es als nützliches Mittel akzeptiert, um ein Gefühl von Macht und Kontrolle zu behalten, wenn der Betroffene sich überwältigt fühlt. Dies steht im Kontrast zur Psychoanalyse, in der es darum geht, Abwehrmechanismen zu analysieren und sie dann auszulöschen.

Die unterstützende Therapie konzentriert sich mehr auf aktuelle, praktische Fragen und versucht damit, suizidale und andere selbstzerstörerische Verhaltensweisen zu ersticken, statt sie bis in jede Einzelheit zu untersuchen. Impulsive Handlungen und chaotische Beziehungen zu anderen Menschen werden identifiziert und angegangen, ohne dass unbedingt Einsichten in die zugrunde liegenden Faktoren, die sie verursacht haben, gewonnen werden.

Die unterstützende Therapie kann in einem regelmäßigen Turnus für eine geraume Zeit fortgesetzt werden, bevor man mit den Sitzungen nach Bedarf fortfährt. Die Kontakte können sich mit Unterbrechungen unbegrenzt fortsetzen, und die Tatsache, dass der Therapeut weiter erreichbar ist, kann dabei sehr wichtig sein. Die Therapie neigt sich ihrem Ende zu, wenn andere dauerhafte Beziehungen entstehen und wenn befriedigende Aktivitäten von außen im Leben des Patienten wichtiger werden.

In der unterstützenden Therapie ist der Patient vom Therapeuten weniger abhängig und bildet eine weniger intensive Übertragung. Obwohl einige Ärzte der Meinung sind, dass diese Form der Therapie wahrscheinlich weniger zu dauerhaften Veränderungen beim von Borderline Betroffenen führt, haben andere mit dieser Art der Behandlung bedeutende Verhaltensmodifikationen erreicht.

Gruppentherapien

Die Gruppentherapie kann verschiedene Formen annehmen. Selbsthilfegruppen, beispielsweise die Anonymen Alkoholiker, oder zielgerichtete Gesprächsgruppen kommen ohne Therapeuten aus. In einigen Therapiegruppen werden in erster Linie Bewältigungskompetenzen gelehrt. Bei anderen stehen zwischenmenschliche Interaktionen im Mittelpunkt, die Vertrauen aufbauen sollen. Die Behandlung eines von Borderline Betroffenen in einer Gruppe ist sehr sinnvoll. Die Gruppentherapie gestattet es ihm, die Intensität seiner Gefühle, die auf einen bestimmten Menschen gerichtet sind (beispielsweise auf den Therapeuten), zu mildern, weil sie ihm ermöglicht, die durch die anderen hervorgerufenen Emotionen genauer wahrzunehmen. In einer Gruppe kann die Borderline-Persönlichkeit den ständigen Kampf zwischen emotionaler Nähe und Distanz leichter kontrollieren. Anders als in der Einzeltherapie, bei der er immer im Fokus steht, kann der Betroffene die Aufmerksamkeit der Gruppe auf sich lenken oder vermeiden. Konfrontationen durch andere Gruppenmitglieder können bisweilen leichter akzeptiert werden als die eines idealisierten oder abgewerteten Therapeuten, weil ein ebenfalls Betroffener als ein Mensch empfunden wird, »der wirklich weiß, was ich durchmache«. Das fordernde Wesen der Borderline-Persönlichkeit, ihre Ichbezogenheit, der isolierende Rückzug, Schärfe und soziales Abweichen können in einer Gruppe von ebenfalls Betroffenen leichter hinterfragt werden. Außerdem akzeptiert der Patient es eher, wenn die Gruppe Hoffnung, Fürsorge und Nächstenliebe ausdrückt.[204] [205] [206]

Der Fortschritt anderer Gruppenmitglieder dient als Vorbild für Wachstum. Wenn ein von Borderline Betroffener in der Gruppe ein Ziel erreicht, ist dies Anregung für andere in der Gruppe, die sein Wachstum beobachtet und stellvertretend an seinen Erfolgen teilgenommen haben. Rivalität und Wettbewerb, Eigenschaften, die für die Beziehungen der Borderline-Persönlichkeit so charakteristisch sind, werden innerhalb der Gruppe lebhaft demonstriert und können auf eine Art und Weise identifiziert und angesprochen werden, die in der Einzeltherapie nicht möglich wäre. In einer gemischten Gruppe mit minder und besser funktionierenden Borderline-Persönlichkeiten und Patienten, die nicht von der Borderline-Persönlichkeitsstörung betroffen sind, kann dies zum Vorteil aller Teilnehmer sein. Gesündere Patienten können als Modelle für anpassungsfähigere Funktionsweisen dienen. Und für diejenigen Patienten, die Gefühle nur schwer ausdrücken können, kann der von Borderline Betroffene eine Gegenleistung erbringen, indem er mehr Zugang zur Gefühlswelt demonstriert. Schließlich bietet die Gruppe ein lebensnahes Labor für Experimente, in dem der Patient verschiedene Verhaltensmuster mit anderen Menschen ausprobieren kann, ohne es zu riskieren, von der »Welt draußen« bestraft zu werden.

Doch ausgerechnet die Eigenschaften, die die Gruppentherapie zu einer potenziell attraktiven Behandlungsmethode für von Borderline Betroffene machen, sind die Ursache dafür, dass diese sich oft einer Gruppensituation widersetzen. Die Forderung nach individueller Aufmerksamkeit, Neid und Misstrauen anderen gegenüber, der widersprüchliche Wunsch nach und die Angst vor intensiver Nähe tragen alle dazu bei, dass viele von Borderline Betroffene gegenüber einer Behandlung in der Gruppe eher zurückhaltend sind. Borderline-Persönlichkeiten, die weniger betroffen sind, können diese Frustrationen der Gruppentherapie tolerieren und die »In-vivo«-Erfahrung nutzen, um Fehler in der Wechselbeziehung zu anderen anzugehen. Stärker von Borderline Betroffene verweigern jedoch häufig die Teilnahme, und wenn sie sich doch dazu entschließen, bleiben sie nicht lange dabei.

Der von Borderline Betroffene muss in der Gruppentherapie wahrscheinlich beträchtliche Hindernisse überwinden. Seine Ichbezogenheit und das fehlende Mitgefühl anderen gegenüber verhindern oft, dass er von den Problemen anderer wirklich berührt ist. Wenn die Probleme des von Borderline Betroffenen zu stark abweichen oder die Themen zu intensiv sind, fühlt er sich isoliert und losgelöst. Ein Patient, der beispielsweise Inzest in der Kindheit, eine abweichende Sexualpraktik oder eine schwere Drogenabhängigkeit besprechen möchte, fürchtet möglicherweise, dass er andere Gruppenmitglieder schockiert. Und tatsächlich haben manche Teilnehmer Schwierigkeiten, sich mit derartigen Themen auseinanderzusetzen. Einige haben vielleicht das Gefühl, dass die Bedürfnisse des Einzelnen vom Therapeuten nicht erfüllt werden. In solchen Situationen versuchen sie, sich umeinander so zu kümmern, wie sie eigentlich umsorgt werden möchten. Dies kann zu Kontakten der Patienten untereinander außerhalb der Gruppe führen und zu einer Fortsetzung der Abhängigkeitsbedürfnisse, während sie versuchen, einander zu »behandeln«. Liebesbeziehungen oder auch geschäftliche Beziehungen zwischen Gruppenmitgliedern enden meistens unglücklich, weil diese Patienten nicht in der Lage sind, die Gruppe objektiv zu nutzen, um diese Beziehung, die oft die Fortsetzung der unproduktiven Suche nach Fürsorge ist, zu untersuchen.

Die 29-jährige Eva wurde nach zwei Jahren Einzeltherapie zur Gruppentherapie überwiesen. Als älteste von vier Töchtern war Eva von ihrem Vater sexuell missbraucht worden. Dieser Missbrauch begann, als sie etwa fünf Jahre alt war, und wurde über einen Zeitraum von zehn Jahren fortgesetzt. Ihre Mutter empfand Eva als schwach und unfähig und ihren Vater als fordernd, als einen Menschen, dem nichts recht gemacht werden konnte. In ihrer Jugend wurde sie zur Fürsorgerin für die ganze Familie. Während ihre Schwestern heirateten und Kinder bekamen, blieb Eva allein, besuchte das College und anschließend die Universität. Sie hatte kaum Freundinnen und verabredete sich nur selten mit Männern. Sie hatte zwei Beziehungen mit verheirateten Männern, die viel älter als sie waren und zudem ihre Vorgesetzten. Den größten Teil ihrer Freizeit verbrachte sie damit, Familienfeste zu organisieren, für kranke Familienmitglieder zu sorgen und sich allgemein um Probleme in der Familie zu kümmern.

Wegen ihrer Isolationsgefühle und ihrer Depressionen begann Eva eine Einzeltherapie. Da sie die Grenzen der eigenen sozialen Funktion erkannte, bat sie später, zur Gruppentherapie überwiesen zu werden. Dort etablierte sie schnell ihre Position als Helferin und verneinte, dass sie selbst Probleme hatte. Oft wurde sie wütend auf den Therapeuten, der sich angeblich gegenüber den Gruppenmitgliedern wenig hilfreich verhielt.

Die Gruppenmitglieder ermutigten Eva, sich mit Fragen auseinanderzusetzen, mit denen sie sich bisher nicht hatte beschäftigen können – ihr ewig finsterer und einschüchternder Gesichtsausdruck und ihre Sprechweise, die auf subtile Art zornig war. Obwohl dieser Prozess sich über viele Monate hinzog und sie frustrierte, konnte sie schließlich ihre Verachtung für Frauen, die in der Gruppe zutage getreten war, zugeben. Eva erkannte, dass ihre Wut auf den männlichen Therapeuten in Wirklichkeit eine Übertragung des Zorns auf ihren Vater war, und sah, dass sie zwanghaft versuchte, diese Vater-Tochter-Beziehung mit anderen Männern zu wiederholen. In der Gruppe begann Eva, mit neuen Möglichkeiten der Wechselbeziehung zu Männern und Frauen zu experimentieren. Gleichzeitig konnte sie sich von der erstickenden Beschäftigung mit den Problemen ihrer Familie lösen.

Die meisten standardisierten Therapien (siehe das Kapitel »Spezifische psychotherapeutische Ansätze«) verbinden die Gruppentherapie mit der Einzelbehandlung. Einige Ansätze (beispielsweise die mentalisierungsbasierte Therapie [MBT]) sind bei weniger Führung durch den Therapeuten psychodynamisch und erforschend. Andere (etwa die Dialektisch-Behaviorale Therapie [DBT] und das Systems Training for Emotional Predictability and Problem Solving [STEPPS]) sind mit Vorträgen, »Hausaufgaben« und Beratung im Gegensatz zu nicht direktiven Interaktionen stärker auf Unterstützung, Verhalten und Schulung ausgerichtet, wobei besonderes Augenmerk auf die Entwicklung von Fähigkeiten gelegt wird.

Familientherapien

Die Familientherapie ist eine logische Methode für die Behandlung einiger von Borderline Betroffenen. Oft entsteht diese Störung durch Beziehungen mit den Eltern, die in ständigen Konflikten leben. Diese können schließlich auch den Partner des von Borderline Betroffenen und seine Kinder mit einbeziehen.

Obwohl die Familientherapie manchmal mit ambulanten Patienten durchgeführt wird, wird sie meistens zum Zeitpunkt einer Krise oder während eines Krankenhausaufenthalts initiiert. Zu diesem Zeitpunkt kann die Weigerung der Familie, sich an der Behandlung zu beteiligen, leichter überwunden werden.

Die Familien der von Borderline Betroffenen sträuben sich häufig aus mehreren Gründen gegen eine Behandlung. Sie fühlen sich an den Problemen des Patienten mitschuldig und haben Angst, dafür zur Rechenschaft gezogen zu werden. Außerdem sind die Bindungen in Borderline-Familiensystemen oft sehr starr; die Familienmitglieder sind Außenstehenden gegenüber misstrauisch und haben Angst vor Veränderung. Obwohl die Familienmitglieder (bewusst oder unbewusst) daran mitarbeiten, dass die Verhaltensweisen des Patienten aufrechterhalten bleiben, lautet die Einstellung der Familie häufig: »Machen Sie ihn gesund, aber geben Sie uns nicht die Schuld, und versuchen Sie auf keinen Fall, uns zu ändern.«

Dennoch ist es von großer Bedeutung, zumindest etwas Unterstützung von der Familie zu erhalten, denn ohne sie könnte die Behandlung sabotiert werden. Bei Jugendlichen und jungen Erwachsenen werden bei der Familientherapie der Patient und die Eltern und manchmal die Geschwister einbezogen. Für den erwachsenen von Borderline Betroffenen, der verheiratet ist oder eine feste Beziehung hat, bezieht die Familientherapie den Partner und manchmal die Kinder des Paares mit ein. (Leider decken die Krankenkassen im Allgemeinen Paar- oder Familientherapie nicht ab. Immer wenn das Wohl oder die Entwicklung eines Kindes oder Jugendlichen gefährdet ist, können die Kosten für eine Familientherapie aber durch die Jugendämter oder den Sozialhilfeträger übernommen werden.)

Bei den Dynamiken der Familieninteraktion geht es meistens um eins von zwei Extremen: Die Familienmitglieder sind entweder sehr fest miteinander verbunden oder sehr distanziert. Im ersten Fall ist es wichtig, eine Übereinkunft mit allen Familienmitgliedern zu erlangen, denn ohne ihre Unterstützung kann der Patient eine unabhängige Behandlung nicht aufrechterhalten. Wenn die Familie sich entfremdet hat, muss der Therapeut die potenzielle Wirkung der Familienverstrickung sorgfältig abschätzen: Wenn eine Aussöhnung möglich und wünschenswert ist, kann diese ein wichtiges Ziel sein. Wenn eine Aussöhnung jedoch nachteilig oder hoffnungslos unrealistisch scheint, muss der Patient Fantasievorstellungen über eine Wiedervereinigung möglicherweise aufgeben. Die Trauer über den Verlust einer idealisierten Familienbeziehung kann sogar ein wichtiger Meilenstein in der Therapie sein.[207] Familienmitglieder, die sich einer erforschenden Psychotherapie widersetzen, könnten dennoch gewillt sein, sich bei einem psycho-erzieherischen Format zu beteiligen, wie es das STEPPS-Therapieprogramm darstellt (siehe das Kapitel »Spezifische psychotherapeutische Ansätze«).

Die 26-jährige Deborah kam mit einer Geschichte von Depressionen, Selbstverletzung, Alkoholismus und Bulimie ins Krankenhaus. Gespräche mit der Familie ließen auf eine ambivalente, aber im Grunde unterstützende Beziehung mit ihrem Mann schließen. Im Verlauf der Therapie konzentrierte man sich auf bisher nicht aufgedeckte Episoden von sexuellem Missbrauch durch einen älteren Jungen aus der Nachbarschaft, der begann, als die Patientin etwa acht Jahre alt war. Dieser Junge missbrauchte sie nicht nur sexuell, sondern zwang sie auch, mit ihm Alkohol zu trinken.

Schließlich musste sie seinen Urin aus der Flasche trinken, wobei sie sich anschließend immer übergab. Er wurde auch gewalttätig, wenn sie versuchte, sich ihm zu verweigern.

Diese Vorfälle in der Vergangenheit wurden in der aktuellen Pathologie neu durchgespielt. Als sich diese Erinnerungen auftaten, wurde Deborah sich ihres lang anhaltenden Zorns gegen den alkoholkranken, passiven Vater und die schwache, desinteressierte Mutter bewusst, die sie für unfähig hielt, sie zu beschützen. Obwohl sie bisher eine distanzierte, oberflächliche Beziehung zu ihren Eltern gehabt hatte, wünschte sie nun ein Treffen im Rahmen einer Familientherapie, um die in der Vergangenheit erlittenen Schmerzen und ihre Enttäuschung zu offenbaren.

Wie Deborah es vorhergesagt hatte, fühlten sich die Eltern bei diesen Offenbarungen sehr unwohl. Aber zum ersten Mal konnte Deborah sich mit dem Alkoholismus ihres Vaters auseinandersetzen, mit ihrer Enttäuschung und mit der Distanziertheit der Mutter. Gleichzeitig konnten alle drei ihre Liebe zueinander bestätigen und die Schwierigkeiten zugeben, die sie hatten, diese Liebe auszudrücken. Obwohl Deborah erkannte, dass es in der Beziehung keine bedeutsamen Veränderungen geben würde, hatte sie das Gefühl, viel erreicht zu haben, und konnte die Distanz und das Versagen in den Familieninteraktionen besser akzeptieren.

Die therapeutischen Methoden in der Familientherapie ähneln denen der Einzelbehandlung. Eine genaue Rekonstruktion der Familiengeschichte ist wichtig, dazu kann auch die Konstruktion eines Familienstammbaums gehören. Ein solches Diagramm kann zu der Untersuchung anregen, wie Großeltern, Paten, Namensvettern oder andere wichtige Verwandte die Familienbeziehungen über die Generationen hinweg beeinflussen. Die Auswirkungen auf die zweite und dritte Generation der Holocaust-Überlebenden beispielsweise ist ein Bereich, der zu starkem Interesse in wissenschaftlichen Studien und in der populären Literatur angeregt hat.[208]

Wie in der Einzeltherapie können die Methoden in der Familientherapie hauptsächlich unterstützend-erzieherisch oder erforschend-rekonstruierend sein. Bei der ersten Methode ist das Hauptziel des Therapeuten, sich mit der Familie zu verbünden. Konflikte, Schuldgefühle und Abwehrmechanismen werden so gering wie möglich gehalten. Die einzelnen Mitglieder sind sich darin einig, auf gegenseitig unterstützende Ziele hinzuarbeiten. Die erforschend-rekonstruierende Familientherapie ist ambitionierter. Sie ist stärker darauf gerichtet, die sich ergänzenden Rollen der Mitglieder innerhalb des Familiensystems zu erkennen und aktiv zu versuchen, diese Rollen zu ändern.

Zu einem bestimmten Zeitpunkt ihrer Therapie konzentrierte sich Eva (wie zuvor im Abschnitt »Gruppentherapien« beschrieben) auf die Beziehung zu ihren Eltern. Nachdem sie diese mit dem sexuellen Missbrauch durch den Vater konfrontiert hatte, fühlte sie sich weiter durch die Eltern frustriert. Beide Elternteile weigerten sich, weiter über den Missbrauch zu sprechen, und rieten ihr von einer Fortsetzung der Behandlung ab. Eva fand ihr Verhalten verwirrend – bisweilen waren sie sehr abhängig und klammernd, dann fühlte sie sich ihnen gegenüber wieder wie ein kleines Kind, besonders wenn die Eltern weiter ihren Kosenamen aus der Kindheit benutzten. Eva forderte Familienzusammenkünfte, zu denen die Eltern sich nur zögernd bereit erklärten.

Während dieser Zusammenkünfte gab Evas Vater schließlich zu, dass die Anschuldigungen wahr waren, obwohl er weiter jede detaillierte Erinnerung an die Angriffe verneinte. Ihre Mutter erkannte, dass sie in vielerlei Hinsicht für ihren Mann und die Kinder emotional nicht erreichbar gewesen war, und wurde sich der eigenen, indirekten Verantwortung für den Missbrauch bewusst. Eva hörte zum ersten Mal, dass ihr Vater in seiner Jugend ebenfalls sexuell missbraucht worden war. Die Therapie konnte mit Erfolg streng gehütete Familiengeheimnisse offenbaren und eine bessere

Kommunikation der Familienmitglieder untereinander erreichen. Eva und ihre Eltern konnten zum ersten Mal als Erwachsene miteinander reden.

Künstlerische und expressive Therapien

Die unterschiedlichen Therapieformen (Einzel-, Gruppen und Familientherapie) erwarten vom Patienten, dass er seine Gedanken und Gefühle in Worten ausdrückt, aber der von Borderline Betroffene leidet in diesem Bereich oft unter einem Handicap. Er kann das, was ihn im Innern beschäftigt, eher durch Handlungen als durch Worte ausdrücken. In der expressiven Therapie wird Kunst, Musik, Literatur, Körperbewegung und Schauspiel eingesetzt, um die Kommunikation auf nicht traditionelle Weise zu ermutigen.

In der Kunsttherapie werden die Patienten aufgefordert zu zeichnen, zu malen, Collagen, Selbstporträts, Keramikskulpturen, Puppen usw. herzustellen, um auf diese Weise Gefühle auszudrücken. Dem Patienten wird etwa ein Block mit leeren Blättern überreicht, auf denen er eine Vielzahl von Erfahrungen bildlich darstellen kann, beispielsweise Geheimnisse in seinem Innern, enge Beziehungen oder versteckte Ängste. In der Musiktherapie werden Melodien oder Liedertexte eingesetzt, um Gefühle zu erregen, die sonst nicht zugänglich sind. Durch Musik werden oft Emotionen erschlossen, und die Meditation in ruhiger Umgebung wird gefördert. Bei Körperbewegung und Tanz werden Gefühle durch körperliche Anstrengung ausgedrückt. In einer anderen Art der expressiven Therapie, dem Psychodrama, spielen die Patienten und der »Therapeut-Regisseur« bestimmte Probleme des Patienten durch. Die Bibliotherapie ist eine weitere Therapietechnik, in der der Patient Literatur, Kurzgeschichten, Dramen, Gedichte liest, Filme und Videos ansieht und bespricht. Edward Albees Stück *Wer hat Angst vor Virginia Woolf?* ist ein populäres Stück zum Lesen und besonders für die Aufführung geeignet, da seine emotionalen Szenen eine Abreaktion fördern, wenn Patienten Zeilen, die voller Zorn und Enttäuschung sind, rezitieren. Sie können Probleme in ihrem eigenen Leben widerspiegeln.

Nicoles chronische Depressionen wurden durch den sexuellen Missbrauch verursacht, den sie von Kindheit an durch ihren älteren Bruder ertragen musste und an den sie sich erst in letzter Zeit erinnerte. Sie war 25 Jahre alt und alleinstehend und wurde von den Erinnerungen an diese frühen Begegnungen überflutet, sodass sie schließlich ins Krankenhaus eingewiesen wurde, da ihre Depressionen immer schlimmer wurden. Sie wurde von Schuldgefühlen überwältigt und war unfähig, ihre Erinnerungen gegenüber anderen in Worte zu fassen oder ihren Zorn zuzulassen.

Während eines Programms expressiver Therapie, in dem Kunst und Musik miteinander verbunden wurden, arbeiteten die Therapeuten mit Nicole, damit sie sich des Zorns, den sie verneinte, bewusster werden konnte. Sie wurde ermuntert, ihren Zorn malerisch auszudrücken, während im Hintergrund laute, pulsierende Rockmusik abgespielt wurde. Sie war selbst überrascht, dass sie Penisse zeichnete, die sie dann entstellte. Zuerst hatte sie Angst vor diesen Zeichnungen und schämte sich, aber bald wurde sie sich aufgrund dieser Arbeiten ihres Zorns und ihres Wunsches nach Vergeltung stärker bewusst und konnte diese Gefühle akzeptieren.

Als sie ihre emotionalen Reaktionen auf die Zeichnungen besprach, begann Nicole, den Missbrauch in der Vergangenheit zu beschreiben und die Gefühle, die ihn begleiteten. Schließlich sprach sie offener und persönlicher mit den Ärzten und in den Gruppen, sodass sie diese schrecklichen Erfahrungen endlich meistern und in die richtige Perspektive rücken konnte.

Psychoedukative Therapien

Mehr über eine Erkrankung zu erfahren und zu lernen, welche Behandlung besonders gut geeignet ist und wie am besten mit der Krankheit umgegangen wird, sind wichtige Elemente bei der Behandlung. Informationen gibt es in den jeweiligen Behandlungseinrichtungen, in Büchern und auf Websites. Ein Beispiel für ein formalisiertes psychoedukatives Gruppenprogramm (PEG) für von Borderline Betroffene wurde im McLean Hospital in Zusammenarbeit mit italienischen Ärzten entwickelt. Dieses sechswöchige Programm umfasste Informationen zu definierenden Diagnosekriterien für die Borderline-Persönlichkeitsstörung, dazu beitragende genetische und Umweltfaktoren, dazugehörige Störungen (beispielsweise Depressionen), Überlegungen im Hinblick auf die Prognose sowie Behandlungsansätze. Von Borderline Betroffene, die an dieser psychoedukativen Therapie teilnahmen, zeigten im Vergleich zu einer Kontrollgruppe in einer unterstützenden Therapie anhand von Beurteilungsskalen beträchtliche Verbesserungen und weniger Verschlechterung.[209]

Die stationäre Behandlung

Von Borderline Betroffene machen bis zu zwanzig Prozent aller Patienten in der Psychiatrie aus, und die Borderline-Persönlichkeitsstörung ist bei Weitem die häufigste Persönlichkeitsstörung, der man im Krankenhaus begegnet.[210] Die Neigung der Borderline-Persönlichkeit zu Impulsivität, selbstzerstörerischen Verhaltensweisen (Selbstmord, Drogenmissbrauch) und kurze psychotische Schübe sind die häufigsten Vorboten für eine stationäre Behandlung.

Im Krankenhaus wird dem Patienten ein geschütztes, strukturiertes Milieu geboten, das hilft, die oft chaotische Welt der Borderline-Persönlichkeitsstörung zu kontrollieren und zu organisieren. Die Unterstützung und das Interesse anderer Patienten und des Krankenhauspersonals geben dem von Borderline Betroffenen wichtiges Feedback, sodass einige seiner Wahrnehmungen herausgefordert und andere bestätigt werden.

Das Krankenhaus reduziert die Konflikte der Borderline-Persönlichkeit in der Welt draußen auf ein Minimum und bietet bessere Möglichkeiten für eine intensive Selbstüberprüfung. Außerdem kommt es zu einer Unterbrechung in der intensiven Beziehung zwischen dem von Borderline Betroffenen und der Außenwelt (zu der auch sein Therapeut zählt) sowie zu einer Ausweitung dieser Intensität auf das Personal innerhalb des Krankenhauses. In dieser sicheren und neutraleren Umgebung kann der Patient seine persönlichen Ziele und das Therapieprogramm neu einschätzen.

Zu Beginn ist es typisch für den von Borderline Betroffenen, dass er gegen die Einweisung protestiert, aber wenn er wieder entlassen werden soll, hat er sich möglicherweise in der Krankenhausumgebung abgekapselt und hat häufig sogar Angst vor der Entlassung. Er hat das starke Bedürfnis nach Fürsorge, wird jedoch möglicherweise gleichzeitig der Führer der Abteilung, der versucht, andere Patienten zu kontrollieren und ihnen zu »helfen«. Zeitweise scheint er von seinen katastrophalen Problemen überwältigt; zu anderen Gelegenheiten zeigt er viel Kreativität und Initiative.

Es ist charakteristisch für den von Borderline Betroffenen, im Krankenhaus mit dem Personal einen faszinierenden *Pas de deux* aus Spaltung und projizierender Identifikation zu kreieren (siehe das Kapitel »Chaos und Leere« und Anhang B). Ein Teil des Personals empfindet die Borderline-Persönlichkeit wie einen bemitleidenswerten, aber ansprechenden Gassenjungen; andere betrachten ihn als berechnenden, sadistischen Manipulierer. Diese unvereinbaren

Auffassungen entstehen, wenn der Patient das Personal in gute (unterstützende, verständnisvolle) und böse (konfrontierende, fordernde) Projektionen aufteilt, so wie er es auch bei anderen Menschen in seinem Leben tut. Wenn das Personal die zugedachten Projektionen akzeptiert – »gut« (»Sie sind der Einzige, der mich versteht«) und »böse« (»Ich bin Ihnen völlig gleichgültig, Sie interessiert nur Ihr Gehalt am Ende des Monats«) – ist der projizierte Identifikationskreis komplett: Zwischen »guten« und »bösen« Mitarbeitern kommt es zu Konflikten.

Bei diesem Kampf nimmt der von Borderline Betroffene im Krankenhaus die interpersonalen Muster seiner äußeren Welt wieder auf: den verführerischen Wunsch nach Schutz, der schließlich zu Enttäuschung führt, dann zu Gefühlen von Verlassenheit und schließlich zu selbstzerstörerischen Verhaltensweisen und emotionalem Rückzug. Im Krankenhausumfeld hat er Gelegenheit, diese Konflikte durchzuarbeiten.

Akute stationäre Behandlung[211]

Seit den 1990er-Jahren wurden die Behandlungsprogramme im Krankenhaus aufgrund von Kostenerhöhungen bei der Krankenhauspflege und vermehrten Einschränkungen durch die Versicherer umstrukturiert. Den meisten Krankenhauseinweisungen heute geht eine akute, potenziell gefährliche Krise einschließlich Selbstmordversuchen, gewaltsamen Ausbrüchen, psychotischen Einbrüchen oder selbstschädigenden Episoden voraus. Leistungsbegrenzungen der Krankenversicherung reduzieren den Krankenhausaufenthalt meistens auf einige Tage. Die meisten Versicherungen decken die Krankenhauskosten nur dann, wenn eine fortwährende, dokumentierte »Gefahr für den Patienten selbst und/oder andere« besteht.

Während eines kurzen Krankenhausaufenthalts wird eine vollständige physische und neurologische Untersuchung durchgeführt und eine Diagnose gestellt. Im Krankenhaus werden dem Patienten klare Strukturen (Tagesablauf, Klinikregeln etc.) geboten und klare Grenzen gesetzt. Unterstützung und positiver Kontakt werden betont. Die Behandlung konzentriert sich darauf, dem Patienten praktische Hilfestellung zum besseren Umgang mit der inneren Unruhe zu geben. Desweiteren werden berufliche Fertigkeiten und Fähigkeiten des täglichen Lebens ermittelt. Bei Bedarf wird die Familie oder Familienangehörige in die Behandlung einbezogen. Ein formaler Vertrag zwischen Patient und Krankenhauspersonal kann helfen, gegenseitige Erwartungen und die eigenen Grenzen zu konkretisieren. Ein solcher Vertrag kann das tägliche Therapieprogramm umreißen, das der Patient absolvieren muss, es kann auch die speziellen Ziele des Patienten während des Krankenhausaufenthalts beinhalten, die das Personal gemeinsam mit ihm angehen will.

Zu den wichtigsten Zielen eines kurzen Krankenhausaufenthalts gehören die Lösung der vorausgegangenen Krise und die Beendigung selbstschädigenden Verhaltens. Persönliche Stärken und auch äußere Ressourcen werden identifiziert und unterstützt. Wichtige Therapiefragen werden aufgedeckt oder neu eingeschätzt, sodass sich für die ambulante Behandlung möglicherweise Änderungen ergeben. Bei einem solchen kurzen Klinikaufenthalt ist eine weitergehende Unterstützung nur bedingt möglich; dies kann jedoch ambulant oder mit einem weniger intensiven Programm, beispielsweise einem zeitweiligen Krankenhausaufenthalt, geboten werden (siehe das folgende Kapitel). Da es hauptsächlich darum geht, den Patienten so schnell wie möglich in den Alltag zu entlassen sowie Rückfälle oder eine Abhängigkeit vom Krankenhaus zu vermeiden, wird ein Plan für die Entlassung und Nachbehandlung sofort nach der Einweisung gemacht.

Längerer Krankenhausaufenthalt

Während die akute stationäre Behandlung in Tagen gemessen wird, erstreckt sich die langfristige Krankenhauspflege meistens über mehrere Monate. Heute ist eine ausgedehnte Krankenhausbehandlung eher selten. In vielen Fällen, in denen eine fortgesetzte, längerfristige Betreuung angezeigt, aber eine ganztägige Unterbringung nicht notwendig ist, kann die Therapie in einem weniger einschränkenden Umfeld, beispielsweise mit einer teilstationären Behandlung, fortgesetzt werden. Die Befürworter eines langen Krankenhausaufenthalts wissen um die Gefahren der Regression, argumentieren aber, dass eine echte Änderung der Persönlichkeit eine ausgedehnte und intensive Behandlung erforderlich machen kann. Indikatoren für eine langfristige Einweisung sind eine chronisch niedrige Motivation, unzureichende oder schädliche soziale Unterstützung (beispielsweise die Verstrickung in einem pathologischen Familiensystem), schwere Beeinträchtigungen in der Funktion, sodass es zum Verlust des Arbeitsplatzes oder der Unabhängigkeit kommen kann, und wiederholtes Versagen in der ambulanten Therapie und bei kurzen Krankenhausaufenthalten. Solche Merkmale lassen es unwahrscheinlich erscheinen, dass der Patient schnell wieder in seine gewohnte Umgebung zurückkehrt.

Während längerer Krankenhausaufenthalte kann das Milieu weniger stark strukturiert sein. Der Patient wird ermutigt, sich bei der Behandlung stärker zu beteiligen und Mitverantwortung zu übernehmen. Neben aktuellen, praktischen Problemen untersuchen Patient und Ärzte archetypische Verhaltensmuster und behandeln Fragen der Übertragung aus der Vergangenheit. Das Krankenhaus kann wie ein Labor funktionieren, in dem der von Borderline Betroffene spezifische Probleme identifiziert und in seiner Wechselbeziehung zum Personal und anderen Patienten mit den Lösungen experimentiert.

Gabriela (siehe »Die Welt der Borderline-Persönlichkeitsstörung«) ließ sich schließlich für längere Zeit ins Krankenhaus einweisen. Die ersten Monate verbrachte sie größtenteils im Kleiderschrank ihres Zimmers und versteckte sich vor dem Pflegepersonal. Nach einer Weile ließ sie sich stärker auf ihren Therapeuten ein, wurde wütend auf ihn und versuchte, seinen Zorn zu provozieren. Abwechselnd forderte sie ihre Entlassung oder bettelte darum. Da das Personal nicht lockerließ, erzählte sie mehr über ihren Vater, der wie ihr Mann sei, wie alle Männer. Langsam teilte Gabriela den weiblichen Pflegekräften ihre Gefühle mit. Dies war bisher für sie immer schwierig gewesen, weil sie Frauen nicht traute und keinen Respekt vor ihnen hatte. Zu einem späteren Zeitpunkt ihres Aufenthalts fasste sie den Entschluss, sich von ihrem Mann scheiden zu lassen und das Fürsorgerecht für ihren Sohn aufzugeben. Obwohl dies schmerzhaft für sie war, bezeichnete sie es als »selbstlosen Egoismus« – das Bemühen, sich um sich selbst zu kümmern, war die aufopferungsvollste und fürsorglichste Sache, die sie für die, die sie liebte, tun konnte. Schließlich kehrte sie an die Hochschule zurück und erlangte einen akademischen Abschluss.

Die Ziele eines längeren Aufenthalts gehen über die eines kurzen hinaus – dysfunktionale Bereiche werden nicht nur identifiziert, sondern bearbeitet. Größere Kontrolle über die eigenen Impulse, weniger Stimmungsschwankungen, die Fähigkeit zu vertrauen und sich auf andere zu beziehen, ein besser definiertes Identitätsgefühl und eine höhere Frustrationstoleranz sind die klarsten Zeichen für eine erfolgreiche Krankenhausbehandlung. Bei einem ausgedehnten Aufenthalt kann eine Weiterbildung erzielt werden. Viele Patienten sind in der Lage, beim Übergang vom Krankenhaus in das normale Alltagsleben zu arbeiten oder eine Ausbildung zu machen. Änderungen in einer schädlichen Lebensanordnung – der Auszug von zu Hause, eine Scheidung usw. – können abgeschlossen werden.

Die größte potenzielle Gefahr bei einem langen Krankenhausaufenthalt ist die Regression. Wenn das Personal den Patienten nicht aktiv konfrontiert und motiviert, kann der von Borderline Betroffene in einer noch hilfloseren Situation versinken, in der er von anderen, die sein Leben lenken, noch abhängiger ist.

Das alte Klischee, demzufolge das psychiatrische Krankenhaus einer »Schlangengrube« gleicht, in der (ähnlich wie in Ken Keseys Film *Einer flog über das Kuckucksnest*) die wild halluzinierenden Insassen in farblosen Nachthemden umherwandern und vergeblich gegen die verheerende Wirkung von betäubenden Medikamenten und »Schockbehandlungen« ankämpfen, ist nicht mehr aktuell. Psychiatrische Krankenhäuser werden regelmäßig geprüft und reguliert, um festgelegte Pflegestandards zu erfüllen.[212]

Teilstationäre Behandlung (Tagesklinik)

Die Behandlung, die nur teilweise im Krankenhaus stationär erfolgt, ist ein Behandlungsansatz, bei dem der Patient während des Tages in der Tagesklinik ist und abends wieder nach Hause geht. Der Tagesablauf und die Angebote sind wie in der stationären Klinik, es finden Visiten, psychotherapeutische Einzelsitzungen, Gruppentherapie, Ergotherapie etc. statt. Krankenhausprogramme mit teilstationärer Behandlung können auch abends, nach der Arbeit oder nach Schulschluss stattfinden. Es kann auch eine Übernachtungsmöglichkeit angeboten werden, wenn keine Alternativen vorhanden sind. Dieser Ansatz ist für Betroffene geeignet, die keine Gefahr für sich selbst oder andere darstellen und einer weniger aktiven Betreuung bedürfen.

Diese Methode gestattet es dem von Borderline Betroffenen, am Krankenhausprogramm teilzunehmen, indem er sich die Intensität und Struktur der Krankenhausbehandlung zunutze macht, und gleichzeitig sein Leben weiter unabhängig zu führen. Die Abhängigkeit vom Krankenhaus ist nicht so stark wie bei einem langfristigen Aufenthalt. Da die teilstationäre Behandlung kostengünstiger ist als die stationäre Behandlung, wird sie immer häufiger vorgezogen.

Von Borderline Betroffenen, die einer intensiveren Pflege bedürfen, aber nicht 24 Stunden lang überwacht werden müssen, und die bei einem Krankenhausaufenthalt Gefahr laufen würden, eine schwere Regression zu erleiden, Patienten, die den Übergang aus dem Krankenhaus in die normale Welt schaffen müssen, die ihrem Beruf nachgehen oder in der Ausbildung stehen, aber gleichzeitig eine Krankenhausbehandlung brauchen, Patienten, die die Kosten einer anderen Behandlung nicht tragen können, sie alle können aus dieser Art der Behandlung Nutzen ziehen. Das Krankenhausmilieu und die Therapieziele ähneln denen des angeschlossenen Krankenhausprogramms für stationäre Patienten.

Der Lohn der Behandlung

Wie wir in den nächsten beiden Kapiteln sehen werden, werden bei der Behandlung der Borderline-Persönlichkeitsstörung normalerweise standardisierte psychotherapeutische Ansätze und Medikamente, die auf bestimmte Symptome abzielen, miteinander kombiniert. Während diese Störung früher einmal als eine Diagnose der Hoffnungslosigkeit und Irritation galt, wissen wir heute, dass die Prognose meist sehr viel besser ist als früher angenommen. Wir wissen, dass die meisten Patienten das Chaos ihrer Vergangenheit hinter sich lassen und ein produktives Leben führen können.

Der Behandlungsprozess kann mühselig sein, doch das Ende der Reise eröffnet neue Ausblicke.

»Sie haben immer von bedingungsloser Annahme gesprochen«, sagte eine von Borderline Betroffene zu ihrem Therapeuten, »und in der jüngsten Vergangenheit konnte ich sie endlich fühlen. Es ist wunderbar. Sie haben mir einen sicheren Ort gegeben, an dem ich mich entwirren, entfalten konnte. In meinem Innern war ich irgendwo verloren. Sie haben mir Anerkennung und Freiheit geschenkt, sodass ich schließlich mein wahres Ich herauslassen konnte.«

8.
SPEZIFISCHE PSYCHOTHERAPEUTISCHE ANSÄTZE

»In mir steckt ein Ungeheuer ... Es macht mir Angst. Ich werde ganz unruhig – es geht auf und ab, hin und her, und ich hasse es. Ich werde sterben, wenn es mich nicht in Ruhe lässt.«

Aus dem Tagebuch eines von Borderline Betroffenen

»Wahres Leben wird gelebt, wenn kleine Änderungen eintreten.«

Leo Tolstoi

Die Borderline-Persönlichkeitsstörung ist die einzige bedeutende psychiatrische Krankheit, bei der mehr evidenzbasierte Studien die Wirksamkeit psychosozialer Therapien demonstrieren als die Wirksamkeit pharmakologischer (medikamentöser) Behandlungen. Daher werden Medikamente anders als bei der Behandlung der meisten anderen Störungen als sekundäre Komponenten zur Psychotherapie betrachtet. Mehrere psychotherapeutische Ansätze haben sich nicht nur als effektiv erwiesen. Die beschwerlichen und bisweilen beträchtlichen Anstrengungen der Psychotherapie sind bei der Behandlung von Persönlichkeitsstörungen auch kosteneffizienter.[213]

Die Psychotherapie hat bei der Behandlung der Borderline-Persönlichkeitsstörung seit der Veröffentlichung der ersten beiden Ausgaben dieses Buches enorme Fortschritte gemacht. Angespornt durch gründliche Forschung und die ständige Verfeinerung durch Kliniker haben sich zwei primäre Therapierichtungen mit Variationen herauskristallisiert: der kognitiv-behaviorale Ansatz und der psychodynamische Ansatz. In beiden Bereichen wurden mehrere eigenständige Strategien entwickelt, die jeweils von einem eigenen Satz theoretischer Grundsätze und Techniken unterstützt werden. Bei mehreren psychotherapeutischen Strategien werden Gruppen- und Einzelsitzungen miteinander kombiniert. Obwohl einige psychodynamischer und andere stärker auf das Verhalten ausgerichtet sind, enthalten die meisten Elemente von beiden. Alle enthalten die Kommunikation, die die SET-UP-Grundsätze widerspiegeln, welche vom Hauptautor entwickelt und im Detail im Kapitel »Das SET-UP-System der Kommunikation« erläutert wurden: *Support* (Unterstützung) für den Patienten, *Empathy* (Mitgefühl) für seine Kämpfe, Konfrontation der Wahrheit (*Truth*) oder von Realitätsproblemen in Verbindung mit Verständnis (*Understanding*) gegenüber Problemen und Beharrlichkeit (*Perseverance*) bei der Behandlung.

Die Befürworter verschiedener Therapieansätze haben versucht, ihre Therapietechniken zu standardisieren, indem sie beispielsweise Handbücher verfasst haben, um Ärzte bei einer bestimmten Behandlung anzuleiten. Auf diese Weise hofft man, dass die Therapie unabhängig vom jeweiligen Arzt durchgängig und gleichermaßen effektiv durchgeführt wird. (Eine offensichtliche, aber vielleicht krasse Analogie könnte zu einem Franchise-Unternehmen wie Starbucks oder McDonald's hergestellt werden, das seine Zutaten standardisiert, sodass der Kaffee oder Hamburger immer gleich schmeckt, egal, wo er gekauft wird oder wer hinter der Theke steht.) Eine Standardisierung erleichtert zudem das

Sammeln von Nachweisen in kontrollierten Studien, die die Effektivität eines bestimmten psychotherapeutischen Ansatzes unterstützen oder widerlegen können.

Der Standardisierung liegt die Theorie zugrunde, dass es kaum einen Unterschied macht, wer die Psychotherapie durchführt, solange der Patient zugegen ist. Genau wie es kaum einen Unterschied macht, welche Fluctin-Tablette er aus der Packung nimmt, solange er sie schluckt. Doch Wechselbeziehungen zwischen zwei Personen dürften sich von der Einnahme einer Tablette unterscheiden, sodass es wahrscheinlich naiv ist anzunehmen, dass alle Psychotherapeuten, die sich an die gleichen Richtlinien halten, bei den Patienten die gleichen Ergebnisse erzielen. Tatsächlich hat Dr. John G. Gunderson, ein Pionier bei der Erforschung der Borderline-Persönlichkeitsstörung, darauf hingewiesen, dass die ursprünglichen Entwickler dieser erfolgreichen Techniken über herausragendes Charisma und Selbstvertrauen verfügen, das ihre Schüler möglicherweise nicht besitzen.[214] Viele Therapeuten könnten einen derart eingeschränkten Ansatz zudem als zu unflexibel empfinden.[215]

Obwohl die verschiedenen psychotherapeutischen Strategien Unterschiede betonen, sind ihnen viele Dinge gemein. Alle versuchen, mit dem Patienten klare Ziele festzulegen. Ein primäres, frühzeitiges Ziel besteht darin, selbstzerstörerische und behandlungsdestruktive Verhaltensweisen zu unterbinden. Alle formellen Therapien, denen ein Handbuch zugrunde liegt, sind intensiv und bedürfen normalerweise des beständigen Kontakts ein- oder mehrmals pro Woche. Alle diese Therapien sind sich der Anforderung bewusst, dass der Therapeut hoch qualifiziert und fachlich ausgebildet sein und unterstützt werden muss, und bei vielen sind Kontrolle und/oder Zusammenarbeit mit anderen Teammitgliedern erforderlich. Die Therapeuten interagieren mit den Patienten sehr viel mehr als in der traditionellen Psychoanalyse. Da diese

Therapien zeit- und arbeitsaufwendig und häufig teuer sind, wurden die meisten Studien zur Untersuchung der Wirksamkeit an Universitäten oder in einem mit Zuschüssen geförderten Umfeld durchgeführt. Bei den meisten staatlichen und privaten Behandlungsprotokollen, die einen bestimmten Ansatz reproduzieren wollen, handelt es sich um verkürzte Anpassungen des formellen Programms.

Es geht heute nicht mehr einfach nur darum, »einen Seelendoktor zu finden, der mich heilen kann« (obwohl man natürlich Glück haben kann). In unserer komplexen Gesellschaft sollte der Patient alle möglichen Faktoren in Betracht ziehen: Zeit und Kosten, die Erfahrung und Spezialisierung des Therapeuten usw. Besonders wichtig ist, dass sich der Patient bei dem Therapeuten und seiner spezifischen Behandlungsmethode wohlfühlen sollte. Betroffene sollten sich beim Lesen dieses Kapitels mit bestimmten Ansätzen zumindest ein wenig vertraut machen, da sie ihnen (und den jeweiligen Akronymen) zu irgendeinem Zeitpunkt des Therapieprozesses wahrscheinlich wieder begegnen wird. Bei der Suche nach der bevorzugten Passung zwischen Patient und Therapeut (siehe das Kapitel »Die Suche nach einer Therapie und die anschließende Behandlung«) kann der zukünftige Patient einige der beschriebenen Ansätze weiter erkunden und sich von einem Kliniker betreuen lassen, der die bevorzugte Behandlung anbietet.

Kognitive und behaviorale Behandlungen

Bei den kognitiv-behavioralen Ansätzen steht die Änderung aktueller Denkprozesse und sich wiederholender Verhaltensweisen, die den Betroffenen lähmen, im Mittelpunkt. Bei dieser Art der Therapie wird die Vergangenheit weniger in den Blick genommen als bei psycho-dynamischen Ansätzen (siehe »Psychodynamische Behandlungen«). Die Behandlung konzentriert sich stärker auf das Problem und ist oft zeitlich begrenzt.

Kognitive Verhaltenstherapie (KVT)

Bei der KVT (oder kognitiv-behavioralen Therapie) handelt es sich um ein von Aaron T. Beck entwickeltes Behandlungssystem, bei dem die Identifizierung störender Gedanken und Verhaltensweisen und ihr Ersatz durch wünschenswertere Überzeugungen und Reaktionen im Mittelpunkt steht.[216] Aktive Versuche, verfälschtes Denken (»Ich bin ein schlechter Mensch«, »Alle hassen mich«) und frustrierende Verhaltensweisen (»Vielleicht sollte ich einfach etwas trinken«) aufzuzeigen, werden verbunden mit »Hausaufgaben«, die diese Gefühle und Aktionen ändern sollen. Selbstbehauptungstraining, Aggressionstraining, Entspannungsübungen und Desensibilisierungsprotokolle können dabei eingesetzt werden. In der Regel ist die KVT zeitlich begrenzt, weniger intensiv als andere Leitlinien und daher zumeist kostengünstiger. Die folgenden Behandlungsprogramme leiten sich aus der KVT ab.

Dialektisch-Behaviorale Therapie (DBT)

Die von Dr. Marsha M. Linehan an der Universität von Washington entwickelte DBT ist eine Ableitung der standardmäßigen kognitiven Verhaltenstherapie, die die meisten kontrollierten Studien zur Demonstration ihrer Wirksamkeit geliefert hat. Die *Dialektik* der Behandlung bezieht sich auf das Ziel, die inhärenten »Gegensätze« zu lösen, mit denen von Borderline Betroffene konfrontiert werden. Es geht dabei darum, die widersprüchlichen Gefühlszustände des

Patienten, beispielsweise die Liebe zu einer Person oder Situation und den anschließenden Hass auf dieselbe Person oder Situation, zu bewältigen. Eine grundlegendere Dialektik in diesem System ist die Notwendigkeit, das Paradoxon zu lösen, dass der Patient sein Bestes gibt und mit seinen Bemühungen und seinem derzeitigen Funktionsniveau zufrieden sein sollte und dennoch gleichzeitig bestrebt ist, sich noch stärker zu ändern und es noch besser zu machen.[217] [218]

Die DBT postuliert, dass von Borderline Betroffene über eine genetische/biologische Verletzbarkeit gegenüber emotionaler Überreaktivität verfügen. Dieser Ansicht liegt die Hypothese zugrunde, dass das limbische System, also jener Teil des Gehirns, der am engsten mit emotionalen Reaktionen in Verbindung gebracht wird, bei der Borderline-Persönlichkeitsstörung hyperaktiv ist. Der zweite Zusatzfaktor ist nach Maßgabe der DBT-Therapeuten eine entkräftende Umgebung. Das heißt, andere weisen die sich entwickelnden Emotionen des Individuums ab, widersprechen ihnen oder lehnen sie ab. Mit derartigen Wechselbeziehungen konfrontiert, ist der Betreffende nicht in der Lage, anderen oder seinen eigenen Reaktionen zu vertrauen. Emotionen sind unkontrollierbar und unbeständig. Um diese unberechenbaren Empfindungen zu dämpfen, legt die DBT Nachdruck auf *Achtsamkeit*. Dabei handelt es sich um den Prozess, bei dem das Geschehen in diesem Augenblick ohne extreme emotionale Reaktivität, Beurteilung oder Entwertung im Mittelpunkt steht.

In den Anfangsphasen der Behandlung konzentriert sich die DBT auf ein hierarchisches System an Zielen, wobei zunächst die schwerwiegendsten und später dann die einfacheren Verhaltensweisen angesprochen werden, die geändert werden sollen. Höchste Priorität haben sofort Selbstmorddrohungen und selbstverletzendes Verhalten. Das zweithöchste Ziel ist die Beseitigung von Verhaltensweisen, die die Therapie stören, beispielsweise nicht eingehaltene Termine oder die Nichterledigung der Hausaufgaben. Dritte

Priorität haben Verhaltensweisen, die einer gesunden Lebensqualität entgegenwirken, beispielsweise störendes Zwangsverhalten, Promiskuität oder kriminelles Verhalten. Dabei werden einfachere Änderungen zuerst anvisiert. Bei der vierten Priorität geht es um die Verbesserung der Verhaltensfähigkeiten des Patienten.

Das strukturierte Programm besteht aus vier Hauptkomponenten:

1. Wöchentliche Einzeltherapie zur Verstärkung erlernter neuer Fähigkeiten und zur Minimierung sinnloser Verhaltensweisen.
2. Eine wöchentliche Fähigkeitenschulung in der Gruppe, die Lehrmaterial über die Borderline-Persönlichkeitsstörung und die DBT, Hausaufgaben und Diskussionen einsetzt, um Techniken zur besseren Kontrolle von Emotionen, Verbesserung zwischenmenschlicher Kontakte und Förderung von *Achtsamkeit* zu lehren. Die Patienten erhalten jede Woche eine DBT-»Tagebuchkarte«, die sie täglich ausfüllen. Dieses Tagebuch soll selbstzerstörerisches Verhalten, Drogenmissbrauch sowie extreme Gefühle und den Umgang mit diesen täglichen Stresssituationen durch den Patienten dokumentieren.
3. Telefon-Coaching (ein spezifisches Merkmal der DBT), um Patienten beim Durcharbeiten sich entwickelnder Stresssituationen zu helfen, bevor sie zum Notfall werden. Der Coach, der Bereitschaftsdienst hat, kann jederzeit angerufen werden. Ein solcher Anruf gilt jedoch als ungeeignet, wenn er getätigt wird, *nachdem* sich der Patient in destruktiver Weise verhalten hat.
4. Wöchentliche Treffen aller Mitglieder des Therapieteams, um die Fähigkeiten und Motivation der Behandelnden zu verbessern und Burnout entgegenzuwirken.

Systems Training for Emotional Predictability and Problem Solving (STEPPS)

Eine weitere, auf einem Handbuch basierende Abwandlung der KVT ist STEPPS, ein Programm, das an der Universität von Iowa entwickelt wurde. Wie die DBT steht bei STEPPS (auf Deutsch etwa: Systemtraining für emotionale Berechenbarkeit und Problemlösung) die Unfähigkeit des von Borderline Betroffenen im Mittelpunkt, Emotionen und Impulse zu regulieren. STEPPS ist ein Gruppentherapiesystem ohne Einzelsitzungen. Zudem ist es auf eine kürzere Zeitdauer ausgelegt: Es besteht aus 22 zweistündigen, wöchentlichen Gruppensitzungen (im Vergleich zur DBT, bei der die Therapiedauer typischerweise ein Jahr beträgt). Dieses Programm unterstreicht zudem die Bedeutung der Einbeziehung der sozialen Systeme des von Borderline Betroffenen in die Behandlung. Schulungssitzungen »können Familienmitglieder, Bezugspersonen, Gesundheitsexperten oder andere Personen umfassen, mit denen die Betroffenen regelmäßig zu tun haben und mit denen sie Informationen über ihre Störung austauschen möchten«.[219] [220] STEPPS enthält drei Hauptkomponenten:

1. Die Sitzungen klären über Borderline-Persönlichkeitsstörung und das *Schema* auf (kognitive Verfälschungen in Bezug auf die eigene Person und andere, beispielsweise das Gefühl, nicht geliebt werden zu können, Misstrauen, Schuldgefühle, Identitätsmangel, die Angst, die Kontrolle zu verlieren, usw.).
2. Gelehrt werden Fähigkeiten zur besseren Kontrolle von Emotionen, beispielsweise Problemmanagement, Ablenkung und Verbesserung der Kommunikation.
3. Die dritte Komponente lehrt grundlegende Verhaltensfähigkeiten, wie gesunde Ernährung, gesunden Schlaf, Körperbewegung und Zielsetzungen.

Eine zweite Phase von STEPPS ist STAIRWAYS: Setting goals (Zielsetzung), Trusting (Vertrauen), Anger management (Aggressionsbewältigung), Impulsivity control (Impulsivitätskontrolle), Relationship behavior (Beziehungsverhalten), Writing a script (Schreiben eines Skripts), Assertiveness training (Selbstbehauptungstraining), Your journey (Deine Reise), Schemas revisited (wieder aufgegriffene Schemata). Dies ist eine zweimal monatlich stattfindende einjährige Erweiterung von »Seminaren« zur Fähigkeitenschulung, die das STEPPS-Modell verstärken. Im Gegensatz zur DBT, die in sich geschlossen ist und andere Therapiebeiträge ausschließt, ist STEPPS so ausgelegt, dass dieses Programm die Einbeziehung anderer Therapien ergänzt.

Schematherapie (SFT)

Die SFT (ursprünglich: Schema-fokussierte Therapie) kombiniert Elemente der kognitiven, Gestalt- und psychodynamischen Theorie. Sie wurde von Dr. Jeffrey E. Young, einem Schüler von Aaron T. Beck, entwickelt und konzeptualisiert maladaptives Verhalten, das aus *Schemata* entsteht. Bei diesem Modell wird ein *Schema* als Weltsicht definiert, die sich im Laufe der Zeit in einem biologisch verletzbaren Kind entwickelt hat, das Instabilität, Verwöhnung, Vernachlässigung oder Missbrauch ausgesetzt ist. Schemata sind die Versuche des Kindes, mit diesem Versagen der Elternkompetenz umzugehen. Diese Bewältigungsmechanismen werden im Erwachsenenalter maladaptiv (das heißt, sie wurden einst entwickelt, um das Ich zu schützen, schaden nun aber mehr, als sie nützen). Das Konzept der *Schemata* leitet sich aus den psychodynamischen Theorien ab. Die SFT versucht, diese verfälschten Reaktionen herauszufordern und in einem Prozess, der als *Reparenting* bezeichnet wird, neue Möglichkeiten der Bewältigung zu lehren.[221]

Mehrere Schemata können in fünf primäre *Schemamodi* gruppiert werden, mit denen sich von Borderline Betroffene identifizieren und die den Borderline-Symptomen entsprechen:

1. Verlassenes und misshandeltes Kind (Verlassenheitsangst)
2. Verärgertes Kind (Zorn, Impulsivität, Stimmungslabilität, instabile Beziehungen)
3. Strafender Elternteil (selbstverletzendes Verhalten, Impulsivität)
4. Distanzierter Beschützer (Dissoziation, Identitätsmangel, Gefühle von Leere)
5. Gesunder Erwachsener (die Rolle, die der Therapeut für den Patienten gestaltet – beruhigt und schützt die anderen Modi)

Für jeden Modus sind bestimmte Behandlungsstrategien angemessen. So betont der Therapeut für den Modus des verlassenen und misshandelten Kindes beispielsweise schützendes und fürsorgliches Verhalten. Der Ausdruck von Emotionen wird beim Modus des distanzierten Beschützers bestärkt. Das »Reparenting« will unerfüllte Kindheitsbedürfnisse stillen. Die Therapeuten sind offener als in den traditionellen Therapien. Oft machen sie Geschenke, geben Telefonnummern und andere persönliche Informationen preis und projizieren sich als »echt«, »ehrlich« und »fürsorglich«. Die Vermittlung von Wärme, Lob und Mitgefühl sind wichtige Merkmale des Therapeuten. Die Patienten werden angeregt, mehr über Schemata und die Borderline-Persönlichkeitsstörung zu lesen. Gestalttechniken, beispielsweise das Rollenspiel, das Durchspielen eines Dialogs zwischen verschiedenen Modi und Visualisierungstechniken (das Visualisieren und Ausleben stressvoller Szenarien im Rollenspiel) werden eingesetzt. Zudem werden die Selbstbehauptungsschulung und andere kognitiv-behaviorale Methoden genutzt. Eine mögliche Gefahr der SFT ist das Konfrontieren von Grenzen beim »Reparenting«. Die Therapeuten müssen in Bezug auf das Risiko eines Rückfalls in die Übertragung und Gegenübertragung äußerst wachsam sein (siehe das Kapitel »Die Suche nach einer Therapie und die anschließende Behandlung«).

Psychodynamische Behandlungen

Bei den psychodynamischen Ansätzen werden in der Regel Gespräche über die Vergangenheit und Gegenwart mit dem Ziel eingesetzt, Muster aufzudecken, die eine produktivere Zukunft erschließen können. Diese Form der Therapie ist normalerweise intensiver (die Sitzungen finden einmal oder mehrmals pro Woche statt) als der kognitiv-behaviorale Ansatz. Der Therapeut sollte ein strukturiertes, beständiges Format mit klaren Zielen anbieten, aber gleichzeitig flexibel genug sein, um sich den sich ändernden Anforderungen anzupassen.

Transferenzfokussierte Psychotherapie (TFP)

Die TFP ist ein auf einem Handbuch basierendes Programm, das von Dr. Otto Kernberg und Kollegen an der Cornell-Universität aus traditionelleren psychoanalytischen Wurzeln entwickelt wurde.[222] [223] Der Therapeut konzentriert sich anfänglich auf die Entwicklung einer Absichtserklärung im Hinblick auf die Rollen und Grenzen der Therapie. Wie bei der DBT geht es bei der TFP zu Beginn um Selbstmordgefahr, Störung der Therapie, Unehrlichkeit usw. Wie andere Therapieansätze erkennt auch die TFP die Rolle biologischer und genetischer Verletzbarkeit an, die mit frühen psychologischen Frustrationen interagiert. Ein primärer Verteidigungsmechanismus der von Borderline Betroffenen ist die *Identitätsdiffusion,* mit der ein verzerrtes und instabiles Selbstempfinden und folglich das Empfinden anderer gemeint ist. Die Identitätsdiffusion bezieht sich auf die Wahrnehmung der eigenen Person und anderer als unscharfe, geisterhafte Verfälschungen in einem Zerrspiegel, die kaum wahrnehmbar und unwirklich sind. Ein weiteres Merkmal der Borderline-Persönlichkeitsstörung ist die *Spaltung,* bei der die Wahrnehmung in Extreme und gegensätzliche Paare wie schwarz oder weiß, richtig oder falsch aufgeteilt wird, was zu der Überzeugung führt, dass die eigene Person, ein anderer oder eine Situation nur gut oder nur schlecht ist. Wenn der gute Mensch die Borderline-Persönlichkeit dann enttäuscht, kann er praktisch über Nacht zu einer durch und durch schlechten Person werden.

Der TFP zufolge sind die Identitätsdiffusion und die Spaltung frühe, primäre Elemente der normalen Entwicklung. Doch bei der Borderline-Persönlichkeitsstörung wird die normale, sich entwickelnde Integration entgegengesetzter Gefühle und Wahrnehmung durch frustrierende Erziehung gestört. Anders ausgedrückt: Der Betreffende bleibt auf einer unreifen Funktionsebene stecken. Gefühle der Leere, schwere Gefühlsschwankungen, Zorn und chaotische Beziehungen resultieren aus diesem Schwarz-Weiß-Denken. Die TFP besteht aus zweimal wöchentlich stattfindenden Einzelsitzungen, in denen die Beziehung zum Therapeuten untersucht wird. Diese Übertragungserfahrung im Hier und Jetzt (siehe das Kapitel »Die Suche nach einer Therapie und die anschließende Behandlung«) ermöglicht es dem Patienten, den Augenblick der Spaltung zu erleben, die in seinem Leben eine so vorherrschende Rolle spielt. Die Praxis des Therapeuten wird zu einer Art Labor, in dem der Patient seine Gefühle in einer sicheren, geschützten Umgebung erforschen und seine Einsichten dann auf die Außenwelt übertragen kann. Die Kombination aus intellektuellem Verstehen und emotionaler Erfahrung bei der Arbeit mit dem Therapeuten kann zur gesunden Integration der Identität und Wahrnehmung anderer führen.

Mentalisierungsbasierte Therapie (MBT)

Die *Mentalisierung*, ein von Dr. Peter Fonagy entwickelter Begriff, beschreibt, wie Menschen sich selbst, andere und ihre Umwelt verstehen. Mithilfe der Mentalisierung begreift der Betreffende, warum er und andere auf eine bestimmte Weise miteinander interagieren, was wiederum zu der Fähigkeit führt, sich in die Gefühle eines anderen Menschen einzufühlen.[224] [225] Der Begriff deckt sich teilweise mit dem Konzept der *psychologischen Sensibilität* (Verstehen der Verbindung von Gefühlen und Verhaltensweisen) und *Achtsamkeit* (ein Ziel der DBT, siehe weiter oben). Fonagy theoretisiert, dass sich bei einer Unterbrechung der normalen Entwicklung der Mentalisierung in der frühen Kindheit eine Krankheit im Erwachsenenalter entwickelt, insbesondere die Borderline-Persönlichkeitsstörung. Diese Konzeptualisierung basiert auf den psycho-dynamischen Theorien einer gesunden Bindung an eine Elternfigur (siehe das Kapitel »Die Wurzeln des Borderline-Syndroms«). Wenn das Kind nicht in der Lage ist, mit einem Elternteil eine angemessene Bindung einzugehen, hat es Schwierigkeiten, die Gefühle des Elternteils oder die eigenen Gefühle zu verstehen. Das Kind verfügt über keinen gesunden Kontext, den es seinen Emotionen oder Verhaltensweisen zugrunde legen kann. Objektkonstanz kann nicht aufrechterhalten werden. Im Kind entwickeln sich Verlassenheitsängste oder es sondert sich von anderen ab. Dieser Entwicklungsfehler kann aus dem Temperament des Kindes herrühren (biologische oder genetische Einschränkungen) oder aus der Pathologie des Elternteils, die aus körperlichem oder emotionalem Missbrauch oder Nichtannahme bestehen kann, aus unangemessenem Unterdrücken der Unabhängigkeit oder aus beidem.

Die MBT basiert auf der Annahme, dass Überzeugungen, Motive, Emotionen, Wünsche, Gründe und Bedürfnisse zuerst verstanden werden müssen, um im Zusammenleben mit anderen Menschen optimal funktionieren zu können. Ziel der MBT ist es, dem Patienten beim Durchdenken seiner Gefühle zu helfen, bevor er auf sie reagiert. Außerdem wird er dazu angeregt, die Gedanken und Aktionen anderer sorgfältiger zu beachten, um Fehleinschätzungen zu vermeiden.

Bestätigende Daten zur Wirksamkeit dieser Methode wurden von Bateman und Fonagy dokumentiert, hauptsächlich bei einer täglich stattfindenden teilweisen Behandlung in einem englischen Krankenhaus.[226] [227] Dabei besuchen die Patienten das Krankenhaus tagsüber, und zwar fünf Tage pro Woche über einen Zeitraum von 18 Monaten. Die Behandlung umfasst die psychoanalytisch orientierte Gruppentherapie dreimal pro Woche, individuelle Psychotherapie, expressive Therapie, die aus Kunst, Musik und Psychodrama-Programmen besteht, und bei Bedarf aus Medikamenten. Es werden tägliche Mitarbeiterbesprechungen abgehalten, zudem steht ärztliche Beratung zur Verfügung. Die Therapeuten, die ein auf einem Handbuch basierendes System einsetzen, konzentrieren sich auf die gegenwärtige Gemütsverfassung des Patienten, identifizieren Abweichungen bei der Wahrnehmung und versuchen in Zusammenarbeit mit dem Patienten, alternative Perspektiven im Hinblick auf sich selbst und andere zu generieren. Obwohl viele der Verhaltenstechniken der DBT ähneln, deckt sich ein Teil der psychodynamischen Struktur der MBT mit der Transference-Focused-Psychotherapy (TFP). (Sachkundige Leser werden bemerken, dass Verfälschungen bei der Mentalisierung in der MBT die Konzepte der Identitätsdiffusion und der Spaltung umfassen.

Die Schwierigkeit mit gegensätzlichen Extremen erinnert an die dialektischen Paradoxe, über die in der DBT theoretisiert wird.)

Eine niederländische Studie, die das zuvor beschriebene intensive MBT-System in einer Tagesklinik mit der MBT auf einer weniger intensiven ambulanten Basis vergleicht, zeigte ein ähnliches Niveau bei der signifikanten Verbesserung der Symptome bei beiden Ansätzen. Die Behandlung in der Tagesklinik zeigte jedoch eine Tendenz zu mehr Verbesserungen bei der zwischenmenschlichen Funktionsfähigkeit, Lebensqualität und geringerem selbstverletzendem Verhalten.[228]

Good Psychiatric Management (GPM)[229]

Vor einigen Jahren erkannte Dr. John G. Gunderson, dass viele von Borderline Betroffene keinen Zugang zu vielen dieser speziellen Programme hatten. Außerdem konnten die meisten Psychiater und andere praktische Ärzte nicht an formellen Lehrangeboten teilnehmen, um diese Programme umzusetzen. Er entwickelte einen Therapieprozess, den er für praktischer hielt und der kognitive, behaviorale und psychodynamische Elemente miteinander verband. Diesen Prozess bezeichnete er als einen Ansatz, der für die meisten Therapeuten »gut genug« ist und bei den meisten von Borderline Betroffenen zu einer Verbesserung führen würde. Dabei kommt der Überempfindlichkeit des von Borderline Betroffenen in Beziehungen besondere Aufmerksamkeit zu.[230]

Gunderson formulierte acht Grundsätze für Fachkräfte, die das GPM anwenden (viele haben Entsprechungen beim SET-UP-Prozess, siehe das Kapitel »Das SET-UP-System der Kommunikation«):

1. *Psychoedukation anbieten*: Abhängig vom Patienten kann die Diskussion der Borderline-Diagnose, der genetischen und

umweltbedingten Beteiligung und anderer klinischer Informationen angemessen sein (entsprechend dem *Verständnis* bei SET).

2. *Aktiv, nicht reaktiv sein*: Reagieren Sie, zeigen Sie Beteiligung und Interesse (was *Unterstützung* und *Mitgefühl* entspricht).
3. *Bedachtsam vorgehen*: Denken Sie nach, bevor Sie handeln.
4. *Ehrlich und professionell sein*: Geben Sie Fehler zu. Persönlicher Austausch ist bis zu einem gewissen Grad in Ordnung.
5. *Änderung erwarten*: Halten Sie an realistischen Zielen fest und akzeptieren Sie keine Resignation (*Beharrlichkeit*).
6. *Den Patienten zur Verantwortung ziehen*: Erwarten Sie, dass der Patient für seine Handlungen verantwortlich ist (wie bei der *Wahrheit* im SET-Prozess).
7. *Das Leben draußen in den Mittelpunkt stellen*: Machen Sie soziale, zwischenmenschliche und berufliche Belange deutlich.
8. *Flexibel und pragmatisch sein*: Improvisieren Sie. Passen Sie sich an die Bedürfnisse des Patienten an.

Das primäre Ziel der Veränderung beim GPM tritt entlang dreier primärer Achsen ein:

1. *Mentalisierung*: Lernen, dass man »zuerst denken« sollte. Denken, bevor man handelt. Sich der eigenen Gefühle bewusst sein und die Gefühle und Motivationen anderer identifizieren (wie bei der MBT).
2. *Soziale Rehabilitierung*: Festlegung sozialer und beruflicher Routinen. Entwicklung besserer Beziehungen. Verbesserung der Aktivitäten im Alltagsleben (wie in der DBT).
3. *Korrigierende Erfahrungen*: Erweiterung einer zuverlässigen, vertrauensvollen Verbindung zum Therapeuten, die als Modell für Außenverhältnisse verinnerlicht werden können (wie in der TFP).

Die Behandlungen im Vergleich

Eine kurze Darstellung soll zeigen, wie Therapeuten, die die verschiedenen Ansätze einsetzen, dieselbe Situation in der Therapie handhaben können:

Julia, eine 29-jährige alleinstehende Steuerberaterin, kam nach einem heftigen Streit mit ihrem Vater, bei dem er sie als »Nutte« bezeichnet hatte, recht aufgewühlt in die Praxis ihres Therapeuten. Als der Arzt sie fragte, was zu dieser Beleidigung geführt hatte, reagierte Julia noch aufgebrachter. Sie beschuldigte den Therapeuten, sich auf die Seite ihres Vaters zu schlagen, und warf mit einer Schachtel Kleenex-Tücher nach ihm.

Ein DBT-Therapeut würde sich auf Julias Zorn und den physischen Ausbruch konzentrieren. Er würde Mitgefühl mit ihrer Frustration zeigen, ihre impulsive Geste akzeptieren und dann mit ihr daran arbeiten, ihren Frustrationen Luft zu machen, ohne dabei gewalttätig zu werden. Er könnte auch Möglichkeiten diskutieren, wie sie mit ihren Frustrationen im Hinblick auf ihren Vater umgehen kann.

Der SFT-Therapeut würde zuerst versuchen, Julias falsche Wahrnehmung im Hinblick auf seine Person zu korrigieren, und ihr versichern, dass er nicht böse auf sie und ganz auf ihrer Seite ist.

Bei der MBT könnte der Arzt versuchen, Julia dazu zu bringen, dass sie ihre Gefühle und Gedanken in diesem Augenblick offenbart. Er könnte auch versuchen, ihr Denken (Mentalisierung) auf das zu richten, worauf ihr Vater während ihres Gesprächs ihrer Meinung nach reagiert hat.

Der TFP-Therapeut würde untersuchen, wie Julia ihn mit ihrem Vater vergleicht. Er würde sich darauf konzentrieren, ihre Gefühle ihm gegenüber in diesem Moment in der Therapie stark zu ändern.

Der GPM-Arzt könnte zuerst seine Besorgnis über Julias heftige Reaktion äußern. Er könnte sagen, dass es ihm leid tue, dass er sie aus der Fassung gebracht hat. Anschließend könnte er auf ihre extreme Reaktion auf seine Frage hinweisen und gemeinsam mit ihr nach anderen Möglichkeiten suchen, mit denen sie ihre Wut entladen kann.

Andere Therapien

Es gibt eine Reihe weiterer Therapieansätze, zu denen weniger Studien vorliegen, die hier noch genannt werden sollen. Die meisten liegen ebenfalls in einem »Handbuchformat« für Therapeuten vor, das diese in der Praxis nutzen können. Robert J. Gregory und seine Gruppe an der State University of New York in Syracuse haben eine Leitlinie auf der Grundlage eines Handbuchs entwickelt. Die dynamisch-dekonstruktive Psychotherapie (DDP) ist speziell auf von Borderline Betroffene ausgerichtet, die größere Herausforderungen stellen und unter erschwerenden Störungen wie beispielsweise Drogenmissbrauch leiden.[231] Wöchentliche, psychodynamisch orientierte Einzelsitzungen sind auf die Aktivierung beeinträchtigter kognitiver Wahrnehmungen gerichtet und helfen dem Patienten, ein kohärenteres, beständiges Empfinden der eigenen Person und anderer zu entwickeln.

Die allianzbasierte Therapie (ABT), die am Austen Riggs Center in Stockbridge, Massachusetts, entwickelt wurde, ist ein psychodynamischer Ansatz, der speziell auf suizidales und selbstzerstörerisches Verhalten ausgerichtet ist.[232] Ganz wie bei der TFP liegt die Betonung auf der therapeutischen Beziehung und darauf, wie sich diese auf die selbstverletzenden Handlungen des von Borderline Betroffenen auswirken.

Die Intensive Psychodynamische Kurzzeittherapie (ISTDP), die für die Behandlung von Patienten mit Borderline- und anderen Persönlichkeitsstörungen ausgelegt ist, wurde von einer kanadischen

Gruppe ausgearbeitet.[233] Die wöchentlichen Einzelsitzungen konzentrieren sich auf unbewusste Emotionen, die verantwortlich für Abwehrhaltungen und die Verbindungen zwischen diesen Gefühlen und Traumata in der Vergangenheit sind. Die Behandlung erstreckt sich im Allgemeinen über einen Zeitraum von etwa sechs Monaten.

Ärzte in Chile, die sich der Schwierigkeiten bei der Bereitstellung intensiver Einzelbehandlungen der von Borderline Betroffenen bewusst waren, entwickelten ein Gruppentherapiesystem, die Intermittent-Continuous Eclectic Therapy (ICE).[234] Wöchentliche, neunzigminütige Therapiesitzungen in der Gruppe werden in Zyklen von jeweils zehn Sitzungen durchgeführt. Die Patienten können nach ihrer Wahl und der Wahl ihrer Therapeuten an weiteren Runden teilnehmen. Eine psychodynamische Sichtweise lenkt die Einsichten des Patienten, doch Interpretationen werden auf einem Minimum gehalten. Der erste Teil jeder Sitzung ist eine offene, unterstützende Phase, in der zu nicht strukturierter Diskussion angeregt wird, während die zweite Hälfte der Situation in einem Klassenzimmer entspricht, in dem (wie bei der DBT und STEPPS) Fähigkeiten zur Handhabung schwieriger Emotionen gelehrt werden.

Welche Therapie ist die beste?

Alle hier vorgestellten »Buchstabensuppen«-Behandlungsansätze wollen die Therapie standardisieren. Die meisten verwenden dazu auf Handbüchern basierende Programme, und es wurde versucht, kontrollierte Studien zur Feststellung der Wirksamkeit zu entwickeln. Für alle gibt es daraus entstandene Studien, die die Überlegenheit der formalisierten Therapie über eine vergleichende, nicht spezifische, unterstützende »Behandlung wie üblich« demonstrieren wollen. Bei einigen Forschungsarbeiten wurden vergleichende Ergebnisse dieser verschiedenen Behandlungsmethoden untersucht.

In einer Studie wurden die Ergebnisse von einjährigen ambulanten Behandlungen der von Borderline Betroffenen mit drei verschiedenen Ansätzen verglichen: DBT, TFP und eine psychodynamische unterstützende Therapie.[235] Die Patienten in allen drei Gruppen zeigten Verbesserungen bei Depressionen, Angst, sozialem Zusammenwirken und allgemeiner Funktion. Sowohl bei der DBT als auch TFP zeigte sich ein signifikanter Rückgang von Selbstmordgedanken. Die TFP und die unterstützende Therapie waren effektiver bei der Reduzierung von Zorn und Impulsivität. Die TFP war am besten zur Reduzierung von Reizbarkeit sowie verbalen und physischen Angriffen geeignet.

In einer dreijährigen niederländischen Studie wurden die Ergebnisse der Behandlung der von Borderline Betroffenen mit der SFT bzw. TFP verglichen.[236] Nach dem ersten Jahr zeigten beide Behandlungsgruppen vergleichbar bedeutsame Reduzierungen der Symptome der Borderline-Persönlichkeitsstörung sowie Verbesserungen der Lebensqualität. Am Ende des dritten Jahres jedoch zeigten die SFT-Patienten beträchtlich stärkere Verbesserungen und weniger Abbrüche der Therapie.

Eine spätere Studie in den Niederlanden verglich die Kostenwirksamkeit dieser beiden psychotherapeutischen Ansätze.[237] Bei dieser Untersuchung wurde versucht, die Kosten der Behandlung anhand der Verbesserung der Lebensqualität im Laufe der Zeit zu messen (dies wurde anhand eines vom Patienten selbst ausgefüllten Fragebogens ermittelt). Obwohl die Messungen der Lebensqualität nach der TFP etwas höher als nach der SFT waren, waren die Gesamtkosten für vergleichbare Verbesserungen bei der SFT erheblich günstiger.

Eine zweijährige Studie, die von Borderline Betroffene nach abgeschlossener Behandlung mit der DBT und Patienten mit dem GPM verglich, kam im Großen und Ganzen zu ähnlichen Ergebnissen.[238] Beide Gruppen zeigten beträchtliche und vergleichbare Verbesserungen in den meisten gemessenen Bereichen. Mehr als sechzig Prozent der Patienten in beiden Gruppen erfüllten nicht mehr die Kriterien für die offizielle Borderline-Diagnose. Bei beiden Gruppen hatten sich die Messungen der Lebensqualität gleichermaßen und beträchtlich verbessert. Dies wurde jedoch durch anhaltende Defizite in der selbstständigen Lebensführung abgeschwächt. In beiden Gruppen war über die Hälfte der Patienten weiterhin arbeitslos und mehr als ein Drittel erhielt Erwerbsunfähigkeitsleistungen.

In einer einjährigen Anschlussstudie mit von Borderline Betroffenen, die die DDP und DBT miteinander verglich, wurde bei beiden Gruppen eine beträchtliche Reduzierung der Symptome festgestellt. Bei der DDP-Behandlung kam es jedoch zu weniger Behandlungsabbrüchen und besseren Ergebnissen.[239]

Obwohl es sich bei allen diesen Studien um anerkennenswerte Versuche handelt, verschiedene Behandlungsmethoden miteinander zu vergleichen, können sie alle kritisiert werden. Die Patienten- und Therapeutenwahl, die Gültigkeit der verwendeten Maßstäbe und die Fülle an unkontrollierten Variablen, die sich auf jede wissenschaftliche Untersuchung auswirken, erschweren den Vergleich von Reaktionen im menschlichen Verhalten sehr. Weitere Studien mit größeren Populationen könnten andere therapeutische Ansätze beleuchten, die für viele Patienten insgesamt nutzbringend sein werden.

Doch aufgrund der komplexen Variationen in unserer DNA, durch die sich jeder Mensch so sehr von jedem anderen unterscheidet, dürfte es mit Sicherheit unmöglich sein, die »beste« Behandlung zu finden, die für jeden ideal ist.

Alle erfolgreichen therapeutischen Maßnahmen haben Gemeinsamkeiten, insbesondere die zuverlässige, vertrauensvolle Beziehung zum Therapeuten. Und keine Methode hat sich als durchweg besser als die anderen erwiesen. Die Behandlung, die in einer Studie Überlegenheit bei einer Mehrzahl von Patienten demonstriert, ist möglicherweise nicht die richtige Wahl für *Sie*. Dies gilt ebenso im Bereich der medikamentösen Behandlung, wo es ebenfalls *keine* einheitliche Lösung gibt. Das Wichtigste, was wir aus diesen Studien lernen, ist daher nicht, welche Behandlung am besten wirkt, sondern dass die psychotherapeutische Behandlung *überhaupt* funktioniert! So wie der Dodo in *Alice im Wunderland* nach einem Rennen erklärt: »Jeder hat gewonnen, und Alle sollen Preise haben.«[240]

Leider wurde die Psychotherapie im Laufe der Jahre im übertragenen und im wörtlichen Sinne entwertet. Psychologische Dienstleistungen werden meist sehr viel schlechter vergütet als die der Gerätemedizin. Interventionelle Interaktion mit einem Patienten werden vergleichsweise schlecht oder gar nicht vergütet. Es wird wichtig sein, in einem solchen System Flexibilität beizubehalten, sodass wir nicht die *Kunst* der Medizin verunglimpfen, die in der besonderen Beziehung zwischen Arzt und Patient Individualität erlaubt.

Zukünftige Forschungsarbeiten und spezielle Therapien für die Borderline-Persönlichkeitsstörung

In der Zukunft könnten Fortschritte in der genetischen und biologischen Forschung entscheidenden Einfluss darauf nehmen, wie Therapien für bestimmte Patienten individuell gestaltet werden können. Genau wie kein einzelnes Medikament bei der Behandlung *aller* von Borderline Betroffenen als besser als die anderen angesehen wird, hat sich kein einzelner therapeutischer Ansatz trotz der Versuche, die Ansätze zu vergleichen, als besser für alle erwiesen. Therapeuten sollten bestimmte Therapieansätze auf verschiedene Patientenbedürfnisse ausrichten, statt zu versuchen, den fiktionalen »besten« Ansatz bei allen anzuwenden. So können beispielsweise von Borderline Betroffene, die stark selbstmordgefährdet sind oder zu ernsten Selbstverletzungen neigen, anfänglich am besten auf kognitive/behaviorale Ansätze wie die DBT reagieren. Weniger stark betroffene Patienten können besser auf psychodynamische Programme ansprechen. Finanzielle Beschränkungen oder Grenzen bei der Zeitplanung können zeitbegrenzte Therapien bevorzugen, während wiederholte destruktive Lebensmuster möglicherweise die Notwendigkeit langfristigerer, intensiverer Programme erfordern. Einige Therapeuten halten sich eng an einen bestimmten, in einem Handbuch beschriebenen Prozess. Andere setzen einen vielschichtigen therapeutischen Ansatz ein, der verschiedene Methoden miteinander kombiniert. Um die beste Passung zu finden (siehe das Kapitel »Die Suche nach einer Therapie und die anschließende Behandlung«), sollte der Patient den Behandlungsansatz seines Therapeuten verstehen und der jeweiligen Methode vertrauen.

Genau wie sich in den meisten medizinischen Fachrichtungen (zum Beispiel in der Augenheilkunde) spezielle Unterbereiche für komplizierte Situationen oder für die Teile des beteiligten Organs (zum Beispiel Netzhaut, Hornhaut) entwickelt haben, könnte die optimale Behandlung der Borderline-Persönlichkeitsstörung in die gleiche Richtung gehen. So wurden einige Programme beispielsweise speziell für Patienten entwickelt, die sich selbst verletzen. In der Zukunft könnten spezialisierte Pflegezentren für von Borderline Betroffenen, die mit erfahrenem, speziell ausgebildetem Fachpersonal besetzt sind und sich auf spezifische Symptome konzentrieren, effektivere Behandlungspläne anbieten.

9.

MEDIKAMENTE: WISSENSCHAFT UND VERSPRECHEN

»One pill makes you larger, and one pill makes you small.«

Aus: *White Rabbit* von Jefferson Airplane

»Ein Arzt ist jemand, der Medikamente, die er kaum kennt, in einen Körper füllt, den er noch weniger kennt.«

Voltaire

Selbst wenn die Psychotherapie die anerkannte primäre Behandlungsmethode der Borderline-Persönlichkeitsstörung ist, enthalten die meisten Behandlungspläne Empfehlungen für die Einbeziehung einer medikamentösen Behandlung. Doch Medikamente bedeuten für von Borderline Betroffene oft eine hochbrisante Zwickmühle. Einige sind betört von dem verführerischen Versprechen, dass Medikamente ihre Störung »heilen« können. Andere befürchten, in eine Art Zombie verwandelt zu werden und widersetzen sich jeglicher Medikation. Da die Wissenschaftler noch keinen *Borderlinus*-Virus entdeckt haben, gibt es kein einzelnes »Antibiotikum«, das alle Aspekte der Borderline-Persönlichkeitsstörung behandelt. Medikamente sind trotzdem nützlich zur Behandlung der dazugehörigen Symptome (beispielsweise Antidepressiva bei

Depressionen) und zur Zähmung selbstschädigender Eigenschaften wie zum Beispiel Impulsivität.

Trotz Voltaires Klage verstehen die Ärzte immer besser, wie und warum Medikamente Krankheiten behandeln. Neue Entdeckungen in der Genetik und Neurobiologie der Borderline-Persönlichkeitsstörung lassen uns begreifen, wie und warum diese Medikamente wirksam sein können.

Genetik

Der Streit in Bezug auf Anlage und Umwelt als Ursache körperlicher und geistiger Erkrankungen besteht bereits seit Jahrzehnten, doch mit der Erweiterung des Wissens über Erblichkeit, Genkartierung und Molekulargenetik in den letzten 25 Jahren ist die Rolle der Natur verständlicher geworden. Ein Ansatz bei dieser Kontroverse ist der Einsatz von »Zwillingsstudien«: Bei diesen Studien werden eineiige Zwillinge (mit dem gleichen Erbgut), die von verschiedenen Eltern adoptiert werden, Jahre später auf das Vorhandensein der Krankheit untersucht. Wenn ein Zwilling Anzeichen der Borderline-Persönlichkeitsstörung zeigt, beträgt die Wahrscheinlichkeit, dass bei dem anderen, in einer anderen Umgebung herangewachsenen Zwilling, diese Störung ebenfalls diagnostiziert wird, 35 bis fast siebzig Prozent, wodurch das Argument, dass die Krankheit anlagebedingt sei, größeres Gewicht erhält.[241] Bestimmte Borderline-Züge, wie Angst, emotionale Labilität, Selbstmordneigung, Impulsivität, Zorn, Sensationsgier, Aggression, kognitive Verfälschungen, Identitätsverwirrung und Beziehungsprobleme, können ebenfalls stark genetisch bedingt sein.

Erblichkeit erstreckt sich auch auf Familienmitglieder. Verwandte der von Borderline Betroffenen zeigen beträchtlich höhere

Raten an Stimmungs- und Impulsstörungen, Drogenmissbrauch und Persönlichkeitsstörungen, insbesondere die Borderline- und die antisoziale Persönlichkeitsstörung.[242]

Unser Menschsein entsteht aus der komplizierten und einzigartigen Chromosomenkette, die die Merkmale des einzelnen Menschen festlegt. Obwohl ein bestimmtes Gen allein nicht unser Schicksal festlegt, trägt eine Kombination aus DNA-Codierungen auf verschiedenen Chromosomen zur Anfälligkeit für bestimmte Krankheiten bei. Einzelne Gene wurden mit Alzheimer, Brustkrebs und anderen Leiden in Verbindung gebracht. Doch andere Chromosomenloci und Umweltfaktoren wirken ebenfalls mit. Die Molekulargenetik hat bestimmte Genänderungen (Polymorphismen) herausgefunden, die mit der Borderline-Persönlichkeitsstörung in Zusammenhang gebracht werden. Es ist interessant, dass diese Gene an der Produktion und dem Stoffwechsel der Neurotransmitter Serotonin, Noradrenalin und Dopamin beteiligt sind. Diese Neurotransmitter ermöglichen die Kommunikation zwischen Gehirnzellen und beeinflussen, welche Gene an- oder ausgeschaltet werden. Änderungen bei diesen Neurotransmittern wurden mit affektiven Störungen, Impuls-Dysregulation, Dissoziation und Schmerzempfindlichkeit in Verbindung gebracht.

Neuroendokrinologie

Andere endokrine Neurotransmitter (Hormone) wurden in die Borderline-Pathologie einbezogen. Eine NMDA-Dysregulation (n-Methyl-D-Aspartat) wurde bei der Borderline-Persönlichkeitsstörung (und auch bei einigen anderen Krankheiten) festgestellt und mit Dissoziation, psychotischen Schüben und gestörter Kognition in Verbindung gebracht.[243] Störungen des opioiden (endorphinen) Systems des Körpers wurden bei der Borderline-Persönlichkeitsstörung erkannt und stehen mit dissoziativen Erfahrungen, Schmerzunempfindlichkeit (insbesondere bei Menschen, die sich selbst verletzen) und Opiatmissbrauch im Zusammenhang.[244] Acetylcholin ist ein weiterer Neurotransmitter, der sich auf Gedächtnis, Aufmerksamkeit, Lernen, Stimmung, Aggression und Sexualverhalten auswirkt und mit der Borderline-Persönlichkeitsstörung verknüpft wurde.[245]

Chronischer oder wiederholter Stress kann das neuroendokrine Gleichgewicht ebenfalls stören. Stress aktiviert die HPA-Achse (Hypothalamus-Hypophysen-Nebennierenrinden-Achse), die das Stresshormon Cortisol absondert und das Immunsystem des Körpers aktiviert. In einer normalen akuten Stresssituation aktiviert dieses System die Kampf-oder-Flucht-Mechanismen des Körpers auf produktive Art und Weise. Ein interner Feedback-Mechanismus agiert wie ein Thermostat, das die Achse abschaltet und den Körper wieder ins Gleichgewicht bringt. Doch andauernder Stress löst den regenerativen Kreislauf auf. Der Stressalarm dauert unvermindert an und wirkt sich negativ auf den Körper aus, indem es unter anderem zur Schrumpfung charakteristischer Gehirnbereiche kommt. Dieses Muster wurde bei mehreren Störungen beobachtet, so bei der Borderline-Persönlichkeitsstörung, bei posttraumatischen Belastungsstörungen, bei starken Depressionen und bestimmten Angststörungen.

Oxytocin wird ebenfalls im Hypothalamus produziert und von der Hypophyse in die Blutbahn abgegeben. Dieses Hormon wird mit erhöhter sozialer Sensibilität, intimen Empfindungen, Vertrauen und verringerter Angst in Verbindung gebracht (es wird manchmal auch als »Liebes-« oder »Kuschelhormon« bezeichnet). Einigen Studien zufolge ist der Oxytocinspiegel bei von Borderline Betroffenen niedriger.[246]

Neurologische Dysfunktion

Störungen der Gehirnfunktion werden häufig mit der Borderline-Persönlichkeitsstörung assoziiert. Eine beträchtliche Untergruppe der von Borderline Betroffenen leidet unter einer Historie von Kopftrauma, Gehirnentzündung, Epilepsie, Lernschwäche, EEG-Abnormitäten (Elektroenzephalogramm oder Messung der Gehirnwellen), Schlafstörungen und abweichenden, fast unmerklichen neurologischen Bewegungsstörungen.[247] [248]

Hoch entwickeltes Brain-Imaging, beispielsweise die fMRT (funktionelle Magnetresonanztomographie), CT (Computertomographie), PET (Positronen-Emissions-Tomographie) und SPECT (Einzelphotonen-Emissionscomputertomographie), haben einige der anatomischen und physiologischen Abweichungen in Verbindung mit der Borderline-Persönlichkeitsstörung verdeutlicht. Wie bereits im Kapitel »Die Wurzeln des Borderline-Syndroms« angemerkt, scheinen diese Studien auf eine Überaktivität jener Gehirnteile hinzuweisen, die an der emotionalen Reaktion beteiligt sind (das limbische System). Dazu zählen tiefe Gehirnstrukturen wie die Amygdala, der Hippocampus und der Gyrus cinguli. Gleichzeitig demonstrieren diese Untersuchungen eine Unteraktivität der äußeren Gehirnteile, die am ausführenden Denken und der Kontrolle beteiligt sind, wie beispielsweise der präfrontale Cortex.[249] In einer Studie, in der Aktometer eingesetzt wurden (hochentwickelte Überwachungsgeräte, die am Handgelenk getragen werden und die Erholungs- und Aktivitätsmuster sowie den Schlaf-Wach-Rhythmus messen), wurde festgestellt, dass im Vergleich zu Patienten mit bipolarer Störung und der gesunden Kontrollgruppe Störungen bei diesen Abläufen mit erhöhter Impulsivität und Stimmungsinstabilität bei von Borderline Betroffenen einhergingen.[250]

Überlegungen für die Zukunft

Aufgrund der Fortschritte in der Genetik und Neurobiologie werden die Wissenschaftler schließlich in der Lage sein, verschiedene Krankheitsausprägungen besser in einzelne Untergruppen aufzuteilen. Auf der Grundlage dieses Wissens können die Ärzte dann ein bestimmtes Medikament für einen bestimmten Patienten genauer abstimmen. Lassen Sie mich einen Vergleich ziehen: Unser gegenwärtiges Verständnis psychischer Erkrankungen entspricht in etwa unserem Verständnis von Infektionen Anfang bis Mitte des 20. Jahrhunderts, bevor die Ärzte eine Zellkultur des Infektionserregers anlegen konnten. Vor hundert Jahren konnten die Ärzte eine Lungenentzündung diagnostizieren, aber sie konnten nicht ermitteln, ob es sich bei dem Infektionserreger um Bakterien, ein Virus oder einen Pilz handelte. Vor siebzig Jahren konnten sie Bakterien erkennen, aber nicht feststellen, welches Antibiotikum am effektivsten sein würde. Als die Wissenschaftler jedoch entdeckten, wie Zellkulturen einzelner Bakterienstämme angelegt werden konnten und ihre Empfindlichkeit gegenüber bestimmten Antibiotika festgestellt war, waren die Ärzte in der Lage, ein bestimmtes Medikament zu verschreiben, das bei der Behandlung am ehesten erfolgreich sein würde. Das heißt, die Ärzte behandelten nicht einfach nur eine Infektion oder Lungenentzündung, sondern sie behandelten einen spezifischen Stamm, beispielsweise »Staphylococcus aureus«. Ähnlich besteht für die Zukunft die Hoffnung, dass wir in der Lage sein werden, eine »Zellkultur« der psychischen Krankheit anzulegen, um die beste Behandlung festzulegen. Wir werden die individuelle Biologie des Betreffenden behandeln und nicht einfach nur die Diagnose. Genau wie die Präzisionsmedizin bei der Krebsbehandlung bestimmte chemotherapeutische Behandlungen aufgrund genetischer Biomarker festlegen kann, wird die Präzisionspsychiatrie eine bestimmte Behandlung für unverkennbare Syndrome benennen können. Das Konzept des zulassungsüberschreitenden Einsatzes, das heißt, ein Medikament wird für einen Zustand verschrieben, für den es nicht offiziell genehmigt ist, wird dann irrelevant sein, da das Medikament auf einen spezifischen biologischen Prozess ausgerichtet sein wird und nicht auf eine bestimmte Diagnose.

Zu diesem Zeitpunkt werden Diagnosen aufgrund biophysiologischer Bestimmungsfaktoren erstellt werden und nicht durch Beschreibungen individueller Symptome. Letztendlich ist dies das Ziel des Research Domain Criteria (RDoC) Projekts des NIMH. (Siehe Anhang A.)

Medikamente

Entdeckungen in den aufstrebenden Bereichen der Genetik und Gehirnphysiologie haben zu neuen Medikamenten für viele körperliche und geistige Zustände geführt. In der Pharmakologie, insbesondere im Bereich der Biotechnologie, wurden große Fortschritte erzielt. Kurz gesagt: In den letzten zwanzig Jahren wurden unzählige psychotherapeutische Medikamente entwickelt, und Nachweise deuten darauf hin, dass sich einige als wirksam bei der Behandlung einiger Borderline-Symptome erwiesen haben. Obwohl kein Medikament speziell auf die Borderline-Diagnose ausgerichtet ist, haben Forschungen gezeigt, dass drei Hauptklassen von Medikamenten – Antidepressiva, Phasenprophylaktika (Stimmungsstabilisierer) und Neuroleptika (Antipsychotika) – viele maladaptive Verhaltensmuster im Zusammenhang mit der Störung verbessern.[251]

Antidepressiva

Die meisten Forschungsarbeiten haben die Verwendung von Antidepressiva untersucht, insbesondere von Serotonin-Wiederaufnahmehemmern (SSRI oder SRI). Zu diesen Medikamenten zählen Fluctin (Fluoxetin), Zoloft (Sertralin), Paroxat oder Serotax (Paroxetin), Fevarin (Fluvoxamin), Cipramil (Citalopram) und Cipralex (Escitalopram, verwandt mit Citalopram). Zu den neueren Medikamenten, die als Serotonin-Wiederaufnahmehemmer bezeichnet werden, zählen Viibryd (Vilazodon) und Brintellix (Vortioxetin). Wie zu erwarten, waren diese Medikamente wirksam bei Stimmungsinstabilität und verwandten Symptomen der Depression, wie Gefühle von Leere, Empfindlichkeit gegenüber Ablehnung und Angst. Zudem mindern SRI unangemessene Wutanfälle, aggressives Verhalten, destruktive Impulsivität und Selbstverletzungsverhalten, selbst wenn keine depressiven Symptome vorhanden sind. In vielen Studien waren höhere als die üblichen Dosen dieser Medikamente erforderlich (beispielsweise mehr als 80 mg Fluctin oder 200 mg Zoloft pro Tag), um eine positive Wirkung auf Borderline-Symptome zu erzielen. Eine verwandte Gruppe von Medikamenten, die Serotonin-Noradrenalin-Wiederaufnahmehemmer (SNRI) wurde noch nicht so umfassend untersucht, könnte aber ähnlich positive Wirkungen zeigen. Zu diesen Medikamenten zählen Trevilor (Venlafaxin) und Cymbalta (Duloxetin). Neu entwickelte Serotonin-Noradrenalin-Wiederaufnahmehemmer sind Fetzima (Levomilnacipran),[252] indiziert für Depressionen, und Savella (Milnacipran), medizinisch nur für Fibromyalgie indiziert.

Ältere Antidepressiva, zum Beispiel trizyklische Antidepressiva (TZA) und Monoaminoxidase-Hemmer (MAO-Hemmer) wurden ebenfalls untersucht. Zu den TZA zählen Saroten (Amitriptylin), Tofranil (Imipramin), Nortrilen (Nortriptylin), Vivactil (Protriptylen), Aponal (Doxepin), Pertofran (Desipramin), Defanyl

(Amoxapin), Herphonal (Trimipramin) und andere. Diese Medikamente waren im Allgemeinen weniger wirksam und haben in einigen Fällen die emotionale Kontrolle verringert. Daher sollten Patienten, bei denen die Borderline-Persönlichkeitsstörung diagnostiziert wurde, bei verschriebenen Medikamenten der TZA-Klasse vorsichtig sein.

MAO-Hemmer, darunter Nardil (Phenelzin), Jatrosom (Tranylcypromin), Emsam (Selegilin) und Marplan (Isocarboxazid), haben bei der Borderline-Persönlichkeitsstörung eine Wirkung gezeigt, die mit der der SRI vergleichbar ist. MAO-Hemmer haben jedoch mehr Nebenwirkungen, sind bei einer Überdosierung gefährlicher und erfordern Einschränkungen bei der Ernährung und gleichzeitigen Einnahme anderer Medikamente. Sie werden daher viel weniger häufig eingesetzt.

Stimmungsstabilisierer

Zu dieser Medikamentengruppe zählt Lithium, ein natürlich vorkommendes Element, sowie Antiepileptika – Convulex (Valproat), Tegretal (Carbamazepin), Trileptal (Oxcarbazepin, verwandt mit Carbamazepin), Lamictal (Lamotrigin), Topamax (Topiramat). APA-Richtlinien empfehlen diese Gruppe zur adjunktiven Behandlung, wenn SRI oder andere Interventionen nicht oder nur teilweise wirksam sind. Diese Medikamente führen in den typischen Dosierungen zur Stabilisierung der Stimmung, sie verringern Angst und kontrollieren Impulsivität, Aggressionen, Reizbarkeit und Zorn besser. Neurontin (Gabapentin), Epanutin (Phenytoin), Gabitril (Tiagabin), Keppra (Levetiracetam), Zonegran (Zonisamid) und andere gehören ebenfalls in diese Medikamentenklasse, doch Untersuchungen, die ihre Wirksamkeit bei von Borderline Betroffenen getestet haben, sind begrenzt.

Neuroleptika (Antipsychotika)

Diese Medikamente werden für die anfängliche Behandlung von kognitiven Wahrnehmungsstörungen bei von Borderline Betroffenen empfohlen. Paranoia, dissoziative Syndrome und Gefühle von Unwirklichkeit (Kriterium 9 im DSM-5 – siehe das Kapitel »Chaos und Leere«) sind dabei die Hauptziele. In Kombination mit SRI befreien diese Medikamente, die in der Regel in geringeren als den üblichen Dosen verabreicht werden, von Wutgefühlen und Aggressivität. Sie stabilisieren die Stimmung und verringern Angst, zwanghaftes Denken, Impulsivität und interpersonelle Empfindlichkeit.

Anfängliche Studien wurden mit älteren Neuroleptika wie Propaphenin (Chlorpromazin), Stelazine (Trifluoperazin), Haldol (Haloperidol), Navane (Thiothixen) und Loxitane (Loxapin) durchgeführt. Bei neueren Medikamenten, die als atypische Antipsychotika bezeichnet werden, wurde ebenfalls die Wirksamkeit bei allgemein weniger komplizierten Nebenwirkungen nachgewiesen. Zu diesen Medikamenten zählen unter anderem Zyprexa (Olanzapin), Seroquel (Quetiapin), Risperdal (Risperidon), Abilify (Aripiprazol) und Leponex (Clozapin). Andere Medikamente in dieser Gruppe – Invega (Paliperidon – verwandt mit Risperidon), Fanapt (Iloperidon), Sycrest (Asenapin), Zeldox (Ziprasidon), Vraylar (Cariprazin), Latuda (Lurasidon) und Rexulti (Brexpiprazol) – wurden entweder nicht untersucht oder haben zu uneindeutigen Ergebnissen geführt.

Anxiolytika

Bei angstlösenden Mitteln, die bei Ängsten zwar akut hilfreich sind, wurde nachgewiesen, dass sie die Impulsivität erhöhen und missbraucht werden und suchterzeugend sein können. Diese Beruhigungsmittel (primär in der als Benzodiazepine bezeichneten Klasse) umfassen unter anderem Tafil (Alprazalom), Tavor (Lorazepam), Tranxillium (Clorazepat), Valium (Diazepam) und Librium (Chlordiazepoxid). Rivotril (Clonazepam), ein länger wirkendes Benzodiazepin, das sich stärker auf Serotonin auswirken könnte, hatte einigen Erfolg bei der Behandlung von Symptomen wie Aggressionen und Ängsten und ist möglicherweise das einzige Benzodiazepin, das bei der Borderline-Persönlichkeitsstörung nützlich sein könnte.

Opiatantagonisten

Nemexin (Naltrexon) blockiert im Körper die Freisetzung eigener Endorphine, die Schmerzunempfindlichkeit und Gefühle von Euphorie auslösen. Einige Berichte legen nahe, dass dieses Medikament Selbstverletzungsverhalten hemmen kann.

Andere medikamentöse Behandlungsmethoden

Homöopathische oder pflanzliche Mittel mit der Ausnahme von Omega-3-Fettsäuren zeigten im Allgemeinen keinen Erfolg. In einer kleinen Studie wurde festgestellt, dass die Substanz bei Frauen Aggressivität und Depressionen verringerte.[253]

Substanzen, die den Neurotransmitter Glutamat regulieren, wurden für die Borderline-Persönlichkeitsstörung untersucht. Von zwei dieser Substrate – die Aminosäure N-Acetylcystein und Rilutek (Riluzol), einem Medikament, das zur Behandlung der amyotrophen Lateralsklerose (Lou-Gehrig-Syndrom) eingesetzt wird – wurde berichtet, dass durch beide das Selbstverletzungsverhalten bei zwei von Borderline Betroffenen erheblich verringert wurde.[254] Andere Glutamatmodulatoren (einschließlich Dextromethorphan, ein häufig eingesetzter Hustenstiller) wurden für den Einsatz bei Depressionen untersucht. Der am meisten untersuchte ist Ketamin.[255] Ketamin wurde ursprünglich als Betäubungsmittel insbesondere für Tiere entwickelt und wurde auch als Partydroge unter der Bezeichnung »Special K« genutzt. In jüngerer Zeit wurde es zur Behandlung bei therapieresistenten Depressionen zugelassen. Es wurde jedoch nicht zur Verwendung bei Borderline-Symptomen untersucht.

Die APA-Praxisrichtlinie empfiehlt, dass Medikamente auf ein spezifisches Symptomcluster abzielen sollten. Richtlinien teilen die Symptome der Borderline-Persönlichkeitsstörung in drei Hauptgruppen auf: Stimmungsinstabilität, impulsive Dyskontrolle und kognitive Wahrnehmungsstörungen. Ein Algorithmus der empfohlenen Behandlungsansätze mit alternativen Taktiken, wenn die vorhergehende Wahl keine Wirkung zeigte, ist in der folgenden Tabelle zusammengefasst.

Symptom	1. Wahl	2. Wahl	3. Wahl	4. Wahl
Stimmungs-instabilität	SRI	andere SRI oder SNRI	Hinzufügung von NL, Clonazepam oder Wechsel zu MAO-Hemmern	Hinzufügung von MS
Impulsive Dyskontrolle	SRI	Hinzufügung von NL	Hinzufügung von MS oder Wechsel zu MAO-Hemmern	
Kognitive Wahrnehmungs-störungen	NL	Hinzufügung von SRI oder MAO-Hemmern oder anderes NL		

SRI = Serotonin-Wiederaufnahmehemmer; kann höhere Dosen als üblich erfordern
NL = Neuroleptikum; zumeist in geringen Dosen
MAO-Hemmer = Monoaminoxidase-Hemmer
MS = Phasenprophylaktikum (Stimmungsstabilisierer)

Pharmarkotherapie zur Behandlung von Symptomen der Borderline-Persönlichkeitsstörung

Eine Anmerkung zu zulassungsüberschreitendem Einsatz

Die US-amerikanische Arzneimittelzulassungsbehörde FDA (Food and Drug Administration) hat offiziell keine Medikamente zur Behandlung der Borderline-Persönlichkeitsstörung zugelassen, sodass alle häufig zur Behandlung der Störung eingesetzten Medikamente als »off label« gelten. Obwohl der Begriff »off label« beunruhigend und für Uneingeweihte sogar gefährlich erscheinen mag, sind zulassungsüberschreitende Verschreibungen für eine Vielzahl von Zuständen recht häufig. Da ein Pharmaunternehmen im Durchschnitt circa eine Milliarde Dollar ausgibt, um ein Medikament auf den Markt zu bringen, bemühen sich viele Unternehmen für eine Vielzahl von Zuständen oder außerhalb begrenzter Dosierungsbereiche nicht um eine Zulassung, da diese Strategien die Chancen einer Zulassung einschränken und die Entwicklungskosten enorm erhöhen können.

Ein Beispiel: Obwohl bekannt ist, dass SRI für mehrere Zustände einschließlich Depressionen, posttraumatische Belastungsstörung, Angstkrankheiten und einige Schmerzstörungen nützlich sind, möchte der Arzneimittelhersteller den zusätzlichen Aufwand für die Zulassung (oder das Risiko einer Ablehnung), der durch die Beantragung des zulassungskonformen Einsatzes für alle diese Indikationen und/oder breiter gefassten Dosierungsbereiche entstände, möglicherweise nicht aufbringen. Jedes Mal, wenn ein Arzt ein Medikament für einen nicht zugelassenen Zustand oder eine Dosierung außerhalb der Empfehlungen verschreibt, gilt dies als »off label«. Leider können Krankenversicherungen die Genehmigung dieser (bisweilen teuren) zulassungsüberschreitenden Verschreibungen verweigern.

Generika

Einfach ausgedrückt handelt es sich bei einem Generikum um ein (neues) Arzneimittel, das den gleichen primären Inhaltsstoff oder Arzneistoff enthält wie das schon auf dem Markt befindliche Medikament. Im Allgemeinen ist es fast immer preisgünstiger. Dies bedeutet jedoch nicht, dass ein Generikum mit dem Markenmedikament identisch ist. Die FDA sieht ein Generikum als »gleichwertig« mit einem Markenmedikament an, wenn die Blutwerte von gesunden Freiwilligen um maximal zwanzig Prozent abweichen. Ein Generikum kann sich vom Original auch durch seine inaktiven Inhaltsstoffe und das Verabreichungsverfahren (zum Beispiel Tablette oder Kapsel) unterscheiden. Zudem können Generika untereinander stark abweichen (theoretisch bis zu vierzig Prozent Abweichung beim Blutwert). Fazit: Wenn der Wechsel zu einem Generikum zu beträchtlichen Einsparungen bei der Zuzahlung oder ähnlichem führt, lohnt sich ein Versuch. Wenn die Symptome jedoch wieder auftreten, sollte man wieder zum Markenpräparat wechseln. Zudem sollten Patienten, die ein wirksames Generikum einnehmen, nicht zu einem anderen wechseln. Außerdem ist zu beachten, dass einige Apotheken und manche Ärzte Prämien erhalten, wenn Patienten zu Generika wechseln, die für Patienten zwar preiswerter sind, aber den Apotheken einen höheren Gewinnaufschlag ermöglichen. Patienten sollten auch wissen, dass der Kauf eines preisgünstigen generischen Medikaments über ihre Versicherung teurer sein kann, als das Medikament direkt ohne Versicherungsbeteiligung zu kaufen.

Andere physische Behandlungen

Obwohl sich die EKT (Elektrokonvulsionstherapie) als nützliche Behandlung für Depressionen erwiesen hat, war sie für die Borderline-Persönlichkeitsstörung nicht hilfreich.[256] Es existieren einige Studien, in denen BPS mit einhergehenden Depressionen mit repetitiver transkranieller Magnetstimulation (rTMS) behandelt wurde. Dabei werden Bereiche des Gehirns mit elektromagnetischer Stimulation behandelt. Diese klein angelegten Studien deuten auf Verbesserungen bei Borderline-Symptomen wie Wut, Stimmungsschwankungen, Impulsivität und zwischenmenschlicher Sensibilität hin.[257]

Getrennte Behandlung

Viele Patienten werden von mehreren Menschen behandelt. Oft wird die Therapie durch einen Nichtmediziner (Psychologe, Sozialarbeiter oder Berater) durchgeführt, während Medikamente von einem Arzt (Psychiater oder Hausarzt) verschrieben werden. Die Vorteile dabei liegen in den geringeren Kosten, der Beteiligung mehrerer Fachleute und der Trennung von Therapie- und Arzneimittelfragen. Doch diese Trennung kann auch ein Nachteil sein, da der Patient die Parteien in »gute Ärzte« und »schlechte Ärzte« aufteilen und dadurch für ihn zu Verwirrung führen könnte. Regelmäßige Kommunikation der Fachleute untereinander, die denselben Patienten behandeln, ist für ein erfolgreiches Ergebnis wesentlich. In einigen Fällen ist ein Psychiater, der über eine Fachausbildung sowohl in medikamentöser Behandlung als auch in Psychotherapietechniken verfügt, zu bevorzugen.

Kann Borderline-Persönlichkeitsstörung geheilt werden?

Ähnlich wie die Störung selbst schwankt die Meinung von Fachleuten über die Prognose der Betroffenen von einem Extrem zum anderen. In den 1980er-Jahren ging man bei den sogenannten Persönlichkeitsstörungen der Achse II meist davon aus, dass sie dauerhaft seien und im Laufe der Zeit stabil blieben. Im DSM-III-R hieß es damals, dass Persönlichkeitsstörungen »in der Kindheit oder Jugend einsetzen und in stabiler Form (ohne Remission oder Verschärfung) im Erwachsenenalter andauern«.[258] Diese Auffassung stand im Gegensatz zu den meisten Störungen der Achse I (beispielsweise starke Depressionen, Alkoholismus, manisch-depressive Erkrankung, Schizophrenie usw.), bei denen eher von episodischen Störungen ausgegangen wurde, die auf eine pharmakologische Behandlung ansprechen. Die Selbstmordraten bei der Borderline-Persönlichkeitsstörung lagen fast bei zehn Prozent.[259] Alle diese Erwägungen legten nahe, dass die Prognose voraussichtlich schlecht war.

Doch heute wird überwiegend akzeptiert, dass sich Persönlichkeitsmerkmale im Laufe der Zeit ändern können und dass diese Änderungen in jedem Lebensalter zutage treten können.[260] In langfristigeren Bewertungen der von Borderline Betroffenen zeigten sich im Laufe der Zeit beträchtliche Verbesserungen.[261 262 263] In diesen Studien wurden von Borderline Betroffene über einen Zeitraum von zehn Jahren hinweg beobachtet. Bei bis zu zwei Dritteln der Patienten waren fünf von neun Kriterien, mit denen die Borderline-Persönlichkeitsstörung definiert wird, nicht mehr feststellbar, sodass sie als »geheilt« betrachtet werden konnten, da sie die offizielle DSM-Definition nicht mehr erfüllten. Eine Verbesserung trat mit oder ohne Behandlung ein, selbst wenn dies bei behandelten Patienten früher der Fall war. Die meisten Patienten wurden weiterhin behandelt und im Lauf der Zeit wurden Rückfälle seltener. Trotz dieser optimistischen Ergebnisse wurde auch festgestellt, dass diese Patienten zwar offiziell nicht mehr als »Borderliner« bezeichnet werden konnten, aber einige weiterhin Schwierigkeiten mit interpersonellen Funktionen hatten, was sich auf ihre persönlichen und beruflichen Beziehungen auswirkte. Dies legt nahe, dass die akuteren und hervorstechenderen Symptome der Störung (durch die sie hauptsächlich definiert wird), beispielsweise suizidales oder Selbstverletzungsverhalten, destruktive Impulsivität und quasipsychotisches Denken schneller auf eine Behandlung oder Zeitdauer reagieren als die anhaltenderen veranlagungsmäßigen Symptome (Angst vor dem Verlassenwerden, Gefühle von Leere, Abhängigkeit usw.). Kurzum: Obwohl die Prognose eindeutig viel besser ist als ursprünglich angenommen, haben einige von Borderline Betroffene weiter mit anhaltenden Problemen zu kämpfen.

Diejenigen, die die Krankheit überwinden, zeigen mehr Potenzial beim Vertrauen und dem Aufbau befriedigender Beziehungen. Sie verfügen über klareres Zielbewusstsein und ein gefestigteres Verständnis ihrer selbst. Selbst wenn bei ihnen einige Borderline-Probleme bestehen bleiben, führen sie gewissermaßen ein produktives Leben, das mit fragmentierten Überresten der Borderline-Persönlichkeit gesprenkelt ist.

10.
VERSTEHEN UND HEILEN

»Hierzulande musst du so schnell rennen, wie du kannst, wenn du am gleichen Fleck bleiben willst. Und um woandershin zu kommen, muss man noch mindestens doppelt so schnell laufen!«

Aus: *Alice hinter den Spiegeln* von Lewis Carroll

»Ich habe das Gefühl, dass in mir eine Leere herrscht, die ich nie ganz füllen kann.« Elisabeth, eine attraktive, geistreiche 28-Jährige, war ursprünglich von ihrem Hausarzt zur Therapie überwiesen worden. Seit sechs Jahren war sie mit einem zehn Jahre älteren Mann verheiratet, der früher einmal ihr Chef gewesen war. Vor fünf Monaten hatte sie ihr erstes Kind geboren, eine Tochter, und litt nun unter schweren Depressionen.

Sie sehnte sich nach etwas Eigenem, etwas, das der übrigen Welt signalisieren würde, »dass ich hier bin«. Innerlich fühlte sie, dass ihr »wahres Ich« ein Sumpf kindlicher Gefühle war und dass sie ihre Gefühle, die »hässlich und schlecht« waren, immer versteckte. Diese Erkenntnis verwandelte sich in Selbsthass; sie wollte aufgeben.

Nach ihrer Rechnung hatte Elisabeth während der letzten sechs Jahre neun außereheliche Beziehungen gehabt – es handelte sich um Männer, die sie durch ihren Beruf kennengelernt hatte. Diese Beziehungen begannen bald nach dem Tod ihres Vaters. Die meisten dieser Verbindungen kontrollierte sie allein: Sie begann und beendete sie auch wieder. Sie hatte es als aufregend und stärkend empfunden, dass diese Männer durch ihre Annäherungsversuche und dann durch ihre plötzliche Zurückweisung so verwirrt schienen. Ähnlich wie Buddy in Stephen Sondheims *Follies* erlebte sie den Blues von Verlangen nach Liebe, Annahme und Zurückweisung. Elisabeth gefiel die körperliche Nähe, sie gab aber auch zu, dass sie sich vor zu starken emotionalen Verwicklungen fürchtete. Obwohl sie diese Beziehungen kontrollierte, empfand sie sie sexuell nie als befriedigend, aber auch auf ihren Mann reagierte sie sexuell nicht. Sie erklärte, dass sie sich sicherer fühlte, wenn sie die Sexualität einsetzen konnte, um Beziehungen »gleichzumachen«, um die Kontrolle zu behalten. Ihr Intellekt und ihre Persönlichkeit reichten ihrer Meinung nach nicht aus, um einen Mann zu fesseln.

Elisabeth war in einer katholischen Familie der Arbeiterklasse groß geworden und hatte drei ältere Brüder und eine jüngere Schwester, die mit fünf Jahren bei einem Badeunfall ertrunken war. Elisabeth war damals erst acht Jahre alt gewesen und hatte dieses Ereignis eigentlich nicht richtig verstanden. Sie bemerkte nur, dass ihre Mutter sich stärker zurückzog.

Solange Elisabeth sich erinnern konnte, war ihre Mutter überkritisch gewesen und beschuldigte ihre Tochter ständig, »schlecht« zu sein. Als sie ein junges Mädchen war, bestand ihre Mutter darauf, dass sie sie zur Kirche begleitete, und zwang den Vater, in Elisabeths Zimmer einen Altar zu errichten. Elisabeth fühlte sich mehr zu ihrem Vater hingezogen, einem passiven und ruhigen Mann, der von seiner Frau beherrscht wurde. Als Elisabeth in der Pubertät war, distanzierte er sich mehr und war weniger liebevoll.

Als Jugendliche war Elisabeth ruhig und schüchtern. Ihre Mutter war nicht einverstanden damit, dass sie sich mit Jungen traf, und ihre Freundschaften mit Mädchen beobachtete sie genau; man erwartete, dass sie »angemessene« Freundinnen hatte. Ihre

Brüder wurden von ihrer Mutter immer vorgezogen; Elisabeth machte bei ihren Späßen mit, um »dazuzugehören«. Elisabeth schloss die Highschool mit guten Noten ab, wurde aber davon abgehalten, das College zu besuchen. Nach der Abschlussprüfung begann sie als Sekretärin zu arbeiten.

Mit der Zeit verstärkten sich die Konflikte mit der Mutter. Schon auf der Highschool hatte die Mutter Elisabeth als »Schlampe« bezeichnet und sie ständig der Promiskuität beschuldigt, obwohl sie keinerlei sexuelle Erfahrung besaß. Nachdem sie die Streitereien mit ihrer Mutter eine Zeit lang ertragen hatte, sparte sie genug Geld, um ausziehen zu können.

Während dieser unruhigen Zeit trennte sich Elisabeths Chef Lukas von seiner Frau und machte eine schmerzliche Scheidung durch. Elisabeth bot Trost und Mitleid an. Er reagierte mit Ermutigung und Unterstützung. Sie begannen miteinander auszugehen und heirateten bald, nachdem die Scheidung rechtskräftig war. Natürlich war ihre Mutter entsetzt, dass Elisabeth einen geschiedenen Mann geheiratet hatte, der zudem noch zehn Jahre älter war als sie und ein vom Glauben abgefallener Katholik.

Ihr Vater blieb distanziert. Ein Jahr nach der Eheschließung seiner Tochter starb er.

Fünf Jahre später stand ihre Ehe vor dem Zusammenbruch, und Elisabeth gab ihrem Mann die Schuld daran. Sie betrachtete Lukas als »Dieb«, der ihre Jugend gestohlen hatte. Sie war erst 19 Jahre alt gewesen, als sie sich kennengelernt hatten. Damals hatte sie starkes Verlangen danach, umsorgt zu werden, sodass sie ihre Jugend für Sicherheit eintauschte. Es waren die Jahre, in denen sie damit hätte »experimentieren können, was ich sein wollte, sein konnte und hätte sein sollen«.

In den Frühstadien der Behandlung erzählte Elisabeth von David, ihrer neuesten und wichtigsten Affäre. Er war zwölf Jahre älter, ein alter Freund der Familie und der Priester der Gemeinde. Er war ein Mensch, den die ganze Familie kannte und verehrte, besonders ihre Mutter. Er war der einzige Mann, mit dem Elisabeth sich verbunden fühlte, und die einzige Beziehung, die sie nicht unter Kontrolle hatte. Über einen Zeitraum von zwei Jahren beendete er die Affäre mehrmals abrupt und ließ sie dann wieder aufleben. Später gestand Elisabeth ihrem Psychiater, dass David der Vater ihres Kindes sei. Ihr Mann wusste offenbar nichts davon.

Elisabeth zog sich immer mehr zurück. Die Beziehung zu ihrem Mann, der häufig aus geschäftlichen Gründen verreist war, verschlechterte sich immer mehr. Sie entfremdete sich noch stärker von ihrer Mutter und den Brüdern, und ihre wenigen Freundschaften drohten in die Brüche zu gehen. Sie widersetzte sich den Versuchen, ihren Mann mit in die Therapie einzubeziehen, weil sie das Gefühl hatte, dass Lukas und ihr Arzt unter einer Decke steckten und seine Sicht der Dinge bevorzugten. Selbst die Therapie bestärkte sie also in dem Glauben, dass sie niemandem vertrauen oder an niemanden glauben könne, weil sie immer wieder enttäuscht werden würde. All ihre Gedanken und Gefühle schienen mit Widersprüchen beladen zu sein, so als ob sie sich in einem Labyrinth voller Sackgassen befand. Ihre Sexualität schien der einzige Ausweg aus dem Labyrinth zu sein.

Ihr Therapeut war häufig das Ziel ihrer Klagen, weil er derjenige war, der »die Kontrolle« hatte. Sie schrie ihn an, beschuldigte ihn, unfähig zu sein, drohte, mit der Therapie aufzuhören. Sie hoffte, dass er böse werden, sie anschreien und die Behandlung einstellen würde oder aber defensiv reagieren und sie bitten würde zu bleiben. Er tat jedoch weder das eine noch das andere, und sie wurde wütend, da sie seine Unerschütterlichkeit als Beweis dafür sah, dass er zu keinen Gefühlen fähig war.

Obwohl sie an die häufigen Geschäftsreisen ihres Mannes gewöhnt war, wurde sie ängstlicher, wenn sie allein war. Während seiner Reisen schlief sie aus Gründen, die ihr noch nicht klar waren, auf dem Fußboden. Wenn Lukas zurückkam, ließ sie ständig ihren Zorn an ihm aus. Sie wurde depressiver. Selbstmord schien weniger eine Wahlmöglichkeit als ein Schicksal, so als ob alles auf dieses Ende zuführte.

Elisabeths Wahrnehmung der Realität begann brüchig zu werden: Sie sehnte sich danach, »psychotisch« zu sein, in einer Fantasiewelt zu leben, in der sie in ihrer Vorstellung »überall hingehen« konnte. Die Welt würde so weit weg von der Realität sein, dass niemand – selbst der beste Psychiater nicht – ihr nahekommen und sehen könnte, »was sich darunter befindet«.

In ihren Tagträumen sah sie sich von einem starken, attraktiven Mann beschützt, der all ihre bewundernswerten Eigenschaften aktiv zu schätzen wusste und sich ständig um sie kümmerte. In ihrer Fantasie stellte sie sich vor, dass es sich um einen ihrer früheren Lehrer, dann ihren Gynäkologen, dann den Tierarzt und schließlich um ihren Psychiater handelte. Elisabeth nahm all diese Männer als mächtig wahr, doch sie wusste tief in ihrem Innern auch, dass sie unerreichbar waren. Aber in ihrer Fantasie waren sie von ihrem Charme überwältigt und wurden unwiderstehlich von ihr angezogen, genau wie es bei David für eine Weile der Fall gewesen war. Wenn die Realität ihrem Drehbuch nicht folgte – wenn einer dieser Männer ihre Flirtversuche nicht energisch erwiderte –, verzweifelte sie und verachtete sich, weil sie glaubte, nicht attraktiv genug zu sein.

Überall, wo sie hinsah, sah sie Frauen, die hübscher, klüger, besser waren. Sie wünschte sich schöneres Haar, eine andere Augenfarbe, eine glattere Haut. Wenn sie in den Spiegel blickte, sah sie keine schöne junge Frau, sondern eine alte Hexe mit herabhängenden Brüsten, breiten Hüften und dicken Beinen. Sie verachtete sich, weil sie eine Frau war, deren einziger Wert in der Schönheit bestand. Sie sehnte sich danach, ein Mann zu sein, »damit mein Kopf zählt«.

Im zweiten Jahr ihrer ambulanten Therapie musste Elisabeth mehrere Verluste hinnehmen. Ihr Lieblingsonkel, dem sie sehr nah gewesen war, starb. Sie wurde von wiederkehrenden Träumen und Albträumen verfolgt, an die sie sich nicht erinnern konnte, wenn sie aufwachte. Sie wurde depressiver und dachte häufiger an Selbstmord. Schließlich wurde sie ins Krankenhaus eingewiesen.

Mithilfe von intensiverer Therapie konnte sie sich an traumatische Ereignisse in der Kindheit erinnern. Es öffnete sich die Büchse der Pandora, die sie mit Erinnerungen überschwemmte. Sie erinnerte sich an schwere körperliche Züchtigungen durch die Mutter und konnte sich dann an den sexuellen Missbrauch durch ihre Mutter erinnern – Episoden, in denen diese bei ihr Scheidenspülungen und Einläufe durchgeführt und sie zärtlich berührt hatte, um ihre Scheide zu »reinigen«. Diese »Rituale« begannen, als Elisabeth etwa acht Jahre alt war, kurz nach dem Tod ihrer Schwester, und hielten bis zur Pubertät an. Sie erinnerte sich, wie sie in das Gesicht ihrer Mutter blickte und einen gütigen, friedlichen Ausdruck darin sah. Es waren die einzigen Male, dass die Mutter sich Elisabeth gegenüber nicht ablehnend verhielt.

Elisabeth erinnerte sich daran, dass sie oft stundenlang im Schrank saß und häufig auf dem Fußboden schlief, weil sie Angst hatte, in ihrem Bett belästigt zu werden. Manchmal nahm sie eine Schleife oder einen Preis, den sie in der Schule gewonnen hatte, mit zu sich ins Bett. Sie empfand dies als tröstlich und setzte dieses Verhalten auch als Erwachsene fort. Oft zog sie den Fußboden dem Bett vor und verbrachte viel Zeit allein in einem ruhigen Zimmer oder einem dunklen Schrank.

Im Krankenhaus erzählte Elisabeth von den verschiedenen Seiten ihrer Persönlichkeit. Sie beschrieb Fantasien, in denen sie sich als verschiedene Personen sah. Sie gab diesen Persönlichkeitsfragmenten sogar unterschiedliche Namen. Diese Charaktere waren unabhängige Frauen, sie hatten einzigartige Begabungen und wurden entweder von anderen bewundert oder setzten sich hochnäsig über soziale Kontakte hinweg. Wenn Elisabeth etwas erreichte oder erfolgreich war, hatte sie immer das Gefühl, dass es auf die Begabungen dieser voneinander unabhängigen Persönlichkeitsfragmente zurückzuführen sei. Sie hatte große Schwierigkeiten, diese Bestandteile in ein stabiles Selbstverständnis zu integrieren.

Sie erkannte sie als Persönlichkeitsfragmente, die jedoch nie ihre Aufgaben insgesamt übernahmen. Sie litt nicht unter deutlichen Perioden von Amnesie oder Dissoziation, und die Symptome wurden nicht als Aspekte einer dissoziativen Identitätsstörung (multiple Persönlichkeit) betrachtet – obwohl dieses Syndrom häufig mit der Borderline-Erkrankung in Zusammenhang gebracht wird.

Elisabeth setzte diese »anderen Frauen« ein, um Sehnsüchte und Gefühle auszudrücken, die sie gezwungenermaßen unterdrücken musste. Da sie glaubte, wertlos zu sein, empfand sie diese anderen Teilidentitäten als getrennte, stärkere Wesen. Im Krankenhaus lernte sie langsam, dass dies einfach nicht stimmte, dass sie vielmehr immer Teil ihrer Persönlichkeit waren. Diese Erkenntnis gab ihr ein Gefühl von Erleichterung und Hoffnung. Sie begann zu glauben, dass sie stärker und weniger verrückt war, als sie geglaubt hatte. Dies wurde zu einem Wendepunkt in ihrem Leben.

Aber der Sieg war noch nicht wirklich errungen. Wie ein Stabsoffizier ließ sie die verschiedenen Seiten ihrer Persönlichkeit vor sich antreten und war der Meinung, dass sie nur fest entschlossen ins Gefecht ziehen könnten. Elisabeth – der Kern ihres Wesens – hatte noch immer Angst vor Veränderungen, Liebe und Erfolg, suchte immer noch vergeblich nach Sicherheit, floh noch immer vor Beziehungen. Sich selbst zu akzeptieren würde schwieriger werden, als sie es sich vorgestellt hatte.

Nach mehreren Wochen verließ Elisabeth das Krankenhaus und setzte die Behandlung ambulant fort. Während es ihr besser ging, verschlechterte sich die Beziehung zu ihrem Mann. Aber statt ihm oder sich die Schuld daran zu geben, wie sie es sonst immer getan hatte, versuchte sie die Meinungsverschiedenheiten zu lösen und bei ihm zu bleiben. Sie distanzierte sich von ungesunden Kontakten mit Familienmitgliedern und entwickelte eine positivere Selbstachtung. Sie besuchte das College mit sehr guten Ergebnissen und erreichte sogar einen akademischen Grad. Sie schlief mit ihrem ersten Diplom unter dem Kopfkissen, wie sie es als Kind getan hatte. Später besuchte sie die juristische Fakultät und wurde als beste Studentin ihres Jahrgangs besonders geehrt. Sie entwickelte neue Beziehungen zu Männern und Frauen und spürte, dass sie damit gut umgehen konnte, ohne diese Beziehungen kontrollieren zu müssen. Sie war mit ihrer Weiblichkeit zufriedener.

Nach und nach wurde Elisabeth geheilt. Sie hatte das Gefühl, dass »der Vorhang langsam hochging«. Sie verglich es mit dem Gefühl, auf einem dunklen Dachboden, der mit Unrat angefüllt ist, nach einer wertvollen Antiquität zu suchen – sie wusste, dass sie sich irgendwo dort befand, konnte sie aber unter all dem Unrat nicht finden. Als sie sie schließlich erblickte, konnte sie sie nicht erreichen, weil sie »unter einem Haufen Müll begraben war«. Hin und wieder konnte sie jedoch einen freien Weg zu dem Objekt erblicken, so als ob ein Blitz den Raum für einen Augenblick erhellte.

Die Blitze waren jedoch zu kurz. Alte Zweifel tauchten wie die hässlichen Fratzen in einer Geisterbahn wieder auf. Oft hatte sie das Gefühl, mit einem Fahrstuhl nach unten zu sausen; sie kämpfte sich eine Stufe nach oben, um wieder zwei Stufen zurückzufallen. Sie wollte sich noch immer unter Wert verkaufen und fühlte sich anderen für ihre Erfolge verpflichtet. Aber ihre erste wirkliche Herausforderung – Rechtsanwältin zu werden – war fast schon Realität. Fünf Jahre früher hätte sie nicht einmal den Mut gehabt, sich für das Studium einzuschreiben. Ihre Depressionen bekamen jetzt einen anderen Anstrich: Die Angst zu versagen wurde nun zu einer Angst vor dem Erfolg.

Wachsen und sich verändern

»Sich zu ändern ist wirklich harte Arbeit!«, sagte Elisabeth oft. Dafür ist der bewusste Rückzug von schädlichen Situationen erforderlich und der Wille, ein gesünderes Fundament zu schaffen. Außerdem kommt es zu drastischen Verschiebungen in einem lang bestehenden Gleichgewicht.

Wie bei Darwins Evolutionstheorie treten individuelle Veränderungen fast nicht wahrnehmbar auf und entstehen durch Probieren. Der Einzelne widersetzt sich Mutationen instinktiv. Er mag in einer Art Morast leben, aber es ist *sein* Morast. Er weiß, wo sich alles befindet, was in all den Tümpeln und Sümpfen enthalten ist. Diesen Morast zu verlassen bedeutet, sich ins Unbekannte vorzuwagen und vielleicht in einem noch kälteren, dunkleren, gefährlicheren Sumpf zu versinken.

Für die Borderline-Persönlichkeit, deren Welt durch die Schwarz-Weiß-Sicht so klar markiert ist, scheint die Unsicherheit durch Veränderung sogar noch bedrohlicher. Der Betroffene klammert sich möglicherweise an Extreme, aus Angst, unkontrollierbar in den Abgrund eines anderen Extrems zu fallen. Wenn eine Frau beispielsweise an Magersucht leidet, hungert sie aus Angst, dass die Nahrungsaufnahme, selbst wenn sie nur gering ist, zu einem völligen Verlust der Kontrolle und damit unwiderruflich zu Fettleibigkeit führt. Die Borderline-Angst vor Veränderung ist das grundlegende Misstrauen gegenüber den eigenen »Bremsen«. Bei gesunden Menschen gestatten diese psychologischen Bremsen den langsamen Abstieg von der Bergspitze einer Laune oder eines Verhaltens zu einem sanften Anhalten in der »Grauzone«. Die erwachsene Borderline-Persönlichkeit hat jedoch Angst, dass die Bremsen nicht funktionieren könnten, und befürchtet, nicht anhalten zu können. Sie hat Angst, dass sie unkontrolliert bis zum Fuß des Hügels herabstürzen wird.

Veränderungen machen, auch wenn sie noch so langsam verlaufen, die Änderung automatischer Reflexe erforderlich. Die Borderline-Persönlichkeit befindet sich in einer ähnlichen Situation wie ein Kind, das gewaltsam ein Wimpernzucken oder ein Lachen zu unterdrücken versucht, während ein anderes Kind mit der Hand wedelt oder ein komisches Gesicht zieht. Derartige Reflexe haben sich über Jahre hinweg entwickelt und können nur bewusst verändert werden, wenn der Betroffene sich dazu motiviert fühlt.

Erwachsene verhalten sich bisweilen ähnlich, indem sie sich einer instinktiven Reaktion widersetzen. Ein Mann, der in einer fremden Umgebung einem wütend bellenden Hund begegnet, widersteht dem automatischen Reflex, vor der Gefahr wegzurennen. Er weiß, dass der Hund ihn wahrscheinlich einholen würde, wenn er wegrennt, sodass die Bedrohung noch größer würde. Stattdessen tut er das Gegenteil – er bleibt ganz still stehen, der Hund schnüffelt an ihm, und er geht dann langsam weg.

Für psychische Veränderungen ist es nötig, unergiebigen automatischen Reaktionen zu widerstehen und bewusst und absichtlich andere Alternativen zu wählen – Wahlmöglichkeiten, die anders sind und manchmal dem automatischen Reflex sogar entgegengesetzt. Diese neuen Verhaltensweisen können Angst machen, aber es besteht die Hoffnung, dass sie wirkungsvoller sind. Elisabeth und ihr Psychiater verabredeten sich auf ihrer Reise der Veränderung zu regelmäßigen psychotherapeutischen Einzelsitzungen. Bei den ersten Treffen ging es vorwiegend darum, Elisabeth ein Gefühl von Sicherheit zu geben. In diesen frühen Sitzungen wurden kognitive Techniken und Vorschläge eingesetzt. Über mehrere Wochen hinweg widersetzte sich Elisabeth der Empfehlung ihres Arztes, mit der Einnahme von Antidepressiva zu beginnen, doch nachdem sie der Einnahme schließlich zugestimmt hatte, stellte sie bald eine deutliche Verbesserung ihrer Stimmung fest.

Der Beginn der Veränderung: Die Selbstbeurteilung

Veränderung bedeutet für die Borderline-Persönlichkeit eher eine schrittweise Feinabstimmung – es geht nicht um einen völligen Wiederaufbau. Bei vernünftigen Diätprogrammen, die fast immer dem Drang widerstehen, sehr schnell große Gewichtsmengen zu verlieren, stellen sich die besten Ergebnisse langsam und im Laufe der Zeit ein, und der Gewichtsverlust wird wahrscheinlich anhaltender sein. Ähnlich sollten Veränderungen bei der Borderline-Persönlichkeitsstörung langsam mit anfänglich nur leichten Änderungen und wie bei einer erfolgreichen Diät trotz der unausweichlichen, rückläufigen Schwankungen mit Akzeptanz und Ermutigung angegangen werden. Änderung beginnt mit einer Selbstbeurteilung: Bevor ein neuer Kurs geplant wird, muss zuerst die gegenwärtige Position erkannt werden, und man muss verstehen, in welche Richtung die Änderung gehen sollte.

Man stelle sich die Persönlichkeit als eine Reihe sich überkreuzender Linien vor, von denen jede eine bestimmte Charaktereigenschaft darstellt (siehe Abbildung 7). Die Extreme der einzelnen Eigenschaften liegen jeweils an den Enden der Linie, während der mittlere Bereich im Zentrum liegt. Bei der Linie »Gewissenhaftigkeit bei der Arbeit« symbolisiert ein Ende zwanghafte Überbesorgnis oder »Workaholismus« und das andere »Unverantwortlichkeit« oder »Apathie«. Die Mitte wäre eine Haltung, die irgendwo zwischen diesen beiden Extremen angesiedelt ist, beispielsweise »gelassener Professionalismus«. Wenn eine Linie »Sorge um das Erscheinungsbild« vorhanden wäre, könnte ein Ende »narzisstische Aufmerksamkeit gegenüber Äußerlichkeiten« und das andere »völliges Desinteresse« bedeuten. Im Idealfall sieht die Persönlichkeit eines Menschen wie die Speichen eines perfekt geformten Rads aus, bei dem sich alle Linien nah der Mitte in der »Radnabe« überschneiden.

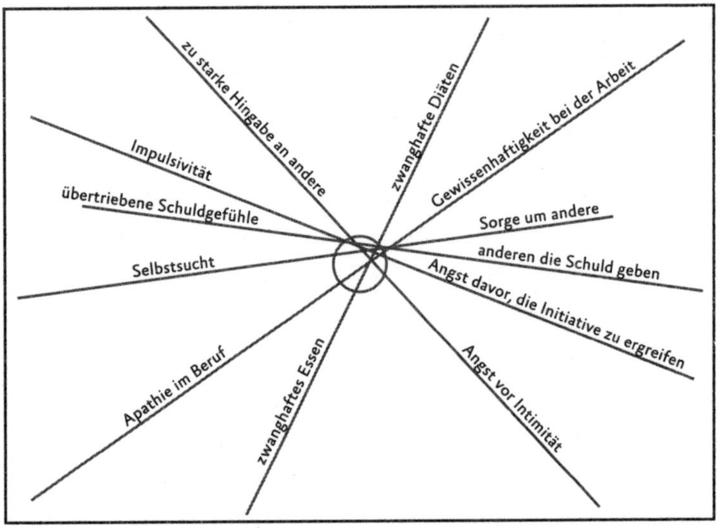

Abb. 7: Die Persönlichkeit, dargestellt als eine Reihe von sich durchkreuzenden Linien

Natürlich ist kein Mensch die ganze Zeit über so mit sich im Einklang. Es ist wichtig, all die Linien zu identifizieren, in denen eine Veränderung erwünscht ist, und die eigene Position in Beziehung zum Mittelpunkt zu bestimmen. Die Veränderung wird dann zu einem Erkenntnisprozess, der zeigt, wo man sich befindet und wie weit man auf die Mitte zugehen will. Abgesehen von den Extremen an beiden Enden gibt es keine bestimmte Stelle, die an sich »besser« oder »schlechter« ist als eine andere. Man muss sich selbst kennen (die eigene Position auf der Linie lokalisieren) und in die richtige Richtung gehen.

Wenn wir nun beispielsweise die Linie »Sorge um andere« (siehe Abbildung 8) isolieren, repräsentiert ein Ende (»aufopfernde, übergroße Sorge«) den Punkt, an dem die Sorge um andere mit der Sorge um sich selbst kollidiert. Ein solcher Mensch hat möglicherweise das Gefühl, dass er sich ganz für andere hingeben muss, um ein Wertgefühl zu haben. Diese Position kann als eine Art »selbstsüchtige Selbstlosigkeit« wahrgenommen werden, da die »Sorge«

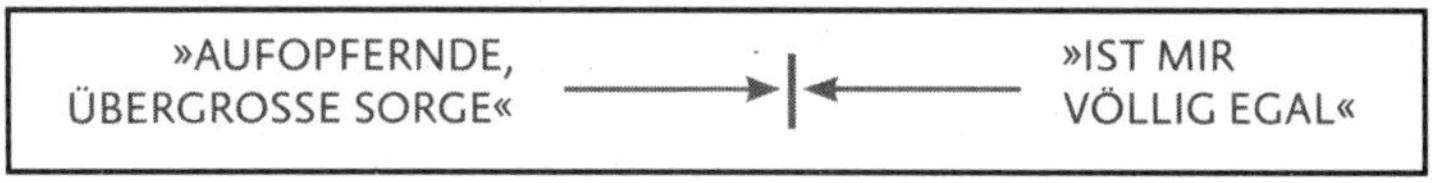

Abb. 8: Die Persönlichkeitslinie »Sorge um andere«

eines solchen Menschen unterbewusst auf Eigennutz basiert. Am anderen Ende (»ist mir völlig egal«) steht ein narzisstischer Mensch, der wenig Rücksicht auf andere nimmt und der immer nur auf seinen Vorteil aus ist. In der Mitte besteht eine Art Gleichgewicht – eine Kombination aus der Sorge für andere und aus der Verpflichtung, sich auch um die eigenen Bedürfnisse zu kümmern. Ein Mensch, dessen Mitgefühl in diesem mittleren Bereich angesiedelt ist, erkennt, dass er anderen nur helfen kann, wenn er sich zuerst um seine wichtigen Bedürfnisse kümmert; man könnte es auch als eine Art »selbstlosen Eigennutz« bezeichnen, ähnlich wie bei den Anweisungen vor einem Flug, dass die Passagiere zuerst die eigenen Sauerstoffmasken aufsetzen sollen, bevor sie Kindern helfen.

Veränderungen finden statt, wenn man sich selbst objektiv auf der Skala einordnen kann und dann ausgleicht, indem man das Verhalten in Richtung Mitte anpasst. Ein Mensch, der seine gegenwärtige Situation realistisch links von der Mitte lokalisiert, würde versuchen, öfter einmal Nein zu sagen, und insgesamt bemüht sein, sich bestimmter zu verhalten. Jemand, der sich rechts von der Mitte einordnet, würde sich mehr zur Mitte hinbewegen, indem er eine Handlungsweise wählt, die die Bedürfnisse anderer stärker beachtet. Diese Position spiegelt die Ermahnungen des Rabbi Hillel wider: » Wenn ich nicht für mich bin, wer ist für mich? Und wenn ich für mich bin, was bin ich? Und wenn nicht jetzt, wann denn?«[264]

Natürlich befindet sich niemand stets »in der Mitte«. Man muss seine Position auf der Skala ständig anpassen und die Wippe ausgleichen, wenn sie sich zu sehr in die eine oder andere Richtung neigt. Und wenn man eine tolerierbare Position auf der Skala findet, muss man seine Neigungen und Grenzen akzeptieren. Wenn der Betreffende zugesteht, dass Elemente wie Sensibilität, Schuld oder zwanghafte Verantwortlichkeit ihn in eine Position links von der Mitte schieben, kann es vernünftig sein, diese Position zu akzeptieren. Gleichzeitig sollte er sich des Risikos bewusst sein, wenn er sich zu weit von der Mitte entfernt, und Möglichkeiten wahrnehmen, sich nach rechts zu lehnen.

Veränderungen praktizieren

Für wahre Veränderung ist mehr erforderlich als einzelne Versuche, automatische Reflexe zu ändern. Dazu gehört, dass man alte Verhaltensweisen durch neue Gewohnheiten ersetzt, die schließlich so natürlich und angenehm wie die alten werden. Das heißt, dass man sich nicht still und heimlich vor dem feindlichen Hund davonstiehlt, sondern lernt, mit dem Hund Freundschaft zu schließen und mit ihm spazieren zu gehen.

Am Anfang bereiten derartige Veränderungen meistens Unbehagen. Ein Vergleich kann dies vielleicht besser erläutern: Ein Tennisspieler glaubt, dass er seine schlechte Rückhand verbessern muss. Die neuen Techniken, die er zur Verbesserung seines Spiels erlernt, bringen zu Beginn nur schlechte Ergebnisse. Der neue Stil ist nicht so vertraut wie der alte Schlag. Er ist versucht, zu seiner alten Technik zurückzukehren. Erst nach ständiger Praxis kann er seine früheren, schlechten Gewohnheiten ablegen und das wirkungsvollere und schließlich auch bequemere »Muskelgedächtnis« nutzen. Genauso macht eine psychische Veränderung die Annahme neuer Reflexe als Ersatz für die alten notwendig. Erst nach ausdauernder Praxis kann ein derartiger Wechsel wirkungsvoll, angenehm und damit dauerhaft erfolgen.

Humpeln lernen

Wenn eine tausend Kilometer lange Reise mit einem einzelnen Schritt beginnt, beginnt die Reise des von Borderline Betroffenen durch den Heilungsprozess mit einem Humpeln. Veränderungen bedeuten bei der Borderline-Persönlichkeitsstörung einen ungeheuren Kampf. Sie sind für den Betroffenen aufgrund der einzigartigen Merkmale der Störung viel schwieriger als für andere. Spaltung und fehlende Objektkonstanz (siehe das Kapitel »Chaos und Leere«) bilden zusammen eine bedrohliche Barrikade, sodass man sich und anderen nicht vertrauen und keine sorgenfreien Beziehungen entwickeln kann.

Zu Beginn einer Veränderung muss der Betroffene sich aus einer bösen Falle befreien: Damit er sich selbst und andere akzeptieren kann, muss er lernen zu vertrauen. Aber anderen zu vertrauen bedeutet, sich selbst, also der Art und Weise, wie wir andere wahrnehmen, zu vertrauen. Außerdem muss der Betreffende lernen, das ständige Vorhandensein und die Zuverlässigkeit der anderen zu akzeptieren. Für jemanden, der wie ein kleines Kind glaubt, andere würden für immer »verschwinden«, wenn sie den Raum verlassen, ist das eine recht schwierige Aufgabe. »Wenn ich Sie nicht sehen kann«, sagte Elisabeth zu Beginn ihrer Behandlung zu ihrem Psychiater, »habe ich das Gefühl, dass Sie gar nicht existieren.«

Die Borderline-Persönlichkeit muss wie ein Mensch nach einer Beinverletzung lernen zu humpeln. Wenn er im Bett liegen bleibt, kommt es zu Muskelschwund; wenn er versucht, zu kräftig zu üben, wird er das Bein erneut verletzen. Stattdessen muss er lernen zu humpeln – er muss das Bein gerade so viel belasten, dass es langsam wieder stärker wird, aber nicht so sehr, dass er es überanstrengt und damit die Heilung behindert (er muss leichte Schmerzen im Bein aushalten, die jedoch nicht überwältigend sein dürfen).

Ähnlich muss bei der Borderline-Persönlichkeitsstörung beim Heilungsvorgang gerade so viel Druck ausgeübt werden, dass sie sich herausfordert, sich vorwärtszubewegen. Im weiteren Verlauf von Elisabeths Therapie wurden kognitive Eingriffe durch einen psychodynamischeren Ansatz ersetzt, wobei den Verbindungen zwischen Erfahrungen in der Vergangenheit und derzeitigem Funktionieren mehr Aufmerksamkeit geschenkt wurde. Während dieser Übergangsphase verringerten sich die Interventionen des Therapeuten und Elisabeth übernahm mehr Verantwortung für die Ausrichtung der Therapie.

Die Vergangenheit hinter sich lassen

Die Borderline-Weltsicht wird wie die der meisten Menschen durch Erfahrungen in der Kindheit geformt, in der die Familie als ein Mikrokosmos des Universums diente. Anders als gesunde Menschen kann sich die Borderline-Persönlichkeit weder leicht von anderen Familienmitgliedern ablösen, noch kann sie ihre Familie von der übrigen Welt trennen. Tatsächlich nimmt sie alle Beziehungen wie jene in ihrer Familie wahr. Und sie akzeptiert die pathologischen Interaktionen dabei weiterhin als Normalität.

Die Borderline-Persönlichkeit kann ihre Welt nicht durch die Augen eines Erwachsenen sehen, sondern erlebt das Leben weiter wie ein Kind – und somit auch mit den intensiven Emotionen und Perspektiven eines Kindes. Wenn ein kleines Kind bestraft oder gerügt wird, betrachtet es sich fraglos als schlecht. Es kann sich nicht vorstellen, dass seine Mutter vielleicht nur einen schlechten Tag hat. Wenn das gesunde Kind heranreift, nimmt es seine sich erweiternde Welt als komplexer und weniger dogmatisch wahr. Doch bei der Borderline-Persönlichkeitsstörung sitzt der Betroffene fest – er ist ein Kind, das im Körper eines Erwachsenen lebt.

Graham Greene verwendet in einem seiner Romane das Bild, dass in der Kindheit irgendwann eine Tür aufgehe und dadurch die Zukunft eintreten würde.[265] Viele von Borderline Betroffene müssen die Verantwortung des Erwachsenseins in der Kindheit viel zu früh übernehmen; die Tür öffnet sich abrupt immer weiter, aber der Betroffene kann das Licht nicht ertragen. Oder vielleicht ist es die unerbittliche Öffnung, die den Ausblick so erschwert.

Bei der Borderline-Persönlichkeitsstörung treten Veränderungen ein, wenn der Betroffene lernt, aktuelle Erfahrungen – und die Rückschau auf Erinnerungen aus der Vergangenheit – durch die »Brille« eines Erwachsenen zu betrachten. Die neue Sichtweise ist ähnlich wie das Anschauen eines alten Horrorfilms im Fernsehen, den man seit Jahren nicht gesehen hat: Der Film, der einst auf der großen Leinwand so schrecklich schien, scheint auf dem kleinen Schirm bei normaler Beleuchtung harmlos, ja sogar albern. Man kann nicht mehr nachempfinden, warum man sich beim ersten Mal so sehr davor gefürchtet hat.

Als Elisabeth in ihrer psychotherapeutischen Behandlung bereits weit fortgeschritten war, konnte sie ihre frühkindlichen Erfahrungen in ganz anderem Licht betrachten. Sie begann, sie zu akzeptieren und den Wert der eigenen Erfahrung zu erkennen. Wären diese frühen Gefühle und Erfahrungen nicht gewesen, hätte sie ihre neue Karriere als Rechtsanwältin nicht mit diesem Elan und dieser Motivation angehen können. »Die Gefühle, die ihren Ursprung in meiner Kindheit haben«, erklärte sie, »verfolgen mich immer noch. Aber selbst das sehe ich jetzt in einem anderen Licht. Die Dinge, die ich gehasst habe, akzeptiere ich jetzt, weil sie ein Teil von mir sind.«

Mit den ausgeteilten Karten spielen

Eins der größten Hindernisse auf dem Weg zur Veränderung bei der Borderline-Persönlichkeitsstörung ist die Neigung, alles in absoluten Extremen zu bewerten. Der Betroffene muss entweder ganz perfekt sein, oder er sieht sich als völligen Versager. Er bewertet sich entweder mit »Eins plus«, aber wahrscheinlich eher mit »ungenügend«. Statt aus dem »Ungenügend« zu lernen, trägt er es wie ein Brandmal mit sich herum und macht dieselben Fehler immer wieder. Er erkennt die eigenen Verhaltensmuster nicht, Muster, aus denen er lernen und an denen er wachsen könnte.

Wenn die Situation nicht perfekt ist, wird sie abgelehnt. Die Borderline-Persönlichkeit ist nicht gewillt, mit den Karten zu spielen, die an sie ausgeteilt wurden. Sie legt die Karten ab, verliert den Einsatz, wartet darauf, vier Asse zu bekommen. Wenn sie sich nicht sicher ist, dass sie gewinnen kann, spielt sie nicht aus, was sie in der Hand hat. Die Situation bessert sich, wenn sie lernt, ihre Karten zu akzeptieren, und erkennt, dass sie immer noch gewinnen kann, wenn sie geschickt spielt.

Die Borderline-Persönlichkeit wird wie viele andere Menschen auch bisweilen durch Unentschlossenheit gelähmt. Die verschiedenen Alternativen scheinen überwältigend, und die Borderline-Persönlichkeit fühlt sich unfähig, irgendwelche Entscheidungen zu treffen. Aber wenn sie reifer wird, werden die Wahlmöglichkeiten weniger schrecklich und können sogar zu einer Quelle von Stolz und wachsender Unabhängigkeit werden. An dieser Stelle erkennt die Borderline-Persönlichkeit, dass sie vor Entscheidungen steht, die nur sie treffen kann.

»Ich stelle fest«, bemerkte Elisabeth, »dass die Wurzeln meiner Unentschlossenheit der Beginn meines Erfolgs sind. Das heißt, die Qual, wählen zu müssen, bedeutet für mich, dass ich plötzlich Wahlmöglichkeiten sehe.«

Grenzen festlegen: Die Begründung einer Identität

Eines der Hauptziele bei der Behandlung der Borderline-Persönlichkeitsstörung ist es, ein eigenständiges Identitätsgefühl zu entwickeln und die Neigung, mit anderen zu verschmelzen, zu überwinden. Biologisch betrachtet ähnelt dies dem Fortschritt von einer parasitären Lebensform zu einem Zustand der Symbiose und sogar zur Unabhängigkeit. Sowohl Parasitismus als auch Unabhängigkeit können erschreckend sein, und die meisten Borderline-Persönlichkeiten haben das Gefühl, dass es den ersten Laufversuchen ähnelt, wenn man sich auf sich selbst verlässt.

In der Biologie hängt die Existenz des Parasiten ganz und gar vom Gastgeberorganismus ab. Wenn die parasitäre Zecke bei einem Hund zu viel Blut saugt, stirbt der Hund und damit auch die Zecke. Menschliche Beziehungen funktionieren am besten, wenn sie weniger parasitär, dafür aber symbiotischer sind. In der Symbiose gedeihen zwei Organismen besser zusammen, können aber auch unabhängig voneinander bestehen. So hilft beispielsweise Moos, das an der Seite eines Baumes wächst, dem Baum, indem es direktes Sonnenlicht abhält. Und es hilft sich selbst, da es Zugang zum großen Grundwasserreservoir des Baums hat. Wenn das Moos oder der Baum abstirbt, kann der jeweils andere überleben, wenn auch nicht so gut. Die Borderline-Persönlichkeit funktioniert manchmal wie ein Parasit. Ihre fordernde Abhängigkeit kann schließlich den Menschen, an den sie sich so stark klammert, ersticken. Wenn dieser Mensch geht, wird die Borderline-Persönlichkeit möglicherweise zerstört. Wenn sie lernt, gemeinschaftlichere Beziehungen mit anderen herzustellen, lernen alle, zufriedener miteinander zu leben.

Elisabeth lernte durch die Beziehung zu ihrem Psychiater, auch mit anderen sorgenfreier umzugehen. Nachdem sie monatelang seine Loyalität getestet hatte, indem sie ihn beschimpfte und kritisierte und damit drohte, die Therapie zu beenden, fing Elisabeth an, ihm zu vertrauen. Sie begann, seine Fehler zu akzeptieren, statt sie als Beweis dafür zu sehen, dass er schließlich ihr gegenüber versagen würde. Nach einiger Zeit übertrug Elisabeth das sich entwickelnde Vertrauen zwischen sich und ihrem Therapeuten auf andere Menschen in ihrem Leben. Sie begann, sich selbst zu akzeptieren, mit all ihren Mängeln, genau wie sie jetzt auch andere akzeptierte.

Mit der Verbesserung ihres Zustands wuchs auch ihr Vertrauen, dass sie ihren »inneren Kern« nicht mehr verlieren würde. Früher fühlte sie sich in einer Gruppe Menschen unwohl, fühlte sich gehemmt und fehl am Platze. Jetzt dagegen konnte sie sich in der Gesellschaft anderer wohlfühlen, sie ließ die anderen die Verantwortung für sich selbst übernehmen, während sie die Verantwortung für sich übernahm. Wo sie sich früher gezwungen fühlte, eine Rolle anzunehmen, um sich einer Gruppe anzupassen, konnte sie jetzt an ihrem konstanteren, unveränderlichen Selbstgefühl festhalten. Sie musste nicht mehr wie ein Chamäleon ständig die Farbe wechseln. Die Begründung einer konstanten Identität bedeutet die Entwicklung der Fähigkeit, auf eigenen Füßen zu stehen, ohne sich zur persönlichen Abgrenzung auf einen anderen verlassen zu müssen. Es bedeutet, dem eigenen Urteil und den eigenen Instinkten zu vertrauen und dementsprechend zu handeln, statt auf das Feedback der anderen zu warten und darauf zu reagieren.

Beziehungen aufbauen

Indem die Borderline-Persönlichkeit sich ein bestimmtes inneres Identitätsgefühl bildet, grenzt sie sich von anderen ab. Veränderung erfordert, dass man andere als unabhängige Menschen anerkennt und Mitgefühl zeigt, indem man ihre Kämpfe versteht. Ihre Fehler und Unvollkommenheiten müssen nicht nur anerkannt werden, sondern auch von der Borderline-Persönlichkeit als Teil des Prozesses der Mentalisierung (siehe das Kapitel »Spezifische psychotherapeutische Ansätze«) als getrennt wahrgenommen werden. Wenn diese Aufgabe misslingt, geraten Beziehungen ins Straucheln. Prinzessin Diana trauerte angeblich dem Verlust ihrer Fantasievorstellung von einer Märchenehe mit Prinz Charles nach. Nach eigener Aussage hatte sie gehofft, ihr Mann würde sie wie eine Vaterfigur unterstützen, anerkennen und würdigen. Das sei aber nicht der Fall gewesen.[266]

Bei der Borderline-Persönlichkeitsstörung muss man lernen, die positiven und negativen Aspekte anderer Menschen zu integrieren. Wenn die Borderline-Persönlichkeit einem anderen Menschen nahekommen will, muss sie lernen, so unabhängig zu sein, dass sie auf behagliche, nicht verzweifelte Weise abhängig sein kann. Sie lernt, symbiotisch zu leben, nicht parasitär. Während des Heilungsprozesses entwickelt die Borderline-Persönlichkeit eine Konstanz sich selbst und anderen gegenüber. Es entwickelt sich ein Vertrauen zu anderen Menschen und zu den eigenen Wahrnehmungen dieser anderen Menschen. Die Welt wird ausgewogener und nicht mehr so extrem wahrgenommen.

Wie beim Bergsteigen kommt die schönste Erfahrung, wenn der Kletternde alle Aussichten richtig genießen kann: Er sieht nach oben und hat sein Ziel klar vor Augen, er blickt nach unten und sieht, welchen Fortschritt er beim Klettern macht. Und schließlich ruht er sich aus, blickt sich um und bewundert die Aussicht vom aktuellen Punkt aus. Teil der Erfahrung ist die Erkenntnis, dass niemand den Gipfel je erreicht. Das Leben ist ein ständiger Aufstieg. Für die Psyche ist es sehr wichtig, dass man die Reise genießen kann – dass man die Realität des Ruhegebets akzeptiert, das bei den meisten Zwölf-Schritte-Programmen zitiert wird: »Gott, gewähre mir die Gelassenheit, die Dinge anzunehmen, die ich nicht ändern kann, den Mut, die Dinge zu ändern, die ich ändern kann, und die Weisheit, den Unterschied zu erkennen.«

Erkennen, welche Auswirkung Veränderungen auf andere haben

Wenn jemand zum ersten Mal zur Therapie kommt, versteht er oft nicht, dass *er* es ist, der sich ändern muss, und nicht die anderen. Wenn er sich jedoch ändert, müssen sich die Menschen, die für sein Leben wichtig sind, ebenfalls ändern. Stabile Beziehungen sind dynamische, sich ständig verändernde Systeme, die einen Gleichgewichtszustand erreicht haben. Wenn ein Mensch in diesem System in seiner Beziehung zu anderen große Veränderungen vornimmt, müssen sich die anderen anpassen, damit der Zustand des Gleichgewichts wiederhergestellt wird. Wenn diese Anpassungen nicht erfolgen, können das System und die Beziehungen zusammenbrechen.

Alicia konsultiert beispielsweise wegen schwerer Depressionen und Angstzustände einen Psychotherapeuten. Während der Therapie wettert sie gegen ihren abhängigen, alkoholkranken Mann Adam, dem sie die Schuld an ihrem Gefühl gibt, wertlos zu sein. Schließlich erkennt sie die eigene Rolle, die sie in dieser zerbröckelnden Ehe spielt – das eigene Bedürfnis, dass andere von ihr abhängig werden, ihr wechselwirkendes Bedürfnis, andere zu beschämen, und die Angst, nach der Unabhängigkeit zu greifen. Plötzlich gibt sie ihrem Mann nicht mehr die Schuld. Sie entwickelt neue, unabhängige Interessen und Beziehungen. Sie stellt ihre Weinepisoden ein, gibt es auf, jedes Mal einen Streit anzufangen, wenn er trinkt und sich verantwortungslos verhält. Das Gleichgewicht der Ehe hat sich verändert.

Auf der Kehrseite der Medaille empfindet Adam diese Situation vielleicht als viel unbequemer als vorher. Er könnte seinen Alkoholkonsum in dem unbewussten Versuch steigern, das alte Gleichgewicht wiederherzustellen und Alicia dazu zu bewegen, wieder die sorgende Märtyrerrolle zu übernehmen. Vielleicht beschuldigt er sie, sich mit anderen Männern zu treffen, und versucht die Beziehung, die für ihn jetzt unerträglich geworden ist, zu zerstören.

Vielleicht sieht er aber auch die Notwendigkeit einer Veränderung und seine eigene Verantwortung, dass dieses pathologische Gleichgewicht aufrechterhalten wurde. Er kann die Gelegenheit ergreifen, seine eigenen Handlungen klarer zu beurteilen und sein eigenes Leben neu zu bewerten, genau wie er es bei seiner Frau beobachtet hat.

Die Teilnahme an einer Therapie kann für alle Betroffenen eine wertvolle Erfahrung sein. Je interessanter und wissender Elisabeth wurde, desto ignoranter erschien ihr ihr Mann. Je offener sie wurde – je mehr Grau sie in einer Situation wahrnehmen konnte –, desto stärker sah er die Situation schwarzweiß, um das Gleichgewicht wiederherzustellen. Sie hatte das Gefühl, dass sie »jemanden zurückließ«. Diese Person war sie – oder besser gesagt der Teil von ihr, den sie nicht mehr brauchte oder wollte. Sie selbst bezeichnete es als »Erwachsenwerden«.

Als Elisabeths Behandlung sich dem Ende zuneigte, suchte sie ihren Arzt nicht mehr so regelmäßig auf, musste sich aber immer noch mit anderen wichtigen Menschen in ihrem Leben auseinandersetzen. Sie kämpfte mit ihrem Bruder, der sich weigerte zuzugeben, dass er ein Problem mit Drogen hatte. Er beschuldigte sie,

»hochnäsig« zu sein und »den neuen Psycho-Quatsch als Waffe zu benutzen«. Sie stritten erbittert über die fehlende Kommunikation innerhalb der Familie. Er erklärte ihr, dass sie trotz all der Therapien immer noch »verrückt« sei. Sie kämpfte mit ihrer Mutter, die weiter forderte, sich beklagte und unfähig war, ihr Liebe zu zeigen. Sie stritt mit ihrem Mann, der seine Liebe gestand, aber immer noch stark trank und es kritisierte, dass sie ihre Ausbildung fortsetzen wollte. Er weigerte sich, aktiv bei der Kindererziehung zu helfen, und nach einiger Zeit entdeckte sie, dass seine häufige Abwesenheit von zu Hause mit einer anderen Frau zu tun hatte.

Schließlich erkannte Elisabeth, dass sie nicht die Macht hatte, andere zu ändern. Sie setzte die SET-UP-Techniken ein, um diese Familienmitglieder besser zu verstehen und Schutzmauern für sich selbst zu errichten, die sie davor schützen konnten, in weitere Konflikte hineingezogen zu werden. Sie begann sie so zu akzeptieren, wie sie waren, versuchte sie zu lieben, so weit sie es konnte, und ein eigenständiges Leben zu leben. Sie hatte das Bedürfnis nach neuen Freunden und neuen Aktivitäten im Leben. Elisabeth bezeichnete diesen Prozess als »Heimkehr«.

ANHANG

Anhang A: Alternative Modelle zur Diagnose der Borderline-Persönlichkeitsstörung

Trotz der Kritik einiger Kliniker und Forscher behielt die American Psychiatric Association das Diagnosemodell für die Borderline-Persönlichkeitsstörung aus früheren Ausgaben im *Diagnostic and Statistical Manual of Mental Disorders*, 5. Ausgabe (2013) bei. Teil II des DSM-5 listet neun Kriterien auf, von denen der Patient zur Bestätigung einer Borderline-Diagnose mindestens fünf aufweisen muss. Im Kapitel »Chaos und Leere« werden diese ausführlich erörtert.

Dieser *kategorische* Ansatz hat mehrere Beschränkungen.

(1) Jedem Kriterium kommt dieselbe Gewichtung oder Bedeutung zu, doch der qualitative Schweregrad und die vergleichbare Bedeutung werden nicht bewertet. Dies erschwert die Entwicklung von stärker individualisierten Behandlungsplänen für die verschiedenen, unterschiedlich ausgeprägten Erscheinungsbilder bei von Borderline Betroffenen und verhindert die Ausarbeitung von genaueren Erfolgsprognosen.

(2) Viele dieser Kriterien treffen gleichermaßen auf andere Diagnosen von Persönlichkeitsstörungen zu, sodass es häufig zu Mehrfachdiagnosen kommt.

(3) »Persönlichkeitsstörung« wird im DSM-5 als »überdauerndes Muster« definiert, das »tiefgreifend und unflexibel« ist, »im Zeitverlauf stabil« ist und zu »Leiden und Beeinträchtigungen« führt.[267] Wenn jedoch ein Patient fünf Kriterien aufweist und zu irgendeinem Zeitpunkt ein Symptom behoben wird (er ist beispielsweise nicht mehr suizidgefährdet), erfüllt er trotz anhaltender Verzweiflung die Anforderungen der Diagnose nicht mehr. Plötzlich ist ein »überdauernder«, »tiefgreifender«, »unflexibler« und »stabiler« Grad der Persönlichkeitsfunktionen nicht mehr vorhanden.

(4) Schließlich fasst das kategorische System von den neun definierenden Kriterien fünf Kriterien beliebiger Art zusammen. So können viele Patienten die kategorische Definition der Borderline-Persönlichkeitsstörung erfüllen, jedoch voneinander sehr verschieden sein und unterschiedliche auffällige Verhaltensweisen zeigen, für die verschiedenartige Behandlungsansätze erforderlich sind.

Aktuell empfohlene Therapien konzentrieren sich auf bestimmte Subtypen der Borderline-Persönlichkeitsstörung und sind für andere Kernsymptome möglicherweise nicht hilfreich. Die Dialektisch-Behaviorale Therapie (DBT) beispielsweise zielt hauptsächlich auf selbstzerstörerische Verhaltensweisen ab, kann jedoch weniger hilfreich sein, wenn Gefühle von Leere oder Identitätsverwirrung stärker hervortreten. Die transferenzfokussierte Psychotherapie (TFP) betont eher die interpersonelle Funktion, ist aber bei bestimmten selbstzerstörerischen, impulsiven Verhaltensweisen weniger geeignet. (Das Kapitel »Medikamente: Wissenschaft und Versprechen« geht näher auf die DBT, TFP und andere Behandlungsmodalitäten ein.)

Aus diesen Gründen wurden *dimensionale* Modelle vorgeschlagen. Diese Konstrukte basieren auf der Annahme, dass sich die Persönlichkeitspathologie zusammen mit der Normalität auf einem Kontinuum befindet und nicht von der Realität abgeschieden ist. Dimensionale Modelle legen den Schwerpunkt stärker auf die Kernmerkmale der Borderline-Persönlichkeitsstörung wie emotionale Regulationsstörung, zerstörerische Impulsivität, Feindseligkeit, Identitätsverwirrung und interpersonelle Dysfunktion.[268] Sie bewerten das Funktionsniveau und den Grad der Einschränkungen, die festlegen, wann etwa normale Frustration und Launenhaftigkeit in pathologischen Zorn und emotionale Instabilität übergehen. Dimensionale Konzepte erkennen die Schweregrade der Symptome, die in verschiedenen Ausprägungsstufen von Borderline-Verhalten resultieren. Im Gegensatz dazu legt das kategorische System fest, dass ein Symptom und letztendlich eine Persönlichkeitsstörung entweder vorhanden ist oder nicht, was subjektiv vom jeweiligen Arzt entschieden wird.

Das Alternative DSM-5-Modell für Persönlichkeitsstörungen (AMPD)

Teil III des DSM-5 versucht, die Schwierigkeiten des kategorialen Ansatzes anzugehen, und beschreibt ein alternatives, aber viel komplexeres Modell zur Definition von Persönlichkeitsstörungen: das alternative Modell für Persönlichkeitsstörungen (AMPD: Alternative Model of Personality Disorders). Hierbei handelt es sich um einen dimensionalen Ansatz, bei dem Persönlichkeitsstörungen in einem Kontinuum zwischen Normalität und Persönlichkeitspathologie liegen, d. h. die Symptome werden nach ihrem Schweregrad beurteilt. Das Modell behält jedoch einige kategoriale Kriterien bei, die spezifische Störungen beschreiben.

Dieses Modell umfasst drei primäre Komponenten:

Die erste ist die Messung des Schweregrads in vier Bereichen – Identität (kritisches Selbstbild, Gefühle von Leere), Selbststeuerung

(Instabilität bei Zielen und Werten), Mitgefühl (die Unfähigkeit, die Gefühle und Bedürfnisse anderer zu erkennen) und Intimität (instabile, konfliktträchtige Beziehungen). Der Grad der Beeinträchtigung in diesen Bereichen legt fest, ob eine Persönlichkeitsstörung vorliegt.

Zweitens werden pathologische Persönlichkeitsmerkmale in fünf breit angelegten Persönlichkeitszügen (Trait Domains) organisiert, die durch 25 Persönlichkeitsfacetten (Trait-Facets) beschrieben werden. Diese fünf Persönlichkeitszüge erinnern an unsere Diskussion im Kapitel »Verstehen und heilen«, Abbildung 7, in der wir die Schnittlinien von Persönlichkeitsmerkmalen und den Wunsch nach einem gesunden Mittelweg beschrieben haben.

Die fünf Persönlichkeitszüge sind:

- *Negative Affektivität* (Ängstlichkeit, Depressivität, Zorn usw.) versus *emotionale Stabilität*
- *Verschlossenheit* (Selbstunsicherheit, Rückzug usw.) versus *Extraversion*
- *Antagonismus* (Unehrlichkeit, Neigung zu Manipulation, Grandiosität usw.) versus *Verträglichkeit*
- *Enthemmtheit* (Impulsivität, Risikobereitschaft usw.) versus *Gewissenhaftigkeit*
- *Psychotizismus* (Exzentrizität, bizarres Verhalten) versus *Klarheit*

(Natürlich könnte das entgegengesetzte Extrem der Persönlichkeitszüge ebenfalls pathologisch sein. So könnte die *Extraversion* zur Manie mutieren. Im Extrem könnte Gewissenhaftigkeit zu einer Zwangsstörung werden.)

Schließlich enthält das AMPD ein kategoriales Element, das sechs Persönlichkeitsstörungen beschreibt – Borderline, antisozial, narzisstisch, selbstunsicher, zwanghaft, schizotypisch. Diese entsprechen jenen in Teil II des DSM-5, wobei die Kriterien etwas variieren. Es ist interessant, dass vier der in Teil II beschriebenen Störungen (paranoid, schizoid, histrionisch, abhängig) im AMPD mangels Studien, die diese vier Störungen innerhalb dieses Modells abgrenzen, ausgeschlossen werden.

Nach der Feststellung moderater oder größerer Einschränkungen bei den Funktionsweisen der Persönlichkeit listet das Modell sieben pathologische »Traits« auf, die bei der Borderline-Persönlichkeitsstörung identifiziert werden. Wie in Teil II, wo mindestens fünf der neun Kriterien für die Borderline-Persönlichkeitsstörung für eine Diagnose notwendig sind, müssen zur Bestätigung der Diagnose einer Borderline-Persönlichkeitsstörung mindestens vier dieser sieben »Traits« nachgewiesen werden.[269]

1. **Emotionale Instabilität** (ein Aspekt der *negativen Affektivität*): häufige Stimmungsschwankungen, hohe Intensität von Emotionen, die in keinem Verhältnis zum Anlass stehen
2. **Ängstlichkeit** (ein Aspekt der *negativen Affektivität*): Panikgefühle, Angst vor dem Ungewissen, Angst, die Kontrolle zu verlieren
3. **Trennungsangst** (ein Aspekt der *negativen Affektivität*): Angst vor Ablehnung, Angst vor übermäßiger Abhängigkeit und Autonomieverlust
4. **Depressivität** (ein Aspekt der *negativen Affektivität*): Gefühle von Hoffnungslosigkeit, Pessimismus, Schamgefühl, Gefühl der Minderwertigkeit, Selbstmordgedanken
5. **Impulsivität** (ein Aspekt der *negativen Enthemmtheit*): impulsive Reaktionen ohne Ziel oder Berücksichtigung der Folgen, Schwierigkeiten bei der Einhaltung von Plänen, Selbstverletzung bei Stress

6. **Risikoverhalten** (ein Aspekt der *negativen Enthemmtheit*): gefährliche, potenziell selbstschädigende Verhaltensweisen, Mangel an Bewusstsein für die eigenen Grenzen, Verleugnung realer persönlicher Gefahr
7. **Feindseligkeit** (ein Aspekt des *Antagonismus*): Zornesausbrüche als Reaktion auf geringfügige Kränkungen

Mindestens eins der gezeigten Kriterien muss **Impulsivität, Risikoverhalten** oder **Feindseligkeit** sein.

Diese Kriterien für die Borderline-Persönlichkeitsstörung blenden einige der in Teil II aufgeführten Kriterien aus, insbesondere chronische Gefühle von Leere und vorübergehende, stressbezogene paranoide Gedanken oder dissoziative Erfahrungen. Das Muster instabiler und intensiver Beziehungen mit extremer Idealisierung und Abwertung, das häufig ein separates, hervorstechendes Merkmal der Borderline-Persönlichkeitsstörung ist, wird bei diesem Paradigma nur angedeutet.

Offensichtlich ist das AMPD sehr viel komplexer als Teil II des DSM-5. Es kann für Forscher nützlich, für Kliniker jedoch unpraktisch sein und wird in der Zukunft noch stark verfeinert werden müssen, um akzeptiert zu werden. Es ist jedoch ein erster Versuch, Persönlichkeitsstörungen besser zu verstehen und effektivere Behandlung zu entwickeln.

Das ICD-11-Modell der Persönlichkeitsstörungen

Die von der Weltgesundheitsorganisation (WHO) veröffentlichte *Internationale statistische Klassifikation der Krankheiten* (ICD) ist das weltweit am häufigsten genutzte Modell zur Beschreibung aller Krankheiten, einschließlich psychischer Störungen. Die aktuelle Ausgabe, die ICD-10,[270] enthält die Diagnose der *emotional instabilen*

Persönlichkeitsstörung. Zwei Varianten dieser Diagnose werden besonders erwähnt – der impulsive Typ (explosiv, zornig, drohend) und der Borderline-Typ (gestörtes Selbstbild, Gefühle von Leere, Angst vor dem Verlassenwerden, instabile Beziehungen, emotionale Krisen und Suiziddrohungen oder Selbstverletzungen). Die im April 2019 eingebrachte 11. Auflage der ICD wird derzeit noch erstellt. Die formelle Verabschiedung und Einführung sind frühestens für das Jahr 2022 geplant.

In der ICD-11 wird zuerst das Vorhandensein einer Persönlichkeitsstörung mit beträchtlicher persönlicher Dysfunktion und Störungen nachgewiesen, die erhebliches Leiden oder Beeinträchtigung verursachen. Im nächsten Schritt wird der Schweregrad als mild, moderat oder schwer ermittelt.

Daran anschließend verweist das ICD-11-System auf sechs Profile in einem Kontinuum zwischen normal und pathologisch. Mit einigen Abweichungen entsprechen diese den fünf im AMPD beschriebenen Persönlichkeitszügen. Eine sechste Einstufung ist die *Borderline-Persönlichkeitsstörung.* Diese Einstufung wird hauptsächlich mit den in Teil II des DSM-5 aufgeführten Kriterien beschrieben, wobei zur Bestätigung der Diagnose keine bestimmte Anzahl von Kriterien erforderlich ist.[271] Der dimensionale Ansatz von Teil III des DSM-5 und der ICD-11 geht davon aus, dass eine Verbesserung beim Patienten durch Verringerung des Schweregrads erzielt werden kann, wobei die Diagnose einer Persönlichkeitsstörung beibehalten wird. Im Gegensatz dazu erlaubt Teil II des DSM-5-Systems nur die Feststellung des Vorhandenseins oder des Fehlens einer Persönlichkeitsstörung.

Research Domain Criteria (RDoC)

Das National Institute of Mental Health (NIMH) initiierte die Research Domain Criteria (RDoC) als Forschungsprojekt.[272] Im Gegensatz zum DSM oder zur ICD gilt das Projekt zurzeit für die klinische Diagnose als nicht praktikabel/anwendbar. Stattdessen sind die RDoC ein Forschungstool, das versucht, das zunehmende Wissen im Bereich der Neurowissenschaften zu nutzen, um die Ursachen und Entwicklung von psychischen Störungen zu erkunden.[273]

Das RDoC-Projekt benennt Verhaltensmuster, die Emotions-, Kognitions-, Motivations- und soziale Interaktionssysteme repräsentieren. Dies soll mit neuer Forschung zu Genen, Molekülen, Zellen, neuronalen Schaltkreisen, Physiologie, Verhaltenstendenzen, Selbsteinschätzungen und formellen Tests verknüpft werden.[274]

Die identifizierten Domänen, die mit diesen neuen Forschungsbereichen korreliert werden, sind:

- *Negative Valenz* (Furcht, Angst, Verlust)
- *Positive Valenz* (Bemühung, belohnungsbasierte Reaktion)
- *Kognitive Systeme* (Aufmerksamkeit, Wahrnehmung, Impulsivität, Gedächtnis, Sprache)
- *Soziale Prozesse* (Kommunikation, Selbsterkennen, Kultur, Familie, Trauma)
- *Erregung und regulatorische Systeme* (Schlaf-Wach-Rhythmen, Aktivierung)
- *Sensomotorische Systeme* (motorische Reflexreize, Anregung/Hemmung)

Forschungen können zu neuen Sichtweisen der Borderline-Persönlichkeitsstörung führen. Genetische Faktoren könnten Elemente von Negativität (Leere, Angst vor dem Verlassenwerden) weiter beleuchten. Neurologische Schaltkreise stehen im Zusammenhang mit Impulsivität. Biologische Sensibilität auf interne und externe Reize kann sich auf soziale, Erregungs- und sensomotorische Systeme auswirken. Es ist möglich, spezifische Symptome mit neuen wissenschaftlichen Entdeckungen in Zusammenhang zu bringen.

Das DSM der Zukunft wird viele dieser alternativen Einschätzungen übernehmen. Wenn wir mehr über psychische Krankheiten lernen, werden wir bei der Diagnose präziser sein können. Dies wird dazu führen, dass individualisierte Behandlungen effektiver werden.

Anhang B: Die Entwicklung des Borderline-Syndroms

Das Konzept der Borderline-Persönlichkeit ist hauptsächlich durch die theoretischen Formulierungen psychoanalytischer Autoren entstanden. Die aktuellen DSM-5-Kriterien – beobachtbare, objektive und statistisch verlässliche Grundsätze für die Definition dieser Störung – stammen aus den abstrakteren, spekulativen Schriften psychoanalytischer Theoretiker der letzten hundert Jahre.

Sigmund Freud

Zu Freuds Zeit, Ende des 19., Anfang des 20. Jahrhunderts, war die Psychiatrie ein Zweig der Medizin, der eng mit der Neurologie zusammenhing. Psychische Syndrome wurden durch direkt beobachtbares Verhalten definiert, im Gegensatz zu den nicht beobachtbaren, geistigen oder »unbewussten« Mechanismen. Die meisten Formen geistiger Erkrankungen wurden neurophysiologischen Abweichungen zugeschrieben.

Obwohl Freud selbst ein erfahrener Neurophysiologe war, ging er seelische Probleme auf unterschiedliche Weise an. Er entwickelte das Konzept des Unbewussten und setzte damit eine Reihe von psychologischen – an Stelle von physiologischen – Untersuchungen in Gang. Dennoch war er überzeugt, dass schließlich physiologische Mechanismen aufgedeckt werden würden, die mit seinen psychologischen Theorien übereinstimmen würden.

Mehr als ein Jahrhundert nach Freuds Arbeit, die einen Meilenstein in der Psychologie bedeutet, hat sich der Kreis fast geschlossen: Heute werden diagnostische Klassifikationen wieder durch beobachtbare Phänomene definiert, und neue Grenzbereiche der Forschung bei den Borderline-Fällen und anderen Arten psychischer Erkrankungen untersuchen wieder neurophysiologische Faktoren, wobei die Wirkung von psychischen und Umweltfaktoren anerkannt wird.

Freuds Erklärung des Unbewussten ist die Grundlage der Psychoanalyse. Er glaubte, dass die Psychopathologie aus dem Konflikt zwischen primitiven, unbewussten Impulsen und dem Bedürfnis des Bewusstseins, diese verabscheuungswürdigen, unannehmbaren Gedanken daran zu hindern, ins Bewusstsein einzudringen, resultierte. Zuerst setzte er die Hypnose ein und später die »freie Assoziation« und andere klassische psychoanalytische Techniken, um diese Theorien zu erforschen.

Ironischerweise wollte Freud die Psychoanalyse ursprünglich in erster Linie als Forschungswerkzeug einsetzen und nicht als Behandlungsform. Seine blumigen Fallgeschichten – »Der Rattenmann«, »Der Wolfsmann«, »Der kleine Hans«, »Anna O.« usw. – wurden veröffentlicht, um diese sich entwickelnden Theorien zu unterstützen und um die Psychoanalyse als Behandlungsmethode zu fördern. Viele Psychiater sind heute der Ansicht, dass Patienten, von denen Freud glaubte, sie litten unter Hysterie und anderen Arten der Neurose, heute klar als Borderline-Persönlichkeiten identifiziert werden würden.

Psychoanalytische Autoren nach Freud

Psychoanalytiker, die Freud folgten, waren die Hauptbeitragenden für das moderne Konzept des Borderline-Syndroms.[275] 1925 beschrieb Wilhelm Reich in *The Impulsive Character* Versuche, die Psychoanalyse auf bestimmte charakterologische Störungen anzuwenden, denen er in seiner Klinik begegnete. Er fand heraus, dass der »impulsive Charakter« oft gleichzeitig in zwei scharf kontrastierende Gefühlszustände eingetaucht, aber nicht in der Lage war, diese Zustände nicht ohne offensichtliches Unbehagen über den Spaltungsmechanismus aufrechtzuerhalten – ein Konzept, das für alle nachfolgenden Theorien über das Borderline-Syndrom von zentraler Bedeutung war, besonders für Otto Kernberg (siehe folgendes Kapitel).

In den späten 1920er- und frühen 1930er-Jahren untersuchten die Anhänger der britischen Psychoanalytikerin Melanie Klein die Fälle vieler Patienten, die eben außerhalb der Reichweite der Psychoanalyse zu liegen schienen und heute als von Borderline Betroffene angesehen werden könnten. Die Kleinianer konzentrierten sich auf psychische im Gegensatz zu biologisch-anlagebedingten Faktoren.

Der Begriff *Borderline* wurde zum ersten Mal 1938 von Adolph Stern geprägt, um eine Gruppe von Patienten zu beschreiben, die nicht in die primären diagnostischen Klassifikationen der »Neurosen« und »Psychosen« zu passen schienen.[276] Sie befanden sich Sterns Gefühl nach an der »Grenze«. Die Betreffenden waren offenbar kränker als neurotische Patienten – in der Tat »zu krank für die klassische Psychoanalyse« –, aber dennoch interpretierten sie die reale Welt nicht wie die psychotischen Patienten ständig falsch. Obwohl sie wie Patienten mit einer Neurose eine große Auswahl an Angstsymptomen zeigten, hatten neurotische Patienten meistens ein solideres, beständigeres Identitätsgefühl und setzten reifere Mechanismen ein, um damit zurechtzukommen.

Während der 1940er- und 1950er-Jahre identifizierten andere Psychoanalytiker eine Patientengruppe, auf die die vorhandenen pathologischen Beschreibungen nicht passten. Einige Patienten schienen neurotisch oder unter leichten Symptomen zu leiden, aber wenn sie eine traditionelle Psychotherapie begannen, speziell eine Psychoanalyse, brachen sie zusammen. Auf ähnliche Weise verschärfte auch eine Krankenhauseinweisung die Symptome und verstärkte das infantile Verhalten und die Abhängigkeit von Therapeut und Krankenhaus.

Andere Patienten schienen schwer psychotisch und wurden oft als schizophren eingestuft, um dann innerhalb kürzester Zeit plötzlich und unerwartet zu gesunden. (Eine solch dramatische Verbesserung steht im Widerspruch zum üblichen Verlauf.) Wieder andere Patienten zeigten Symptome, die an Depressionen erinnerten, aber ihre radikalen Stimmungsschwankungen passten nicht zum üblichen Profil der manisch-depressiven oder depressiven Störungen.

Psychologische Tests bestätigten ebenfalls die Gegenwart einer neuen, einzigartigen Klassifikation. Bestimmte Patienten schnitten bei strukturierten psychologischen Tests normal ab (beispielsweise bei Intelligenztests), aber bei unstrukturierten Projektionstests (beispielsweise beim Rorschach-Test, bei dem Tintenklecksbilder bewertet werden) ähnelten ihre Reaktionen viel stärker denen psychotischer Patienten, die Denkweisen und Vorstellungen auf einem zurückgebildeten, kindlicheren Niveau zeigten.

In der Nachkriegszeit richtete die Psychoanalyse ihre Aufmerksamkeit auf verschiedene Aspekte des Syndroms und versuchte eine kurze Beschreibung zu entwickeln. In vielerlei Hinsicht ähnelte diese Situation der alten Geschichte von den Blinden, die um einen Elefanten herumstanden und versuchten, durch die Berührung verschiedener Körperteile festzustellen, um welches Tier es sich handelt. Natürlich beschrieb jeder ein anderes Tier, was jeweils davon abhing, welchen Teil er berührte. Ähnlich waren die Forscher in der Lage, verschiedene Aspekte des Borderline-Syndroms zu erkennen und zu identifizieren, aber sie konnten die Störung nicht in ihrer Gesamtheit fassen. Viele Wissenschaftler, wie Zilboorg, Hoch und Polatin, Bychowski und andere,[277 278 279] und das DSM-II (1968)[280] befassten sich mit den schizophrenieähnlichen Aspekten der Störung und verwandten zur Beschreibung dieser Patienten Begriffe wie »ambulatorische Schizophrenie«, »prä-schizophren«, »pseudoneurotische Schizophrenie« und »latente Schizophrenie«. Andere konzentrierten sich auf das Fehlen eines beständigen Kernidentitätsgefühls bei diesen Patienten. 1942 beschrieb Helene Deutsch eine Gruppe von Patienten, die ein inneres Gefühl von Leere durch eine chamäleonhafte Änderung ihrer inneren und äußeren emotionalen Erfahrungen überwanden, um sich den Menschen und Situationen, mit denen sie im Moment konfrontiert waren, anzupassen. Sie bezeichnete diese Neigung, die Eigenschaften anderer anzunehmen, um damit ein Mittel zu haben, mit dem sie Liebe gewinnen oder behalten konnten, als die »Als-ob-Persönlichkeit«.[281]

1953 belebte Robert Knight den Begriff *Borderline* in seiner Bewertung der »Borderline-Zustände« neu.[282] Er erkannte, dass bestimmte Patienten, obwohl sie ausgesprochen unterschiedliche Symptome zeigten und mit verschiedenen Diagnosen kategorisiert wurden, dennoch eine gemeinsame Pathologie ausdrückten.

Nachdem Knights Arbeiten veröffentlicht worden waren, wurde der Begriff *Borderline* stärker anerkannt, und die Möglichkeit, Sterns allgemeines Borderline-Konzept als Diagnose zu verwenden, wurde stärker akzeptiert. 1968 definierten Roy Grinker und seine Kollegen vier Untertypen des von Borderline Betroffenen: erstens eine schwer leidende Gruppe, die an der Grenze zur Psychose lag, zweitens eine »Kern-Borderline«-Gruppe mit turbulenten zwischenmenschlichen Beziehungen, intensiven Gefühlszuständen und

Einsamkeit, drittens eine »Als-ob«-Gruppe, die sich leicht von anderen beeinflussen ließ und der eine stabile Identität fehlte, und viertens eine leicht beeinträchtigte Gruppe mit geringem Selbstvertrauen, die an das neurotische Ende des Spektrums grenzte.[283]

Dennoch war trotz all dieser ausgedehnten, bahnbrechenden Arbeiten die Diagnose der Borderline-Persönlichkeit unter Psychiatern immer noch unklar. Von vielen wurde sie als »Papierkorb-Diagnose« betrachtet. Dort konnte man jene Patienten »abladen«, die man nicht verstand, die sich der Therapie widersetzten oder deren Zustand sich einfach nicht besserte. Diese Situation blieb bis weit in die 1970er-Jahre hinein unverändert.

Als die Borderline-Persönlichkeit genauer definiert wurde und sich von anderen Syndromen unterscheiden ließ, wurden Versuche unternommen, den zweideutigen und ziemlich stigmatisierenden Namen zu ändern. Während der Entwicklung des DSM-III wurde in den späten 1970er-Jahren kurz der Begriff »instabile Persönlichkeit« in Betracht gezogen. Die Bezeichnung beschrieb das Syndrom aber auch nicht besser und hatte daher keinen Bestand. 2020 veröffentlichte das Royal College of Psychiatrists in England ein Thesenpapier (»Service for People Diagnosable with Personality Disorder«), in dem die Frage gestellt wurde, ob nicht bereits der Ausdruck *Persönlichkeitsstörung* abwertend sei. Dennoch wurden für die Borderline-Persönlichkeitsstörung keine anderen Namen vorgeschlagen.

In den 1960er- und 1970er-Jahren entwickelten sich zwei wichtige geistige Richtungen, um einen beständigen Satz an Kriterien für die Definition des Borderline-Syndroms zu entwerfen. Wie einige andere Disziplinen in den Natur- und Sozialwissenschaften war die Psychiatrie ideologisch in zwei Hauptlager gespalten – die eine stärker konzeptorientiert und die andere stärker vom beschreibenden, beobachtbaren Verhalten beeinflusst, das sich leichter überprüfen und unter Laborbedingungen untersuchen ließ.

Die empirische Schule, die von John G. Gunderson von der Harvard-Universität angeführt und der von vielen Wissenschaftlern der Vorrang gegeben wurde, entwickelte eine strukturierte, stärker auf der Verhaltensforschung beruhende Definition, die auf meldepflichtigen Kriterien basiert und daher für Forschung und Studium leichter zugänglich ist. Diese Definition ist die am weitesten akzeptierte und wurde 1980 vom DSM-III übernommen und im DSM-IV und DSM-5 fortgesetzt (siehe das Kapitel »Chaos und Leere«).

Die andere, stärker konzeptorientierte Schule, die von Otto Kernberg von der Cornell-Universität angeführt wird und die von vielen Psychoanalytikern bevorzugt wird, schlägt eine stärker psychostrukturelle Methode zur Beschreibung des Syndroms vor. Diese beruht auf der intrapsychischen Funktion und auf Abwehrmechanismen und nicht so sehr auf offenkundigen Verhaltensweisen.

Kernbergs »Borderline-Persönlichkeitsorganisation«

1967 stellte Otto Kernberg sein Konzept der Borderline-Persönlichkeitsorganisation vor, ein weitreichenderes Konzept als die Borderline-Persönlichkeitsstörung des derzeitigen DSM-5 (BPO). Kernbergs Begriff stellt die Borderline-Persönlichkeitsorganisation genau in die Mitte zwischen neurotischer und psychotischer Persönlichkeitsorganisation.[284 285] Ein Patient mit einer Borderline-Persönlichkeitsorganisation, wie von Kernberg definiert, ist weniger beeinträchtigt als ein psychotischer Patient, bei dem die Wahrnehmung der Realität stark verzerrt ist, sodass eine normale Funktion unmöglich gemacht wird. Andererseits ist der unter der Borderline-Persönlichkeitsorganisation leidende Patient stärker behindert als ein Mensch mit einer neurotischen Persönlichkeitsorganisation, der unerträgliche Angst als Resultat emotionaler Konflikte erfährt.

Die Identitätswahrnehmung des neurotischen Patienten und sein System von Abwehrmechanismen ist meistens anpassungsfähiger als jene der Borderline-Persönlichkeitsorganisation.

Die Borderline-Persönlichkeitsorganisation umfasst die Borderline-Persönlichkeitsstörung und andere (charakterologische) Störungen, wie paranoide, schizoide, antisoziale, histrionische und narzisstische Persönlichkeitsstörungen. Außerdem zählen dazu obsessiv-zwanghafte und chronische Angststörungen, Hypochondrie, Phobien, sexuelle Perversionen und dissoziative Reaktionen (beispielsweise die dissoziative Persönlichkeitsstörung, die auch als multiple Persönlichkeitsstörung bekannt ist). In Kernbergs System machen die Patienten, bei denen zurzeit die Diagnose einer Borderline-Persönlichkeitsstörung gestellt wird, nur etwa 10 bis 25 Prozent der Patienten aus, die als Borderline-Persönlichkeitsorganisationen klassifiziert werden. Ein Patient mit der Diagnose einer Borderline-Persönlichkeitsstörung liegt innerhalb der gesamten Diagnose der Borderline-Persönlichkeitsorganisation auf einem etwas niedriger funktionierenden Niveau von größerer Schwere.

Obwohl Kernbergs System vom DSM der American Psychiatric Association nicht offiziell übernommen wurde, hat seine Arbeit als theoretisches Modell für praktizierende Ärzte und Forscher enormen Einfluss gehabt und übt diesen immer noch aus. Die transferenzfokussierte Psychotherapie (TFP) basiert auf Kernbergs Formulierungen (siehe das Kapitel »Spezifische psychotherapeutische Ansätze«). Allgemein betont Kernbergs Schema die abgeleiteten inneren Mechanismen, die nachfolgend beschrieben werden.

Wechselndes Realitätsgefühl

Wie Menschen mit neurotischen Symptomen sind von Borderline Betroffene die meiste Zeit über in Kontakt mit der Realität; unter Stress kann sich der von Borderline Betroffene jedoch in einen kurzen psychotischen Zustand zurückentwickeln. Marie, eine 29-jährige verheiratete Frau, begab sich wegen wachsender Depressionen und ehelicher Spannungen in die Therapie. Marie, eine intelligente, attraktive Frau, kommunizierte während der ersten acht Sitzungen völlig ruhig. Eifrig stimmte sie einem gemeinsamen Gespräch mit ihrem Mann zu, aber während der Sitzung mit ihm wurde sie laut und streitlustig, was für sie eigentlich nicht charakteristisch war. Sie ließ die Fassade von Selbstbeherrschung fallen und begann ihren Mann wegen angeblicher Treulosigkeit zu beschimpfen. Sie beschuldigte den Therapeuten, sich auf die Seite ihres Mannes zu schlagen (»Ihr Männer haltet immer zusammen!«) und beschuldigte beide, sich gegen sie zu verschwören. Dieser plötzliche Übergang von einer entspannten, leicht depressiven Frau zu einer zornigen Paranoiden ist für die sich schnell verändernden Grenzen der Realität, wie man sie bei von Borderline Betroffenen beobachtet, recht typisch.

Nicht spezifische Funktionsschwächen

Von Borderline Betroffene haben große Schwierigkeiten, Frustrationen zu tolerieren und mit Angst zurechtzukommen. In Kernbergs System ist impulsives Verhalten der Versuch, diese Spannung zu zerstreuen. Die Betroffenen setzen außerdem defekte Mechanismen für die Sublimation ein, das heißt, sie sind nicht in der Lage, Frustrationen und Unbehagen auf sozial anpassungsfähige Art zu kanalisieren. Obwohl sie starkes Mitgefühl, Wärme und Schuldgefühle zeigen können, sind diese Ausdrucksformen oft mechanische, eher manipulierende Gesten, die nur vorgetäuscht werden, und nicht der wahre Ausdruck von Gefühlen. Tatsächlich kann der von Borderline Betroffene sich so verhalten, als ob er einen dramatischen Ausbruch, der Augenblicke vorher stattgefunden hat, völlig vergessen hat, ähnlich wie ein Kind, das nach einem Trotzanfall plötzlich wieder lacht.

Primitives Denken

Borderline-Persönlichkeiten können an einem strukturierten Arbeitsplatz gut ihre Pflichten erfüllen, aber unter der Oberfläche bestehen schwere Selbstzweifel, Argwohn und Ängste weiter fort. Diese inneren Denkprozesse können überraschend einfach und ursprünglich sein, verborgen hinter einer stabilen Fassade von erlernten und eingeübten Gemeinplätzen. Jeder Umstand, der die schützende Struktur des Betroffenen durchbricht, kann eine Flut chaotischer Leidenschaften, die im Inneren versteckt sind, freisetzen. Das vorige Beispiel von Marie illustriert diesen Punkt.

Psychische Projektionstests offenbaren ebenfalls die primitiven Gedankenprozesse in der Borderline-Persönlichkeitsorganisation. Diese Tests – etwa der Rorschach-Test und der thematische Apperzeptionstest (TAT) – locken Assoziationen auf zweideutige Reize hervor, beispielsweise auf Tintenklecksbilder oder Bilder, um die herum der Patient eine Geschichte erfinden soll. Borderline-Reaktionen ähneln typischerweise den Reaktionen von Schizophrenen und anderen psychotischen Patienten. Anders als die kohärenten, organisierten Reaktionen, die man normalerweise in einer Population mit neurotischen Symptomen beobachtet, beschreiben von Borderline Betroffene oft bizarre, primitive Bilder – so sieht der Betroffene möglicherweise wilde Tiere, die einander auffressen, während die neurotische Person einen Schmetterling sieht.

Primitive Abwehrmechanismen

Durch den Spaltungsmechanismus (siehe das Kapitel »Chaos und Leere«) nimmt die Borderline-Persönlichkeit eine Welt von

Extremen wahr – eine Sichtweise, in der Menschen und Objekte entweder gut oder schlecht sind, freundlich oder feindlich, geliebt oder gehasst –, um der Angst vor Mehrdeutigkeit und Unsicherheit zu entgehen.

In Kernbergs Konzept führt die Spaltung oft zum »magischen Denken«: Aberglaube, Phobien, Obsessionen und zwanghaftes Verhalten werden als Talisman eingesetzt, um unbewusste Ängste abzuwehren. Die Spaltung führt auch zu sekundären Abwehrmechanismen:

- *Primitive Idealisierung* – ein Mensch oder Objekt wird in eine »gute« Kategorie platziert, um die Angst zu vermeiden, die das Erkennen von Fehlern in diesem Menschen begleitet.
- *Abwertung* – die unerbittlich negative Sichtweise eines Menschen oder eines Objekts, das Gegenteil von der Idealisierung. Mit diesem Mechanismus vermeidet die Borderline-Persönlichkeit Schuldgefühle durch ihren Zorn – der »böse« Mensch verdient ihn voll und ganz.
- *Omnipotenz* – das Gefühl von grenzenloser Macht. Der Betroffene meint, nicht versagen zu können. Bisweilen meint er sogar, nicht sterben zu müssen. (Omnipotenz ist auch ein häufiger Zug der narzisstischen Persönlichkeit.)
- *Projektion* – bestimmte Züge werden als inakzeptabel für das Ich verleugnet und anderen zugesprochen.
- *Projizierende Identifikation* – eine komplexere Form der Projektion, in der der Projizierende eine bestehende manipulierende Verstrickung mit einem anderen Menschen, der das Objekt der Projektion ist, fortsetzt. Der andere »trägt« diese unannehmbaren Charakteristika für den Projizierenden, der wiederum daran arbeitet, sie weiter fortbestehen zu lassen.

Markus beispielsweise, ein junger, verheirateter Mann, bei dem die Borderline-Persönlichkeitsstörung diagnostiziert wurde, empfindet seine eigenen sadistischen und zornigen Impulse als unannehmbar und projiziert sie auf seine Frau Sabine. Sabine wird dann von Markus (in seiner schwarzweißen Denkweise) als zornige Frau wahrgenommen. All ihre Aktionen werden als sadistisch interpretiert. Unbewusst provoziert er sie, um wütende Reaktionen bei ihr hervorzurufen, damit seine Projektionen bestätigt werden. (»Ich bin nicht wütend. Du bist es!«) Markus fürchtet sich vor Sabine, aber er kontrolliert sie gleichzeitig.

Pathologische Selbstauffassung

Die »Identitätsdiffusion« beschreibt Kernbergs Konzept des fehlenden Kernidentitätsgefühls bei der Borderline-Persönlichkeit. Die Identität der Borderline-Persönlichkeit hat etwa die Konsistenz von Wackelpudding: Sie kann in jede beliebige Form gebracht werden, aber sie rinnt durch die Finger, wenn man versucht, sie festzuhalten. Diese fehlende Substanz führt direkt zu den Identitätsstörungen, die im Kriterium 3 der DSM-5-Beschreibung von Borderline-Persönlichkeitsstörungen umrissen wurden.

Pathologische Auffassung von anderen

So wie die Identitätsdiffusion das Fehlen eines stabilen Ich-Konzepts beschreibt, so bezieht sich die *Objektkonstanz* auf das Fehlen eines stabilen Konzepts von anderen. So wie die eigene Selbstachtung von den aktuellen Umständen abhängt, so stützt die Borderline-Persönlichkeit ihre Haltung einem anderen Menschen gegenüber auf die letzte Begegnung und nicht auf eine stabilere und anhaltendere Wahrnehmung, die in einer beständigen, zusammenhängenden Serie von Erfahrungen begründet ist.

Oft ist sie nicht in der Lage, an der Erinnerung an einen Menschen oder ein Objekt festzuhalten, wenn er, sie oder es nicht gegenwärtig ist. Wie ein Kind, das sich an ein Übergangsobjekt hält, das die beruhigende Mutterfigur darstellt (wie Linus mit seiner Schmusedecke in den *Peanuts*-Cartoons), verwendet die Borderline-Persönlichkeit Objekte, etwa Bilder und Kleidungsstücke, um die Anwesenheit eines anderen Menschen zu simulieren. Wenn ein Mensch mit Borderline-Charakteristika beispielsweise für kurze Zeit von zu Hause getrennt ist, nimmt er viele persönliche Objekte als beruhigende Erinnerung an zu Hause mit sich. Teddybären und andere Kuscheltiere begleiten ihn ins Bett, und Fotos der Familie werden sorgfältig im Zimmer verteilt. Wenn ein Mann allein zu Hause bleibt, während seine Frau verreist, starrt er häufig voller Verlangen ihr Bild und ihren Kleiderschrank an und riecht an ihrem Kissen, um die Geborgenheit des Vertrauten zu suchen.

Für viele Borderline-Persönlichkeiten ist das Sprichwort »Aus den Augen, aus dem Sinn« eine quälende Wahrheit. Panik setzt ein, wenn der Betroffene von einem geliebten Menschen getrennt wird, weil die Trennung dauerhaft scheint. Da die Erinnerung nicht ausreichend genutzt werden kann, um ein Bild zu erhalten, vergisst er, wie das Objekt seines Interesses aussieht, sich anhört, sich anfühlt. Um diesem panikhaften Gefühl von Verlassenwerden und Einsamkeit zu entgehen, versucht der Borderline-Kranke verzweifelt, sich anzuklammern – er ruft an, schreibt Briefe und setzt viele Mittel ein, um den Kontakt aufrechtzuerhalten.

In den letzten hundert Jahren haben Fortschritte bei der Konzeptualisierung des Borderline-Syndroms zu Verbesserungen unserer Erkenntnisse und Behandlung dieser Patienten geführt. In den nächsten hundert Jahren können wir weitere Fortschritte bei unserem Verstehen der neurobiologischen, genetischen und umweltbedingten Einflüsse auf das Menschsein, das uns allen gemein ist, erwarten.

Quellen

Druckerzeugnisse

Übersichten

»Borderline Personality Disorder«, in: *Journal of the California Alliance for the Mentally Ill*, Vol. 8, Nr. 1, 1997. Kommentare von Experten, Familien und Borderline-Patienten.

Zerrissen zwischen Extremen. Leben mit einer Borderline-Störung. Hilfe für Betroffene und Angehörige von J. J. Kreisman und H. Straus. München 2007. Detaillierte Übersicht über die Symptome der Borderline-Persönlichkeitsstörung, viele aus der Sicht des Patienten, sowie Empfehlungen zur Bewältigung mit Ausrichtung auf Familien.

New Hope for People with Borderline Personality Disorder von N. R. Bokian, V. Porr und N. E. Villagran. Roseville, CA 2002. Ein gut lesbares Buch für den Laien, in dem eine bessere Prognose betont wird.

Understanding and Treating Borderline Personality Disorder. A Guide for Professionals and Families von J. G. Gunderson und P. D. Hoffman. Washington, D. C. 2005. Eine gut lesbare Übersicht für Kliniker und Familien.

Borderline Personality Disorder. A Clinical Guide (2. Ausgabe) von J. G. Gunderson. Washington, D. C. 2008. Primär auf praktizierende Ärzte ausgerichtet; enthält eine umfassende Liste an Quellen.

Borderline Personality Disorder Demystified. An Essential Guide for Understanding and Living with BPD von R. O. Friedel. New York 2004. Ein gut lesbares Handbuch für Familien.

Familien- und persönliche Berichte

Siren's Dance. My Marriage to a Borderline. A Case Study von A. Walker. Emmaus, PA 2003. Die Erfahrungen eines Ehepartners.

Lost in the Mirror. An Inside Look at Borderline Personality Disorder (2. Ausgabe) von R. Moskovitz. Dallas 2001. Persönliche Beschreibungen des Schmerzes der Borderline-Persönlichkeit.

Get Me Out of Here. My Recovery from Borderline Personality Disorder von R. Reiland. Center City, MN 2004. Ein persönlicher Bericht.

Schluss mit dem Eiertanz. Für Angehörige von Menschen mit Borderline von R. Kreger und P. T. Mason. Bonn 2011. Ein lehrreiches Handbuch.

The Essential Family Guide to Borderline Personality Disorder von R. Kreger. Center City, MN 2008. Nachfolgeband zu *Schluss mit dem Eiertanz* mit Vorschlägen für die Familie.

Borderline Personality Disorder in Adolescents. A Complete Guide to Understanding and Coping When Your Adolescent Has BPD von B. A. Aguirre. Beverly, MA 2007. Umgang mit jugendlichen Borderline-Kranken.

Surviving a Borderline Parent. How to Heal Your Childhood Wounds and Build Trust, Boundaries, and Self-Esteem von K. Roth und F. B. Friedman. Oakland, CA 2003. Für die Kinder von Borderline-Eltern.

Die Kunst mit einem Vulkan zu sprechen. Kommunikationstechniken für Angehörige von Menschen mit Borderline von J. J. Kreisman. München 2020. Praktische Kommunikationstechniken.

Beyond Borderline. True Stories of Recovery from Borderline Personality Disorder von J. G. Gunderson und P. D. Hoffman. Oakland, CA 2016. Persönliche Geschichten über die Borderline-Persönlichkeitsstörung.

Ich liebe einen Borderliner. Eine Persönlichkeitsstörung mit vielen Gesichtern von S. Y. Manning. Lichtenau 2018. Der Umgang mit einem Angehörigen mit Borderline-Persönlichkeitsstörung.

Organisationen und Webseiten

In Deutschland, Österreich und der Schweiz finden Sie vor allem über das Internet hilfreiche Adressen (siehe unten). Zentrale Anlaufstelle bei der Suche nach Selbsthilfegruppen in Deutschland ist folgende Adresse:

Nationale Kontakt- und Informationsstelle für Selbsthilfe (NAKOS)
Otto-Suhr-Allee 115
10585 Berlin
Tel.: 0 30 / 31 01 89 60
selbsthilfe@nakos.de
www.nakos.de

Es gibt inzwischen eine Vielzahl deutschsprachiger Webseiten, die Informationen zur und Unterstützung bei Borderline-Persönlichkeitsstörung bieten. Im Folgenden finden Sie eine Auswahl wichtiger Webseiten, die speziell für Betroffene und Angehörige interessant sind:

www.borderline.at
www.borderline-borderliner.de
www.borderline-community.de
www.borderline-forum.eu
https://forum.blpl.de/
www.borderline-netzwerk.de
www.borderline-netzwerk.info
www.borderline-plattform.de

Anmerkungen

1 Bridget F. Grant, S. Patricia Chou, Rise B. Goldstein u. a.: »Prevalence Correlates, Disability, and Comorbidity of DSM-IV Borderline Personality Disorder: Results from the Wave 2 National Epidemiologic Survey on Alcohol and Related Conditions«, in: *Journal of Clinical Psychiatry* 69 (2008), S. 533–544

2 Rachel L. Tomko, Timothy J. Trull, Phillip K. Wood u.a.: »Characteristics Of Borderline Personality Disorder In A Community Sample: Comorbidity, Treatment Utilization, And General Functioning«, in: *Journal of Personality Disorders,* 28 (2014), S. 734–750

3 Klaus Lieb, Mary C. Zanarini, Christian Schmahl u. a.: »Borderline Personality Disorder«, in: *Lancet* 364 (2004), S. 453–461

4 Mark Zimmerman, Louis Rothschild und Iwona Chelminski: »The Prevalence of DSM-IV Personality Disorders in Psychiatric Outpatients«, in: *American Journal of Psychiatry* 162 (2005), S. 1911–1918

5 Donna S. Bender, Andrew E. Skodol, Maria E. Pagano u. a.: »Prospective Assessment of Treatment Use by Patients with Personality Disorders«, in: *Psychiatric Services* 57 (2006), S. 254–257

6 Marvin Shwartz, Dan Blazer, Linda George u. a.: »Estimating the Prevalence of Borderline Personality Disorder in the Community«, in: *Journal of Personality Disorders* 4 (1990), S. 257–272

7 James J. Hudziak, Todd J. Boffeli, Jerold J. Kreisman u. a.: »Clinical Study of the Relation of Borderline Personality Disorder to Briquet's Syndrome (Hysteria), Somatization Disorder, Antisocial Personality Disorder, and Substance Abuse Disorder«, in: *American Journal of Psychiatry* 153 (1996), S. 1598–1606

8 Mary C. Zanarini, Frances R. Frankenburg, John Hennen u.a.: »Axis I Comorbidity in Patients with Borderline Personality Disorder: 6-Year Follow-Up and Prediction of Time to Remission«, in: *American Journal of Psychiatry* 161 (2004), S. 2108–2114

9 Renée El-Gabalawy, Laurence Y. R. Katz und Jitender Sareen: »Comorbidity and associated severity of borderline personality disorder and physical health conditions in a naturally representative sample«, in: *Psychosom Med* 72 (2010), S. 641–647

10 Lachlan A. McWilliams und Kristen S. Higgins: »Associations between pain conditions and borderline personality disorder symptoms: findings from the National Comorbidity Survey Replication«, in: *Clinical Journal of Pain* 29 (2013), S. 527–532

11 Frances R. Frankenburg und Mary C. Zanarini: »The association between borderline personality disorder and chronic medical illnesses, poor health-related lifestyle choices and costly forms of health care utilization«, in: *Clin J Psychiatry* 65 (2004), S. 1660–1665

12 Frances R. Frankenburg und Mary C. Zanarini: »Personality disorders and medical comorbidity«, in: *Current Opinions Psychiatry* 19 (2006), S. 428–431

13 Cheng-Che Shen, Li-Yu, Ya-Han Hu: »Comorbidity Study of Borderline Personality Disorder: Applying Association Rule Mining to The Taiwan National Health Insurance Research Database«, in: *BMC Medical Informatics and Decision Making* 17 (2017), S. 8

14 Taylor Barber, Whitney Ringwald, Aidan Wright u.a.: »Borderline Personality Disorder traits Associate with Midlife Cardiometabolic Risk«, in: *Personality Disorders. Theory, Research, and Treatment* 11 (2020), S. 151–156

15 Mehmet Dokucu und Robert Cloninger: »Personality Disorders and Physical Comorbidities: A Complex relationship«, in: *Current Opinion in Psychiatry* 32 (2019), S. 435–441
16 Craig Johnson, David Tobin und Amy Enright: »Prevalence and Clinical Characteristics of Borderline Patients in An Eating-Disordered Population«, in: *Journal of Clinical Psychiatry* 50 (1989), S. 9–15
17 Joel Paris und Hallie Zweig-Frank: »A 27-Year Follow-Up of Patients with Borderline Personality Disorder«, in: *Comprehensive Psychiatry* 42 (2001), S. 482–484
18 Alexander McGirr, Joel Paris, Alain Lesage u.a.: »Risk Factors for Suicide Completion in Borderline Personality Disorder: A Case-Control Study of Cluster B Comorbidity and Impulsive Aggression«, in: *Journal of Clinical Psychiatry* 68 (2007), S. 721–729
19 Thomas Widiger und Paul T. Costa Jr.: »Personality and Personality Disorders«, in: *Journal of Abnormal Psychology* 103 (1994), S. 78–91
20 John M. Oldham: »Guideline Watch: Practice Guideline for the Treatment of Patients with Borderline Personality Disorder«, in: *Focus* 3 (2005), S. 396–400
21 Robert L. Spitzer, Michael B. First, Jonathan Shedler u. a.: »Clinical Utility of Five Dimensional Systems for Personality Diagnosis«, in: *Journal of Nervous and Mental Disease* 196 (2008), S. 356–374
22 American Psychiatric Association: *Diagnostic and Statistical Manual of Mental Disorders*, 5. Ausgabe, Textüberarbeitung, Washington, D. C. 2013, S. 663
23 Lisa Laporte und Herta Guttman: »Traumatic Childhood Experiences as Risk Factors for Borderline and Other Personality Disorders«, in: *Journal of Personality Disorders* 10 (1996), S. 247–259
24 Mary C. Zanarini, Lynne Young, Frances R. Frankenburg u. a.: »Severity of Reported Childhood Sexual Abuse and Its Relationship to Severity of Borderline Psychopathology and Psychosocial Impairment Among Borderline Inpatients«, in: *Journal of Nervous and Mental Disease* 190 (2002), S. 381–387
25 Elizabeth Lippard und Charles Nemeroff: »The Devastating Clinical Consequences of Child Abuse and Neglect: Increased Disease Vulnerability and Poor Treatment Response in Mood Disorders», in: *American Journal of Psychiatry* 177 (2020), S. 20–36
26 Kyle Esteves, Christopher Jones, Mark Wade u.a.: »Adverse Childhood Experiences: Implications for Offspring Telomere Length and Psychopathology«, in: *American Journal of Psychiatry* 177 (2020), S. 47–57
27 Ayline Maier, Caroline Gieling, Luca Heinen-Ludwig u.a.: »Association of Childhood Maltreatment with Interpersonal Distance and Social Touch Preferences in Adulthood«, in: *American Journal of Psychiatry* 177 (2020), S. 37–46
28 Carolyn Z. Conklin und Drew Westen: »Borderline Personality Disorder in Clinical Practice«, in: *American Journal of Psychiatry* 162 (2005), S. 867–875
29 Thomas H. McGlashan: »The Chestnut Lodge Follow-Up Study III, Long-Term Outcome of Borderline Personalities«, in: *Archives of General Psychiatry* 43 (1986), S. 20–30
30 L. Hastrup, P. Jennum, R. Ibsen u.a.: »Societal Costs of Borderline Personality Disorders: A Matched-Controlled Nationwide Study of Patients and Spouses«, in: *Acta Psychiatrica Scandinavica* 140 (2019), S. 458–467
31 Louis Sass: »The Borderline Personality«, in: *New York Times Magazine*, 22. August 1982, S. 102
32 Mary C. Zanarini, Frances R. Frankenburg, John Hennen u. a.: »Prediction of the 10-Year Course of Borderline Personality Disorder«, in: *American Journal of Psychiatry* 163 (2006), S. 827–832
33 Mary C. Zanarini, Frances R. Frankenburg, D. Bradford Reich u. a.: »Time to Attainment of Recovery from Borderline Personality Disorder and Stability of

Recovery: A 10-Year Prospective Follow-Up Study«, in: *American Journal of Psychiatry* 168 (2010), S. 663–667
34 Mary C. Zanarini, Frances R. Frankenburg, D. Bradford Reich u. a.: »Attainment and Stability of Sustained Remission and Recovery Among Patients with Borderline Personality Disorder and Axis II Comparison Subjects: A 16-Year Prospective Follow-Up Study«, in: *American Journal of Psychiatry* 169 (2012), S. 476–483
35 Mary C. Zanarini, Frances R. Frankenburg, D. Bradford Reich u. a.: »Fluidity of the Subsyndromal Phenomenology of Borderline Personality Disorder Over 16 Years of Prospective Follow-Up«, in: *American Journal of Psychiatry* 173 (2016), S. 688–694
36 J. Christopher Perry, Elisabeth Banon und Floriana Ianni: »Effectiveness of Psychotherapy for Personality Disorders«, in: *American Journal of Psychiatry* 156 (1999), S. 1312–1321
37 Stefano Pallanti: »Personality Disorders: Myths and Neuroscience«, in: *CNS Spectrums* 2 (1997), S. 53–63
38 Jerold J. Kreisman und Hal Straus: Sometimes I Act Crazy. Living with Borderline Personality Disorder, Hoboken, N 2004, S. 13 (*Zerrissen zwischen Extremen. Leben mit einer Borderline-Störung. Hilfen für Betroffene und Angehörige*, München 2007)
39 K. Schroeder, H. L. Fisher, I. Schafer u. a.: »Psychotic Symptoms in Patients with Borderline Personality Disorder: Prevalence and Clinical Management«, in: *Current Opinion Psychiatry* 26 (2013), S. 113–119
40 Heather Schultz und Victor Hong: »Psychosis in Borderline Personality Disorder: How Assessment and Treatment Differs from a Psychotic Disorder», in: *Current Psychiatry* 16 (2017), S. 25–29
41 Jess G. Fiedorowicz und Donald W. Black: »Borderline, Bipolar, or Both?«, in: *Current Psychiatry* 9 (2010), S. 21–32
42 Mark Zimmerman, Caroline Balling, Kristy Dalrymple u. a.: »Screening for Borderline Personality Disorder in Psychiatric Outpatients with Major Depressive Disorder and Bipolar Disorder«, in: *Journal of Clinical Psychiatry* 80 (2019), 18m12257
43 Adam Bayes und Gordon Parker: »Differentiating Borderline Personality Disorder (BPD) from Bipolar Disorder: Diagnostic Efficiency of DSM BPD Criteria«, in: *Acta Psychiatrica Scandinavica* 141 (2020), S. 142–148
44 Mark Zimmerman und Theresa A. Morgan: »The Relationship Between Borderline Personality Disorder and Bipolar Disorder«, in: *Dialogues in Clinical Neuroscience* 15 (2013), S. 79–93
45 Mark Zimmerman: »Borderpolar: Patients with Borderline Personality Disorder and Bipolar Disorder«, Vortrag beim *Psych Congress*, 4. Oktober 2019
46 Henrik Anckarsater, Ola Stahlberg, Thomas Larson u. a.: »The Impact of ADHD and Autism Spectrum Disorders on Temperament, Character, and Personality Development«, in: *American Journal of Psychiatry* 163 (2006), S. 1239–1244
47 Ralf Kuja-Halkola, Kristina Lind Juto, Charlotte Skoglund u. a.: »Do Borderline Personality Disorder and Attention-Deficit/Hyperactivity Disorder Co-Aggregate in Families? A Population-Based Study of 2 Million Swedes«, in: *Molecular Psychiatry*, (2021), S. 341–349
48 Carlin J. Miller, Janine D. Flory, Scott R. Miller u. a.: »Childhood Attention-Deficit/Hyperactivity Disorder and the Emergence of Personality Disorders in Adolescence: A Prospective Follow-Up Study», in: *Journal of Clinical Psychiatry* 69 (2008), S. 1477–1484
49 Alexandra Philipsen, Mathias F. Limberger, Klaus Lieb u. a.: »Attention-Deficit Hyperactivity Disorder as a Potentially Aggravating Factor in Borderline Personality Disorder«, in: *British Journal of Psychiatry* 192 (2008), S. 118–123

50 Andrea Fossati, Liliana Novella, Deborah Donati u. a.: »History of Childhood Attention Deficit/Hyperactivity Disorder Symptoms and Borderline Personality Disorder: A Controlled Study«, in: *Comprehensive Psychiatry* 43 (2002), S. 369–377
51 Pavel Golubchik, Jonathan Sever, Gil Zalsman u. a.: »Methylphenidate in the Treatment of Female Adolescents with Co-occurrence of Attention Deficit/Hyperactivity Disorder and Borderline Personality Disorder: A Preliminary Open-Label Trial«, in: *International Clinical Psychopharmacology* 23 (2008), S. 228–231
52 C. Schmahl, M. Meinzer, A. Zeuch u. a.: »Pain Sensitivity Is Reduced in Borderline Personality Disorder, but Not in Posttraumatic Stress Disorder and Bulimia Nervosa«, in: *World Journal of Biological Psychiatry* 11 (2010), S. 364–371
53 Randy A. Sansone und Lori A. Sansone: »Chronic Pain Syndromes and Borderline Personality«, in: *Innovations in Clinical Neuroscience* 9 (2012), S. 10–14
54 Matthias Vogel, Lydia Frenzel, Christian Riediger u. a.: »The Pain Paradox of Borderline Personality and Total Knee Arthroplasty (TKA): Recruting Borderline Personality Organization to Predict the One-Year Postoperative Outcome«, in: *Journal of Pain Research* 13 (2020), S. 49–55
55 Randy A. Sansone und Lori A. Sansone: »Borderline Personality and the Pain Paradox«, in: *Psychiatry* 4 (2007), S. 40–46
56 James J. Hudziak, Todd J. Boffeli, Jerold J. Kreisman u. a.: »Clinical Study of the Relation of Borderline Personality Disorder to Briquet's Syndrome (Hysteria), Somatization Disorder, Antisocial Personality Disorder, and Substance Abuse Disorder«, in: *American Journal of Psychiatry* 153 (1996), S. 1598–1606
57 Vedat Sar, Gamze Akyuz, Nesim Kugu u. a.: »Axis I Dissociative Disorder Comorbidity in Borderline Personality Disorder and Reports of Childhood Trauma«, in: *Journal of Clinical Psychiatry* 67 (2006), S. 1583–1590
58 Richard P. Horevitz und Bennett G. Braun: »Are Multiple Personalities Borderline?«, in: *Psychiatric Clinics of North America* 7 (1984), S. 69–87
59 Julia A. Golier, Rachel Yehuda, Linda M. Bierer u. a.: »The Relationship of Borderline Personality Disorder to Posttraumatic Stress Disorder and Traumatic Events«, in: *American Journal of Psychiatry* 160 (2003), S. 2018–2024
60 Melanie S. Harned, Shireen L. Rizvi und Marsha M. Linehan: »Impact of Co-Occuring Posttraumatic Stress Disorder on Suicidal Women with Borderline Personality Disorder«, in: *American Journal of Psychiatry* 167 (2010), S. 1210–1217
61 Jack Tsai, Ilan Harpaz-Rotem, Corey E. Pilver u. a.: »Latent Class Analysis of Personality Disorders in Adults with Posttraumatic Stress Disorder: Results from the National Epidemiologic Survey on Alcohol and Related Conditions«, in: *Journal of Clinical Psychiatry* 75 (2014), S. 276–284
62 Andrew E. Skodol, John G. Gunderson, Thomas H. McGlashan u. a.: »Functional Impairment in Patients with Schizotypal, Borderline, Avoidant, or Obsessive-Compulsive Personality Disorder«, in: *American Journal of Psychiatry* 159 (2002), S. 276–283
63 T. J. Trull, D. J. Sher, C. Minks-Brown u. a.: »Borderline Personality Disorder and Substance Use Disorders: A Review and Integration«, in: *Clinical Psychological Review* 20 (2000), S. 235–253
64 Mary C. Zanarini, Frances R. Frankenburg, John Hennen u. a.: »Axis I Comorbidity in Patients with Borderline Personality Disorder: 6-Year-Follow-Up and Prediction of Time to Remission«, in: *American Journal of Psychiatry* 161 (2004), S. 2108–2114
65 Randy A. Sansone und Lori A. Sansone: »Substance Use Disorders and Borderline Personality: Common Bedfellows«, in: *Innovations in Clinical Neuroscience* 8 (2011), S. 10–13

66 Drew Westen und Jennifer Harnden-Fisher: »Personality Profiles in Eating Disorders: Rethinking the Distinction Between Axis I and Axis II«, in: *American Journal of Psychiatry* 158 (2001), S. 547–562

67 Alexia E. Miller, Sarah E. Racine, E. David Klonsky: »Symptoms of Anorexia Nervosa and Bulimia Nervosa Have Differential Relationships to Borderline Personality Disorder Symptoms«, in: *Eating Disorders*, 15. Juli 2019, S. 1–14, DOI: 10.1080/10640266.2019.1642034

68 Randy A. Sansone und Lori A. Sansone: »Personality Pathology and its Influence on Eating Disorders«, in: *Innovations in Clinical Neuroscience* 3 (2011), S. 14–18

69 Regina C. Casper u. a.: »Bulimia: Its Incidence and Clinical Importance in Patients with Anorexia Nervosa«, in: *Archives of General Psychiatry* 37 (1980), S. 1030–1035

70 Shirley Yen, Jessica Peters, Shivani Nishar u. a.: »Association of Borderline Personality Disorder Criteria with Suicide Attempts«, in: *JAMA Psychiatry* 78 (2021), S. 187–194

71 Sidra Goldman-Mellor, Mark Offson, Cristina Lidon-Moyano u. a.: »Association of Suicide and Other Mortality with Emergency Department Presentation«, in: *JAMA Network Open* (2019), DOI: 10.1001/jamanetworkopen.2019.17571

72 Beth S. Brodsky, Kevin M. Malone, Steven P. Ellis u. a.: »Characteristics of Borderline Personality Disorder Associated with Suicidal Behavior«, in: *American Journal of Psychiatry* 154 (1997), S. 1715–1719

73 Paul H. Soloff, Kevin G. Lynch, Thomas M. Kelly u. a.: »Characteristics of Suicide Attempts of Patients with Major Depressive Episode and Borderline Personality Disorder: A Comparative Study«, in: *American Journal of Psychiatry* 157 (2000), S. 601–608

74 Alexander McGirr, Joel Paris, Alain Lesage u. a.: »Risk Factors for Suicide Completion in Borderline Personality Disorder: A Case-Control Study of Cluster B Comorbidity and Impulsive Aggression«, in: *Journal of Clinical Psychiatry* 68 (2007), S. 721–729

75 Christina M. Temes, Frances R. Frankenburg, Garrett M. Fizmaurice u. a.: »Deaths by Suicide and Other Causes Among Patients with Borderline Personality Disorder and Personality-Disordered Comparison Subjects Over 24 Years of Prospective Follow-Up«, in: *Journal of Clinical Psychiatry* 80 (2019), S. 30–36

76 D. E. Rodante, L. N. Grendas, S. Puppo u. a.: »Predictors of Short- and Long-Term Recurrence of Suicidal Behavior in Borderline Personality Disorder«, in: *Acta Psychiatrica Scandinavica* 140 (2019), S. 158–168

77 American Psychiatric Association: *DSM-5* (2013), S. 663–666

78 Christian G. Schmahl, Bernet M. Elzinga, Eric Vermetten u. a.: »Neural Correlates of Memories of Abandonment in Women with and Without Borderline Personality Disorder«, in: *Biological Psychiatry* 54 (2003), S. 142–151

79 Vgl. Norman Rosten: *Marilyn: An Untold Story*, New York 1967, S. 112

80 Vgl. John Updike, *The Centaur*, New York 1963 (*Der Zentaur*, FaM 1966)

81 Natalie Dinsdale, Bernard Crespi: »The Borderline Empathy Paradox: Evidence and Conceptual Models for Empathic Enhancements in Borderline Personality Disorder«, in: *Journal of Personality Disorders* 27 (2013), S. 172–195

82 Gregor Domes, Nicole Ower, Bernadette von Dawans u. a.: »Effects of Intranasal Oxytocin Administration on Empathy and Approach Motivation in Women with Borderline Personality Disorder: A Randomized Controlled Trial«, in: *Translational Psychiatry*, Open Access 9 (2019), DOI: 10.1038/s41398-019-0658-4

83 Vgl. Norman Mailer: *Marilyn: A Biography*, New York 1973 (*Marilyn Monroe. Eine Biographie*, München 1995)

84 Vgl. Kurt Vonnegut: *Mother Night*, New York 1961 (*Mutter Nacht*, München 1988)

85 Vgl. Lew Tolstoi: *Krieg und Frieden*, München 2009/2021, S. 604

86 Robert Wolf, Phillip Thomann, Fabio Sambataro u. a.: »Orbitofrontal Cortex and Impulsivity in Borderline Personality Disorder: An MRI Study of Baseline Brain Perfusion«, in: *European Archives of Psychiatry and Clinical Neuroscience* 262 (2012), S. 677–685

87 Barbara Stanley, Marc J. Gameroff, Venezia Michalsen u. a.: »Are Suicide Attempters Who Self-Mutilate a Unique Population?«, in: *American Journal of Psychiatry* 158 (2001), S. 427–432

88 John G. Gunderson, Lois W. Choi-Kian: »Working with Patients Who Self-Injure«, in: *JAMA Psychiatry* 76 (2019), S. 976–977

89 Randy A. Sansone, George A. Gaither und Douglas A. Songer: »Self-Harm Behaviors Across the Life Cycle: A Pilot Study of Inpatients with Borderline Personality«, in: *Comprehensive Psychiatry* 43 (2002), S. 215–218

90 P. Moran, C. Coffey, H. Romaniuk u. a.: »The Natural History of Self-Harm from Adolescence to Young Adulthood: A Population-Based Cohort Study«, in: *Lancet* 379 (2012), S. 236–243

91 Paul H. Soloff, Kevin G. Lynch und Thomas M. Kelly: »Childhood Abuse as a Risk Factor for Suicidal Behavior in Borderline Personality Disorder«, in: *Journal of Personality Disorders* 16 (2002), S. 201–214

92 Nikolaus Kleindienst, Martin Bohus, Petra Ludascher u. a.: »Motives for Nonsuicidal Self-Injury Among Women with Borderline Personality Disorder«, in: *Journal of Nervous and Mental Disease* 196 (2008), S. 230–236

93 Rosemarie Kleutsch, Christian Schmahl, Inga Niedtfeld u. a.: »Alterations in Default Mode Network Connectivity During Pain Processing in Borderline Personality Disorder«, in: *Archives of General Psychiatry* 69 (2012), S. 993–1002

94 William Shakespeare: »Hamlet« in: *Gesammelte Werke*, München 2013/2020, S. 627

95 Vgl. Leo Tolstoi: *Anna Karenina*, München 2010/2021, S. 567

96 Thomas H. McGlashan, Carlos M. Grilo, Charles A. Sanislow u. a.: »Two-Year Prevalence and Stability of Individual DSM-IV Criteria for Schizotypal, Borderline, Avoidant, and Obsessive-Compulsive Personality Disorders: Toward a Hybrid Model of Axis II Disorders«, in: *American Journal of Psychiatry* 162 (2005), S. 883–889

97 Randy A. Sansone und Lori A. Sansone: »The Families of Borderline Patients: The Psychological Environment Revisited«, in: *Psychiatry* 6 (2009), S. 19–24

98 A. Amed, N. Ramoz, P. Thomas u. a.: »Genetics of Borderline Personality Disorder: Systematic Review and Proposal of an Integrative Model«, in: *Neuroscience & Biobehavioral Reviews* 40 (2014), S. 6–19

99 Charlotte Skoglund, Annika Tiger, Christian Rück u. a.: »Familial Risk and Heritability of Diagnosed Borderline Personality Disorder: A Register Study of the Swedish Population«, in: *Molecular Psychiatry*, E-Publikation online am 3. Juni 2019, S. 1–10, doi.org/10.1038/s41380-019-0442-0

100 John G. Gunderson, Mary C. Zanarini, Lois W. Choi-Kain u. a.: »Family Study of Borderline Personality Disorder and Its Sectors of Psychopathology«, in: *Archives of General Psychiatry* 68 (2011), S. 753–762

101 Ted Reichborn-Kjennerud, Eivind Ystrom, Michael C. Neale u. a.: »Structure of Genetic and Environmental Risk Factors for Symptoms of DSM-IV Borderline Personality Disorder«, in: *JAMA Psychiatry* 70 (2013), S. 1206–2014

102 M. A. Distel, J. J. Hottenga, T. J. Trull u. a.: »Chromosome 9: Linkage for Borderline Personality Disorder Features«, in: *Psychiatric Genetics* 18 (2008), S. 302–307

103 Joanne Ryan, Isabelle Chaudieu, Marie-Laure Ancelin u. a.: »Biological Underpinnings of Trauma and Post-Traumatic Stress Disorder: Focusing on Genetics and Epigenetics«, in: *Epigenomics* 8 (2016), S. 1553–1569

104 Jerold J. Kreisman und Hal Straus: *Sometimes I Act Crazy: Living with Borderline Personality Disorder*, Hoboken, NJ, 2004, S. 13–15 (*Zerrissen zwischen Extremen. Leben mit einer Borderline-Störung. Hilfen für Betroffene und Angehörige*, München: 2007)

105 Katja Bertsch, Matthias Gamer, Brigitte Schmidt u. a.: »Oxytocin and Reduction of Social Threat Hypersensitivity in Women with Borderline Personality Disorder«, in: *American Journal of Psychiatry* 170 (2013), S. 1169–1177

106 Sabine Herpertz und Katja Bertsch: »A New Perspective on the Pathophysiology of Borderline Personality Disorder: A Model of the Role of Oxytocin«, in: *American Journal of Psychiatry* 172 (2015), S. 840–851

107 Natalie Thomas, Caroline Gurvich, Jayashri Kulkarni u. a.: »Borderline Personality Disorder, Trauma and the Hypothalamus-Pituitary-Adrenal Axis«, in: *Neuropsychiatric Disease and Treatment* 15 (2019), S. 2601–2612

108 Barbara Stanley, Larry J. Liever: »The Interpersonal Dimension of Borderline Personality Disorder: Toward a Neuropeptide Model«, in: *American Journal of Psychiatry* 167 (2010), S. 24–39

109 Alan R. Prossin, Tiffany M. Love, Robert A. Koeppe u. a.: »Dysregulation of Regional Endogenous Opioid Function in Borderline Personality Disorder«, in: *American Journal of Psychiatry* 167 (2010), S. 925–933

110 Eric Lis, Brian Greenfield, Melissa Henry u. a.: »Neuroimaging and Genetics of Borderline Personality Disorder: A Review«, in: *Journal of Psychiatry and Neuroscience* 32 (2007), S. 162–173

111 Dan J. Stein: »Borderline Personality Disorder: Toward Integration«, in: *CNS Spectrums* 14 (2009), S. 352–356

112 Ning Yuan, Yu Chen, Yan Xia u. a.: »Inflammation-Related Biomarkers in Major Psychiatric Disorders: A Cross-Disorder Assessment of Reproducibility and Specificity in 43 Meta-Analyses«, in: *Translational Psychiatry* 9 (2019), S. 1–13

113 Paul A. Andrulonis, Bernard C. Glueck, Charles F. Stroebel u. a.: »Organic Brain Dysfunction and the Borderline Syndrome«, in: *Psychiatric Clinics of North America* 4 (1980), S. 47–66

114 Margaret Mahler, Fred Pine und Anni Bergman: *Die psychische Geburt des Menschen. Symbiose und Individuation*, Frankfurt 1980

115 Ein Brief von T. E. Lawrence an Charlotte Shaw (18. August 1927), zitiert nach John E. Mack: *A Prince of Our Disorder: The Life of T. E. Lawrence*, Boston 1976, S. 31

116 Vgl. Sally B. Smith: *Diana in Search of Herself*, New York 1999, S. 38 (*Diana. Auf der Suche nach sich selbst*, München 2000)

117 Jenna Kirtley, John Chiocchi, Jon Cole u. a.: »Stigma, Emotion Appraisal, and the Family Environment as Predictors of Carer Burden for Relatives of Individuals Who Meet the Diagnostic Criteria of Borderline Personality Disorder«, in: *Journal of Personality Disorders* 33 (2019), S. 497–514

118 Andrea Fossati und Antonella Somma: »Improving Family Functioning to (Hopefully) *Improve* Treatment Efficacy of Borderline Personality Disorder: An Opportunity Not to Dismiss«, in: *Psychopathology* 57 (2018), S. 149–159

119 Vgl. Norman Mailer: *Marilyn: A Biography*, New York 1973, S. 86 (*Marilyn Monroe. Eine Biographie*, München 1995)

120 *The Mail on Sunday*, 1. Juni 1986, zitiert in Smith: *Diana* (1999), S. 10

121 Vgl. Andrew Morton: *Diana: Her True Story – In Her Own Words*, New York 1997, S. 33–34 (*Diana. 1961–1997. Ihre wahre Geschichte in ihren eigenen Worten*, München 1997)

122 John G. Gunderson, John Kerr und Diane Woods Englund: »The Families of Borderlines: A Comparative Study«, in: *Archives of General Psychiatry* 37 (1980), S. 27–33
123 Hallie Frank und Joel Paris: »Recollections of Family Experience in Borderline Patients«, in: *Archives of General Psychiatry* 38 (1981), S. 1031–1034
124 Ronald B. Feldman und Herta A. Gunman: »Families of Borderline Patients: Literal-Minded Parents, Borderline Parents, and Parental Protectiveness«, in: *American Journal of Psychiatry* 141 (1984), S. 1392–1396
125 Christopher Lasch: *The Culture of Narcissism*, New York 1978, S. 34 (*Das Zeitalter des Narzissmus*, Hamburg 1999)
126 Louis Sass: »The Borderline Personality«, in: *New York Times Magazine*, 22. August 1982, S. 13
127 Peter L. Giovachinni: *Psychoanalysis of Character Disorders*, New York: Jason Aronson 1975
128 Christopher Lasch: *The Culture of Narcissism*, New York 1978, S. 5 (*Das Zeitalter des Narzissmus*, Hamburg 1999)
129 David S. Greenwald: *No Reason to Talk About It*, New York 1987
130 Paul A. Andrulonis, persönliche Mitteilung, 1987
131 Patrick E. Jamieson und Dan Romer: »Unrealistic Fatalism in U.S. Youth Ages 14 to 22: Prevalence and Characteristics«, in: *Journal of Adolescent Health* 42 (2008), S. 154–160
132 World Health Organization: »Adolescent health epidemiology« in: *Global Health Estimates* 2016
133 Oren Miron, Kun Hsing Yu, Rachel Wilf-Miron u. a.: »Suicide Rates Among Adolescents and Young Adults in the United States, 2000-2017«, in: *JAMA* 32 (2019), S. 2362–2364
134 Nikki Graf: »A Majority of U.S. Teens Fear a Shooting Could Happen at Their School, and Most Parents Share Their Concern«, *Pew Research Center* 18. April 2018
135 »Number, Time, and Duration of Marriages and Divorces«, Washington, D. C.: U.S. Census Bureau 2005, S. 7–10; Philip N. Cohen: »The Coming Divorce Decline«, in: *Socius* 5 (2019), S. 1–6, https://doi.org/10.1177/2378023119873497
136 Philip N. Cohen: »The Coming Divorce Decline«, in: *Socius*, S. 1–6, https://doi.org/10.1177/2378023119873497
137 Christopher Lasch: *The Culture of Narcissism*, New York 1978, S. 30 (*Das Zeitalter des Narzissmus*, Hamburg 1999)
138 Pew Research Center, Informationsblatt, 14. Mai 2019, https://www.pewforum.org/fact-sheet/changing-attitudes-on-gay-marriage
139 Robert P. Jones und Daniel Cox: »How Race and Religion Shape Millennial Attitudes on Sexuality and Reproductive Health«, Findings from the 2015 Millennials, Sexuality, and Reproductive Survey, Public Research Institute, 2015
140 Jason Fields: »Children's Living Arrangements and Characteristics: March 2002«, in: *Current Population Reports*, S. P20–547, U.S. Census Bureau 2003
141 U.S. Census Bureau Report: »American Families and Living Arrangements«, 17. November 2016
142 Stephanie Kramer: »U.S. Has Highest Rate of Children Living in Single-Parent Households«, *Pew Research Center* 12. Dezember 2019
143 Jason Fields, U.S. Census Bureau 2003
144 Edward F. Zigler: »A Solution to the Nation's Child Care Crisis«, Vortrag vor dem National Health Policy Forum, Washington, D. C., 1987, S. 1
145 U.S. Department of Health and Human Services Administration for Children and Families: *Child Maltreatment 2003*, Summary of Key Findings, S. 4–34, Washington, D. C.: U.S. Government Printing Office 2003

146 David Brooks, »The Nuclear Family Was a Mistake«, *The Atlantic*, März 2020

147 U.S. Department of Health and Human Services Administration for Children, Youth, and Families: *Child Maltreatment 2007*, Washington, D. C.: U.S. Government Printing Office 2009, S. 24

148 Judith L. Herman: *Father-Daughter Incest*, Cambridge, MA 1981

149 »Violence begets violence, you know.« Vgl. David Wiggs Interview mit John Lennon und Yoko Ono in »Scene and Heard«, *BBC* 05.02.1970

150 National Clearinghouse on Child Abuse and Neglect Information: *Long-Term Consequences of Child Abuse and Neglect*: Washington, D. C., 2005

151 Susan Jacoby: »Emotional Child Abuse. The Invisible Plague«, in: *Glamour* Oktober 1984; zitiert von Edna J. Hunter in *USA Today*, August 1985, S. 11

152 W. Hugh Missildine: *In dir lebt das Kind, das du warst. Seelische Belastungen bewältigen*, Stuttgart 19. Aufl. 2010

153 Judith Wallerstein und J. B. Kelly: »The Effect of Parental Divorce: Experiences of the Preschool Child«, in: *Journal of the American Academy of Child Psychiatry* 14 (1975), S. 600–616

154 Ebd.

155 M. Hetherington: »Children and Divorce«, in: *Parent-Child Interaction: Theory, Research, and Prospect*, herausgegeben von R. Henderson, in: *Psychiatric Opinion* 11 (1982), S. 6–15

156 David A. Brent u. a.: »Post-Traumatic Stress Disorders in Peers of Adolescent Suicide Victims: Predisposing Factors and Phenomenology«, in: *Journal of the American Academy of Child and Adolescent Psychiatry* 34 (1995), S. 209–215

157 Chaim F. Shatan: »Through the Membrane of Reality: Impacted Grief and Perceptual Dissonance in Vietnam Combat Veterans«, in: *Psychiatric Opinion* 11 (1982), S. 6–15

158 Chaim F. Shatan: »The Tattered Ego of Survivors«, in: *Psychiatric Annals* 12 (1982), S. 1031–1038; »Concern Mounts Over Rising Troop Suicides«, *CNN.com* 3. Februar 2008, www.cnn.com/2008/US/02/01/military.suicides (aufgerufen am 11. April 2012)

159 Chaim F. Shatan: »War Babies«, in: *American Journal of Orthopsychiatry* 45 (1975), S. 289

160 »Faith in Flux: Changes in Religious Affiliation in the U.S.«, in: *Pew Forum on Religion and Public Life*, 27. April 2009, http://pewforum.org/Faith-in-Flux.aspx (aufgerufen am 11. April 2012)

161 Vgl. Kurt Vonnegut: *Cat's Cradle*, New York 1963 (*Katzenwiege*, München 1985). Vgl. auch Kurt Vonnegut: *Wampeters, Foma and Granfalloons*, New York 1974

162 Amanda Lenhart und Mary Madden: »Social Networking Websites and Teens«, in: *Pew Internet and American Life Project*, 7. Januar 2007, www.pewinternet.org/Reports/2007/Social-Networking-Websites-and-Teens.aspx (aufgerufen am 2. September 2009)

163 Monica Anderson und Jinjing Jiang: »Teens, Social Media, and Technology«, Pew Research Center, https://www.pewresearch.org/internet/2018/05/31/teens-social-media-technology-2018

164 Robin Hamman: »Blogging4business: Social Networking and Brands«, in: *Cybersoc.com*, 4. April 2007, www.cybersoc.com/2007/04/blogging4busine.html (aufgerufen am 14. September 2009); Vortrag am 4. April 2007, in dem die Microsoft-Ergebnisse zusammengefasst wurden.

165 Tom Wolfe: »The ›Me‹ Decade and the Third Great Awakening« in *New York Magazine* 23. August 1976

166 Jean M. Twenge und W. Keith Campbell: *The Narcissism Epidemic: Living in the Age of Entitlement*, New York 2009, S. 1–4

167 Amanda Lenhart: »Teens and Mobile Phones over the Past Five Years«, Pew Research Center, 2009
168 »Mass Shooting Tracker«, *Mass Shooting Tracker*, archiviertes Original vom 14. Januar 2018
169 Michael S. Schmidt: »F.B.I. Confirms a Sharp Rise in Mass Shootings Since 2000«, in: *New York Times*, 24. September 2014, »Mass Shootings in America 2009-2020«, Everytownresearch.org, aufgerufen am 25. April 2020
170 »Healthcare, Mass Shootings, 2020 Presidential Election Causing Americans Significant Stress«, in: *American Psychological Association, Stress in America Survey*, 2019
171 Substance Abuse and Mental Health Services Administration (SAMHSA), *Key Substance Use and Mental Health Indicators in the U.S.: Results from the 2018 National Survey on Drug Use and Health*, Rockville, MD: Center for Behavioral Statistics and Quality, 2019
172 Larry Alton: »We're Underestimating the Role of Social Media in Mass Shootings, and It's Time to Change«, thenextweb.com, aufgerufen am 6. Mai 2020
173 Jonathan Wareham: »Should Social Media Platforms Be Regulated?«, in: *Forbes*, 10. Februar 2020
174 Nili Solomonov und Jacques P. Barber: »Conducting Psychotherapy in the Trump Era: Therapists' Perspectives on Political Self-Disclosure, the Therapeutic Alliance, and Politics in the Therapy Room«, in: *Journal of Clinical Psychology*, 75 (2019), S. 1508–1518
175 Sarah R. Lowe und Sandro Galea: »The Mental Health Consequences of Mass Shootings«, in: *Trauma, Violence, and Abuse* 18 (2017), S. 62–82
176 Sarah R. Lowe und Sandro Galea (2017), S. 79–82
177 Stellungnahmen bei MSNBC: *All In with Chris Hayes*, 12. März 2020, und MSNBC News, 14. März 2020
178 Megan A. Moreno: »Cyberbullying«, in: *JAMA Pediatrics*, 168 (2014), S. 500
179 Mitch van Geel, Paul Vedder und Jenny Tanilon: »Relationship Between Peer Victimization, Cyberbullying, and Suicide in Children and Adolescents: A Meta-analysis«, in: *JAMA Pediatrics*, 168 (2014), S. 435–442
180 »Identity Theft by Households, 2005-2010«, U.S. Department of Justice, Bureau of Justice Statistics (2011), NCJ 236245; »Victims of Identity Theft, 2016«, Bureau of Justice Statistics (2019), NCJ 2511475
181 GlobalWebIndex (2015), »The Demographics of Tinder Users«, aufgerufen am 27. April 2020
182 »Crimes Linked to Tinder and Grindr Increase Seven-Fold«, in: *Daily Telegraph* (GB), 16. März 2016; Alyssa Murphy: »Dating Dangerously: Risks Lurking Within Mobile Dating Apps«, in: *Catholic University Journal of Law and Technology* 26 (2018)
183 J. Strubel und T. A. Petrie: »Love Me Tinder: Body Image and Psychosocial Functioning Among Men and Women«, in: *Body Image* 21 (2017), S. 34–38
184 C. Porter, J. Palmier-Claus, A. Branitsky u. a.: »Childhood Adversity and Borderline Personality Disorder: A meta-analysis«, in: *Acta Psychiatrica Scandinavica* 141 (2020), S. 6–20
185 Jasmin Wertz, Avshalom Caspi, Antony Ambler u. a.: »Borderline Symptoms at Age 12 Signal Risk for Poor Outcomes During the Transition to Adulthood: Findings from a Genetically Sensitive Longitudinal Cohort Study«, in: *Journal of the American Academy of Child and Adolescent Psychiatry* 59 (2019), S. 1165–1177.e.2
186 Andrew M. Chanen, Martina Jovev, Henry J. Jackson: »Adaptive Functioning and Psychiatric Symptoms in Adolescents with Borderline Personality Disorder«, in: *Journal of Clinical Psychiatry* 68 (2007), S. 297–306

187 David A. Brent, Joshua A. Perper, Charles E. Goldstein u. a.: »Risk Factors for Adolescent Suicide: A Comparison of Adolescent Suicide Victims with Suicidal Inpatients«, in: *Archives of General Psychiatry* 45 (1988), S. 581–588

188 Alexander McGirr, Joel Paris, Alain Lesage u. a.: »Risk Factors for Suicide Completion in Borderline Personality Disorder: A Case-Control Study of Cluster B Comorbidity and Impulse Aggression«, in: *Journal of Clinical Psychiatry* 68 (2007), S. 721–729

189 Trees Juurlink, Margreet ten Have, Femke Lamers u. a.: »Borderline Personality Symptoms and Work Performance: A Population-based Survey«, in: *BMC Psychiatry* 18 (2018), S.202

190 Jerold J. Kreisman und Hal Straus: *Sometimes I Act Crazy: Living with Borderline Personality Disorder*, Hoboken, NJ 2004 (*Zerrissen zwischen Extremen. Leben mit einer Borderline-Störung. Hilfen für Betroffene und Angehörige*, München 2007)

191 Jerold J. Kreisman: *Talking to a Loved One with Borderline Personality Disorder: Communications Skills to Manage Intense Emotions, Set Boundaries & Reduce Conflict*, Oakland, CA 2018 (*Die Kunst, mit einem Vulkan zu sprechen. Kommunikationstechniken für Angehörige von Menschen mit Borderline*, München 2020)

192 Barbara Stanley, Marc J. Gameroff, Venezia Michalsen u. a.: »Are Suicide Attempters Who Self-Mutilate a Unique Population?«, in: *American Journal of Psychiatry* 158 (2001), S. 427–432

193 Randy A. Sansone, George A. Gaither und Douglas A. Songer: »Self-Harm Behaviors Across the Life Cycle: A Pilot Study of Inpatients with Borderline Personality«, in: *Comprehensive Psychiatry* 43 (2002), S. 215–218

194 Leo Sher, Sarah Rutter, Antonia New u. a.: »Gender Differences and Similarities in Aggression, Suicidal Behaviour, and Psychiatric Comorbidity in Borderline Personality Disorder«, in: *Acta Psychiatrica Scandinavica* 139 (Beilage) (2019), S. 145–153

195 Galit Geulayov, Deborah Casey, Liz Bale u. a.: »Suicide Following Presentation to Hospital for Non-fatal Self-Harm in the Multicentre Study of Self-Harm: A Long-Term Follow-up Study«, in: *The Lancet Psychiatry* 6 (2019), S. 1021–1030

196 Anna Szücs, Katalin Szanto, Aidan Wright u. a.: »Personality of Late- and Early-Onset Elderly Suicide Attempters«, in: *International Journal of Geriatric Psychiatry* 35 (2020), S. 384–395

197 Hannah Gordon, Selina Nath, Kylee Trevillion u. a.: »Self-Harm Ideation, and Mother-Infant Interactions: A Prospective Cohort Study«, in: *Journal of Clinical Psychiatry* 80 (2019), S. 37–44

198 J. J. Muehlenkamp, L. Claes, L. Havertape u. a.: »International Prevalence of Adolescent Non-Suicidal Self-Injury and Deliberate Self-Harm«, in: *Child and Adolescent Psychiatry Mental Health* (2012), 30. März, Artikel Nr. 10, DOI: 10.1186/1753-2006-6-10

199 Bryan Denny, Jin Fan, Samuel Fels u. a.: »Sensitization of the Neural Salience Network to Repeated Emotional Stimuli Following Initial Habituation in Patients with Borderline Personality Disorder«, in: *American Journal of Psychiatry* 175 (2018), S. 657–664

200 American Psychiatric Association: »Practice Guideline for the Treatment of Patients with Borderline Personality Disorder«, in: *American Journal of Psychiatry* 158 (2001, Oktober-Beilage), S. 4

201 Paul Links, Ravi Shah und Rahel Eynan: »Psychotherapy for Borderline Personality Disorder: Progress and Remaining Challenges«, in: *Current Psychiatry Reports* 19 (2017), S. 16

202 Otto F. Kernberg: *Borderline-Störungen und pathologischer Narzißmus*, Berlin 16. Aufl. 2011

203 James F. Masterson: *Psychotherapie bei Borderline-Patienten*, Stuttgart 2. Aufl. 1992

204 Norman D. Macaskill: »Therapeutic Factors in Group Therapy with Borderline Patients«, in: *International Journal of Group Psychotherapy* 32 (1982), S. 61–73

205 Wendy Froberg und Brent D. Slife: »Overcoming Obstacles to the Implementation of Yalom's Model of Inpatient Group Psychotherapy«, in: *International Journal of Group Psychotherapy* 37 (1987), S. 371–388

206 Leonard Horwitz: »Indications for Group Therapy with Borderline and Narcissistic Patients«, in: *Bulletin of the Menninger Clinic* 1 (1987), S. 248–260

207 Judith K. Kreisman und Jerold J. Kreisman: »Marital and Family Treatment of Borderline Personality Disorder«, in: *Family Treatment of Personality Disorders: Advances in Clinical Practice*, herausgegeben von Malcolm M. MacFarlane, New York: Haworth Press 2004, S. 117–148

208 Bina Nir: »Transgenerational Transmission of Holocaust Trauma and its Expressions in Literature«, in: *Genealogy* 2 (2018), S. 49, https://doi.org/10.3390/genealogy2040049

209 Maria Ridolfi, Roberta Rossi, Giorgia Occhialini u. a.: »A Clinical Trial of a Psychoeducation Group Intervention for Patients with Borderline Personality Disorder«, in: *Journal of Clinical Psychiatry* 81 (2020), S. 41–46; Anmerkung zur deutschen Ausgabe: Für Deutschland ist das Münchner Modell zur Psychoedukation bei der Borderline-Persönlichkeitsstörung zu nennen: Rentrop, M., Reicherzer, M., Schwerthöffer, D. et al.: »Psychoedukation bei Borderline-Persönlichkeitsstörungen für Betroffene und Angehörige« in: *Psychotherapeut* 57, 291–300 (2012). https://doi.org/10.1007/s00278-012-0926-8. Siehe auch: Walker, Hannah: »Evaluation eines psychoedukativen Gruppenprogramms für Patienten mit einer Borderline-Persönlichkeitsstörung«, Dissertation LMU München (2019). http://nbn-resolving.de/urn:nb..:19-244225.

210 Thomas A. Widiger und Allen J. Frances: »Epidemiology and Diagnosis, and Comorbidity of Borderline Personality Disorder«, in: *American Psychiatric Press Review of Psychiatry*, hg. Von Allen Tasman, Robert E. Hales und Allen J. Frances, Vol. 8, Washington, D. C.: American Psychiatric Publishing 1989, S. 8–24; Anmerkung zur deutschen Ausgabe: In Deutschland sind nach dem 2018 erschienenen Dossier der Deutschen Gesellschaft für Psychiatrie und Psychotherapie, Psychosomatik und Nervenheilkunde e. V. (DGPPN) die häufigsten stationären Behandlungsdiagnosen Störungen durch psychotrope Substanzen (35,4 %) und affektive Störungen (23,7 %), Persönlichkeits- und Verhaltensstörungen sind mit nur 3,4 % in den Kliniken eher unterrepräsentiert. (Allerdings wurden hier für die Anteilsermittlung allgemeinpsychiatrischer und psychosomatischer Kliniken zusammengefasst. Der Anteil der Persönlichkeitsstörungen in nur allgemeinpsychiatrischen Kliniken kann höher liegen.) Vgl. https://www.dgppn.de/leitlinien-publikationen/dossier.html

211 Anmerkung zur deutschen Ausgabe: In Deutschland gibt es keine formelle Einteilung in »stationäre Behandlung« und »akute stationäre Behandlung«. Kommt der Patient akut in die Klinik, verbleibt er dort so lange, wie es die Ärzte für notwendig halten, und so lange, wie es der Patient selbst will. Die Kosten werden von den Krankenkassen je nach Fall zeitlich begrenzt übernommen. 2019 betrug laut DGPPN die Verweildauer eines Patienten in einem psychiatrischen Krankenhaus durchschnittlich 24,7 Tage. Vgl. Deutsche Gesellschaft für Psychiatrie und Psychotherapie, Psychosomatik und Nervenheilkunde e. V.: *Basisdaten*

Psychische Erkrankungen, Stand Januar 2022, https://www.dgppn.de/schwerpunkte/zahlenundfakten.html

212 In Deutschland sind alle Krankenhäuser verpflichtet, ein einrichtungsinternes Qualitätsmanagement einzuführen und weiterzuentwickeln (§ 135a SGB V).

213 Anna Bartak, Djora I. Soeteman, Roes Verheul u. a.: »Strengthening the Status of Psychotherapy for Personality Disorders: An Integrated Perspective on Effects and Costs«, in: *Canadian Journal of Psychiatry* 52 (2007), S. 803–809

214 John G. Gunderson: *Borderline Personality Disorder: A Clinical Guide*, Washington, D. C. 2. Aufl. 2008, S. 242–243

215 Cameo F. Borntrager, Bruce F. Chorpita, Charmaine Higa-McMillan u. a.: »Provider Attitudes Toward Evidence-Based Practices: Are the Concerns with the Evidence or with the Manuals?«, in: *Psychiatric Services* 60 (2009), S. 677–681

216 Aaron T. Beck, Arthur Freeman und Denise D. Davis: *Cognitive Therapy of Personality Disorders*, New York 2006

217 Marsha M. Linehan: *Cognitive-Behavioral Treatment of Borderline Personality Disorder*, New York 2003

218 Marsha M. Linehan: *DBT Skills Training Manual*, 2. Ausgabe, New York: Guilford 2014

219 Nancee Blum, Bruce Pfohl, Don St. John u. a.: »STEPPS: A Cognitive-Behavioral Systems-Based Group Treatment for Outpatients with Borderline Personality Disorder – A Preliminary Report«, in: *Comprehensive Psychiatry* 43 (2002), S. 301–310

220 Donald Black und Nancee Blum: *Systems Training for Emotional Predictability and Problem Solving for Borderline Personality Disorder: Implementing STEPPS Around the Globe*, Erstauflage, New York: Oxford University Press 2017

221 Jeffrey E. Young, Janet S. Klosko, Marjorie E. Weishaar: *Schematherapie. Ein praxisorientiertes Handbuch*, Paderborn 2008

222 Otto F. Kernberg, Michael A. Selzer, Harold W. Koeningsberg u. a.: *Psychodynamic Psychotherapy of Borderline Patients*, New York 1989

223 Frank E. Yeomans, John F. Clarkin und Otto F. Kernberg: *A Primer for Transference-Focused Psychotherapy for the Borderline Patient*, Lanham, MD 2002

224 Peter Fonagy: »Thinking About Thinking: Some Clinical and Theoretical Considerations in the Treatment of a Borderline Patient«, in: *International Journal of Psychoanalysis* 72, Teil 4 (1991), S. 639–656

225 Anthony Bateman und Peter Fonagy: »Mentalization-based Treatment«, in: *Journal for Mental Health Professionals* 33 (2013), S. 595–613

226 Anthony W. Bateman und Peter Fonagy: *Psychotherapie der Borderline-Persönlichkeitsstörung: Ein mentalisierungsgestütztes Behandlungskonzept*, Gießen 2008

227 Anthony W. Bateman und Peter Fonagy: »8-Year Follow-Up of Patients Treated for Borderline Personality Disorder: Mentalization-Based Treatment Versus Treatment as Usual«, in: *American Journal of Psychiatry* 165 (2008), S. 631–638

228 Maaike Smits, Dine Feenstra, Hester Eere u. a.: »Day Hospital versus Intensive Out-Patient Mentalisation-Based Treatment for Borderline Personality Disorder: Multicentre Randomized Clinical Trial«, in: *British Journal of Psychiatry* 216 (2020), S. 79–84

229 Das GPM wird nach bisherigem Kenntnisstand in Deutschland nicht angewendet. In einem Artikel zur stationären Behandlung der Borderline-Persönlichkeitsstörung wird lediglich darauf hingewiesen: »Zusätzlich sollte auf das von J. Gunderson entwickelte und evaluierte ›good psychiatric management‹ hingewiesen werden, das sich als ein einfaches, aber sehr wirkungsvolles Manual erwiesen hat.« M. Bohus, C. Schmahl, S. C. Herpertz, K. Lieb et al.: »Leitliniengerechte stationäre psychiatrisch-psychotherapeutische Behandlung der

Borderline-Persönlichkeitsstörung. Normative Personalbedarfsermittlung«. in: *Nervenarzt* 87, 739–745 unter https://link.springer.com/article/10.1007/s00115-016-0132-y)

230 John Gunderson: *Handbook of Good Psychiatric Management for Borderline Personality Disorder*, Washington, D. C.: American Psychiatric Publishing 2014

231 Robert J. Gregory und Anna L. Remen: »A Manual-Based Psychodynamic Therapy for Treatment-Resistant Borderline Personality Disorder«, in: *Psychotherapy: Theory, Research, Practice, Training* 45 (2008), S. 15–27

232 Eric M. Plakun: »Making the Alliance and Taking the Transference in Work with Suicidal Borderline Patients«, in: *Journal of Psychotherapy Practice and Research* 10 (2001), S. 269–276

233 Allan Abbass, Albert Sheldon, John Gyra u. a.: »Intensive Short-Term Dynamic Psychotherapy for DSM-IV Personality Disorders: A Randomized Controlled Trial«, in: *Journal of Nervous and Mental Disease* 196 (2008), S. 211–216

234 Antonio Menchaca, Orietta Perez und Astrid Peralta: »Intermittent-Continuous Eclectic Therapy: A Group Approach for Borderline Personality Disorder«, in: *Journal of Psychiatric Practice* 13 (2007), S. 281–284

235 John F. Clarkin, Kenneth N. Levy, Mark F. Lenzenweger u. a.: »Evaluating Three Treatments for Borderline Personality Disorder: A Multiwave Study«, in: *American Journal of Psychiatry* 164 (2007), S. 922–928

236 Josephine Giesen-Bloo, Richard van Dyck, Philip Spinhoven u. a.: »Outpatient Psychotherapy for Borderline Personality Disorder: Randomized Trial of Schema-Focused Therapy vs. Transference-Focused Psychotherapy«, in: *Archives of General Psychiatry* 63 (2006), S. 649–658

237 Antoinette D. I. van Asselt und Carmen D. Dirksen: »Outpatient Psychotherapy for Borderline Personality Disorder: Cost-Effectiveness of Schema-Focused Therapy vs. Transference-Focused Psychotherapy«, in: *British Journal of Psychiatry* 192 (2008), S. 450–457

238 Shelley McMain, Tim Guimond, David Steiner u. a.: »Dialectical Behavior Therapy Compared with General Psychiatric Management for Borderline Personality Disorder: Clinical Outcomes and Functioning over a 2-Year Follow-Up«, in: *American Journal of Psychiatry* 169 (2012), S. 650–661

239 Robert J. Gregory und S. Sachdeva: »Naturalistic Outcomes of Evidence-Based Therapies for Borderline Personality Disorder at a Medical University Clinic«, in: *American Journal of Psychotherapy* 70 (2016), S. 167–184

240 Lewis Carroll: *Alice im Wunderland*. Übersetzt von Antonie Zimmermann, Leipzig 1869, Seite 32

241 Ted Reichborn-Kjennerud: »Genetics of Personality Disorders«, in: *Psychiatric Clinics of North America* 31 (2008), S. 421–440

242 Randy A. Sansone und Lori A. Sansone: »The Families of Borderline Patients: The Psychological Environment Revisited«, in: *Psychiatry* 6 (2009), S. 19–24

243 Bernadette Grosjean und Guochuan E. Tsai: »NMDA Neurotransmission as a Critical Mediator of Borderline Personality Disorder«, in: *Journal of Psychiatry and Neuroscience* 32 (2007), S. 103–115

244 Antonia S. New, Marianne Goodman, Joseph Triebwasser u. a.: »Recent Advances in the Biological Study of Personality Disorders«, in: *Psychiatric Clinics of North America* 31 (2008), S. 441–461

245 Bonnie Jean Steinberg, Robert L. Trestman und Larry J. Siever: »The Cholinergic and Noradrenergic Neurotransmitter Systems and Affective Instability in Borderline Personality Disorder«, in: *Biological and Neurobehavioral Studies of*

Borderline Personality Disorder, Washington, D. C.: American Psychiatric Publishing 2005, S. 41–62
246 Katja Bertsch, Ilinca Schmidinger, Inga D. Neumann u. a.: »Reduced Plasma Oxytocin Levels in Female Patients with Borderline Personality Disorder«, in: *Hormones and Behavior* 63 (2013), S. 424–429
247 Mary C. Zanarini, Catherine R. Kimble und Amy A. Williams: »Neurological Dysfunction in Borderline Patients and Axis II Control Subjects«, in: *Biological and Neurobehavioral Studies of Borderline Personality Disorder*, Washington, D. C.: American Psychiatric Publishing 2005, S. 159–175
248 José Manuel de la Fuente, Julio Bobes, Coro Vizuete u. a.: »Neurologic Soft Signs in Borderline Personality Disorder«, in: *Journal of Clinical Psychiatry* 67 (2006), S. 541–546
249 Eric Lis, Brian Greenfield, Melissa Henry u. a.: »Neuroimaging and Genetics of Borderline Personality Disorder: A Review«, in: *Journal of Psychiatry and Neuroscience* 32 (2007), S. 162–173
250 Niall McGowan, Guy Goodwin, Amy Bilderbeck u. a.: »Actigraphic Patterns, Impulsivity and Mood Instability in Bipolar Disorder, Borderline Personality Disorder and Healthy Controls«, in: *Acta Psychiatrica Scandinavica* 141 (2020), S. 374–384
251 American Psychiatric Association: »Practice Guideline for the Treatment of Patients with Borderline Personality Disorder«, in: *American Journal of Psychiatry* 158 (2001, Oktober-Beilage); Anmerkung zur deutschen Ausgabe: In Deutschland wird in den Leitlinien für BPS eine medikamentöse Behandlung der BPS per se nicht empfohlen. Medikamente sollen möglichst zurückhaltend verschrieben und vor allem dann eingesetzt werden, wenn eine weitere Störung vorliegt, die einer Medikation bedarf, z. B. schwere Depression. Dann wird diese Störung medikamentös behandelt. Vgl. Klaus Lieb, Jutta Stoffers-Winterling: »Die neuen S3-Leitlinien: Borderline Persönlichkeitsstörung.« *Psychotherapie Forum* 24: 87–88 (2020) https://link.springer.com/article/10.1007/s00729-020-00162-1
252 In Deutschland nicht zugelassen.
253 Mary C. Zanarini und Frances R. Frankenburg: »Omega-3 Fatty Acid Treatment of Women with Borderline Personality Disorder: A Double-Blind Placebo-Controlled Pilot Study«, in: *American Journal of Psychiatry* 160 (2003), S. 167–169
254 Christopher Pittenger, John H. Krystal und Vladimir Coric: »Initial Evidence of the Beneficial Effects of Glutamate-Modulating Agents in the Treatment of Self-Injurious Behavior Associated with Borderline Personality Disorder« (Leserbrief), in: *Journal of Clinical Psychiatry* 66 (2005), S. 1492–1493
255 Kyle Lapidus, Laili Soleimani und James Murrough: »Novel Glutamatergic Drugs for the Treatment of Mood Disorders«, in: *Neuropsychiatric Disease and Treatment* 9 (2013), S. 1101–1112
256 Ulrike Feske, Benoit Mulsant, Paul Pilkonis u. a.: »Clinical Outcome of ECT in Patients with Major Depression and Comorbid Borderline Personality Disorder«, in: *American Journal of Psychiatry* 161 (2004), S. 2073–2080
257 Kfir Feffer, Sarah K. Peters, Kamaldeep Bhui u. a.: »Successful Dorsomedial Prefrontal rTMS for Major Depression in Borderline Personality Disorder: Three Cases«, in: *Brain Stimulation* 10 (2017), S. 716–717
258 American Psychiatric Association: Diagnostic and Statistical Manual of Mental Disorders, 3., überarb. Ausgabe (DSM-III-R), Washington, D. C.: *American Psychiatric Association* 1987, S. 16
259 Michael H. Stone: *The Fate of Borderline Patients: Successful Outcome and Psychiatric Practice*, New York 1990

260 Wiebke Bleidorn, Patrick Hill, Mitza Back u. a.: »The Policy Relevance of Personality Traits«, in: *American Psychologist* 74 (2019), S. 1056–1067
261 Mary C. Zanarini, Frances R. Frankenberg, John Hennen u. a.: »The McLean Study of Adult Development (MSAD), Overview and Implications of the First Six Years of Prospective Follow-Up«, in: *Journal of Personality Disorders* 19 (2005), S. 505–523
262 Andrew E. Skodol, John G. Gunderson, M. Tracie Shea u. a.: »The Collaborative Longitudinal Personality Disorders Study: Overview and Implications«, in: *Journal of Personality Disorders* 19 (2005), S. 487–504
263 John G. Gunderson, Robert L. Stout, Thomas H. McGlashan u. a.: »Ten-Year Course of Borderline Personality Disorder: Psychopathology and Function from the Collobarative Longitudinal Personality Disorders Study«, in: *Archives of General Psychiatry* 68 (2011), S. 827–837
264 Vgl. *Sprüche der Väter* 1,14
265 Vgl. Graham Greene: *The Power and the Glory*, London 1940 (*Die Kraft und die Herrlichkeit*, Berlin 1948)
266 Andrew Morton: *Diana: Her New Life*, Philadelphia 1995, S. 155 (*Diana. Ihr neues Leben*, Rastatt 1994)
267 *Diagnostic and Statistical Manual of Mental Disorders*, 5. Ausgabe (DSM-5), Washington, D. C.: American Psychiatric Association 2013, S. 645
268 Lee Anna Clark, Bruce Cuthbert, Roberto Lewis-Fernandez u. a.: »Three Approaches to Understanding and Classifying Mental Disorder: ICD-11, DSM-5, and the National Institute of Mental Health's Research Domain Criteria (RDoC)«, in: *Psychological Science in the Public Interest* 18 (2017), S. 72–145
269 *Diagnostic and Statistical Manual of Mental Disorders*, 5. Ausgabe (DSM-5), Washington, D. C.: American Psychiatric Association 2013, S. 663–666
270 *International Classification of Diseases*, 10. Ausgabe (ICD-10), Genf, Weltgesundheitsorganisation, 1992
271 *International Classification of Diseases*, eingebrachte 11. Ausgabe (ICD-11), Genf, Weltgesundheitsorganisation, 2019
272 Anmerkung zur deutschen Ausgabe: Das RDoC wird auch in Deutschland zu Forschungszwecken zunehmend genutzt, z.B.: Kubera, K.M., Hirjak, D., Wolf, N.D. et al.: »Kognitive Kontrolle im Research-Domain-Criteria-System: klinische Implikationen für verbale akustische Halluzinationen.« *Nervenarzt* 92, 892–906 (2021) https://doi.org/10.1007/s00115-021-01175-0
273 Joel Yager und Robert E. Feinstein: »Potential Applications of the National Institute of Mental Health's Research Domain Criteria (RDoC) to Clinical Psychiatric Practice: How RDoC Might Be Used in Assessment, Diagnostic Processes, Case Formulation, Treatment Planning, and Clinical Notes«, in: *Journal of Clinical Psychiatry* 78 (2017), S. 423–432
274 K. Bertsch, Bereichsredakteur: »The NIMH Research Domain Criteria (RDoC) Initiative and Its Implications for Research on Personality Disorder«, in: *Current Psychiatry Reports* 21 (2019)
275 Michael H. Stone: »The Borderline Syndrome: Evolution of the Term, Genetic Aspects and Prognosis«, in: *American Journal of Psychotherapy* 31 (1977), S. 345–365
276 Adolph Stern: »Psychoanalytic Investigation of and Therapy in the Border Line Group of Neuroses«, in: *The Psychoanalytic Quarterly* 7 (1938), S. 467–489
277 Gregory Zilboorg: »Ambulatory Schizophrenia«, in: *Psychiatry* 4 (1941), S. 149–155
278 Paul Hoch und Philip Polatin: »Pseudoneurotic Forms of Schizophrenia«, in: *Psychiatric Quarterly* 23 (1949), S. 248–276
279 Gustav Bychowski: »The Problem of Latent Psychosis«, in: *Journal of the American Psychoanalytic Association* 4 (1953), S. 484–503

280 *Diagnostic and Statistical Manual of Mental Disorders, 2. Ausgabe (DSM-II)*, Washington, D. C.: American Psychiatric Association 1968

281 Helene Deutsch: »Some Forms of Emotional Disturbance and the Relationship to Schizophrenia«, in: *The Psychoanalytic Quarterly* 11 (1942), S. 301–321

282 Robert P. Knight: »Borderline States«, in: *Bulletin of the Menninger Clinic* 17 (1953), S. 1–12

283 Roy R. Grinker, Beatrice Werble und Robert C. Drye: *The Borderline Syndrome*, New York 1968

284 Otto F. Kernberg: »Borderline Personality Organization«, in: *Journal of the American Psychoanalytic Association* 15 (1967), S. 641–685

285 Otto F. Kernberg: *Borderline-Störungen und pathologischer Narzissmus*, Berlin 16. Aufl. 2011

Register

C

D

E

F

G

H

I

J

K

L

M

N

O

P

R

S

T